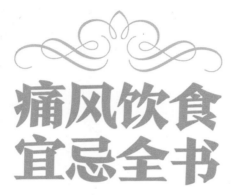

痛风饮食
宜忌全书

于雅婷　高海波　主编

江苏凤凰科学技术出版社

图书在版编目（CIP）数据

痛风饮食宜忌全书 / 于雅婷, 高海波主编. -- 南京:
江苏凤凰科学技术出版社, 2017.5
（含章.掌中宝系列）
ISBN 978-7-5537-5640-0

Ⅰ.①痛… Ⅱ.①于… ②高… Ⅲ.①痛风 - 食物疗
法 Ⅳ.①R247.1

中国版本图书馆CIP数据核字(2015)第260550号

痛风饮食宜忌全书

主　　　编	于雅婷	高海波
责 任 编 辑	樊　明	葛　昀
责 任 监 制	曹叶平	方　晨

出 版 发 行	凤凰出版传媒股份有限公司
	江苏凤凰科学技术出版社
出版社地址	南京市湖南路 1 号 A 楼，邮编：210009
出版社网址	http://www.pspress.cn
经　　　销	凤凰出版传媒股份有限公司
印　　　刷	北京文昌阁彩色印刷有限责任公司

开　　　本	880mm × 1 230mm　1/32
印　　　张	14
字　　　数	380 000
版　　　次	2017年5月第1版
印　　　次	2017年5月第1次印刷

标 准 书 号	ISBN 978-7-5537-5640-0
定　　　价	39.80元

图书如有印装质量问题，可随时向我社出版科调换。

前言

提起痛风，大家对它并不陌生，其实痛风在古代就已存在，数千年前的埃及木乃伊身上就有痛风的痕迹，只不过这种疾病在古代大多发生在富贵人家，所以有"富贵病"之称。但近年来，随着人们生活水平的提高和饮食结构的改变，这种"富贵病"的发病率呈上升趋势，发病人群也从中年男性迅速扩散至年轻人群，呈现出年轻化趋势。痛风已成为我国仅次于糖尿病的第二大代谢类疾病，吞噬着人们的健康。

虽然痛风并不是致命的疾病，但每次发作时刻骨铭心的痛也让人难以忍受。由于痛风是以突然发作的剧烈疼痛开始的，一旦疼痛消失，很多人就以为没事了，因而忽视了在日常生活以及饮食中的预防和调理。其实，痛风带来的最严重问题在于那些伴随疼痛而来的并发症，比如肾脏病、糖尿病、脑卒中等性命攸关的疾病，所以一定要引起高度重视。

痛风在临床上常表现为高尿酸血症、关节炎、痛风石、泌尿系结石和肾实质病变，极大地影响了患者的生活质量。究其原因，痛风主要是由过多摄取动物性脂肪、过量饮酒、精神压力过大、运动量不足等造成的。由此可见，痛风的发病与饮食有着很大的关系。如果人们长时间进食高嘌呤食物，致使体内的尿酸超出了肾脏的排泄能力，导致血液中尿酸升高，久而久之，痛风便不请自来。正所谓"病从口入"，所以，饮食控制是防治痛风的关键所在，只有不吃或少吃含高嘌呤食物，多吃碱性食物、少吃酸性食物，多饮水、少喝汤，方能避免痛风的发生。

饮食中几乎所有的食物都含有嘌呤，只是含量有差别而已。对痛风患者而言，选择低嘌呤食物，并努力达到膳食搭配合理、营养均衡的目的。本书以痛风患者饮食宜忌为主题，全书分为六章，分别从了解痛风、中医治疗痛风、痛风患者宜食和忌食的食材、治疗痛风的药材等方面，以文字、图片等多种形式进行阐述，让痛风患者了解病情，并对适宜或慎、禁、忌吃某种食物及其理由一目了然。本书还配以清晰、美观的食材图、药材图、食谱图，增强食物识别度的同时，也能给读者带来良好的阅读感受，衷心希望本书在预防和改善痛风方面发挥重要作用，提升更多人的生活和生命质量。

阅读导航

为了使读者阅读方便，我们安排了阅读导航这一单元，从本书的主要章节挑选出部分重要的版块，为读者详解。

马齿苋
Ma Chi Xian

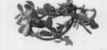

别名：马齿草、马苋　性味归经：性寒，味甘、酸。归心、肝、脾、大肠经

能量：117千焦/100克　嘌呤含量：＜15毫克/100克

食材介绍：

此版块介绍了食材的别名、性味归经、能量、嘌呤含量等，让读者尤其是痛风患者吃得安全放心。

调理关键词

清热排毒、降低胆固醇

马齿苋富含钾，能促进钠的排泄，降血压，还能促进尿酸的排泄，缓解痛风症状；其还富含维生素和膳食纤维，能有效促进肠胃蠕动，降低胆固醇，对痛风并发高血压、高脂血症的患者很有益处。

食疗作用：

此版块详细介绍了食材的各种营养含量、食用功效、适宜症状，让读者的饮食更科学合理。

食疗作用

马齿苋具有清热解毒、消肿止痛的功效。马齿苋对肠道传染病，如肠炎、痢疾等，有独特的食疗作用。马齿苋还有消除尘毒、防止吞噬细胞变形和坏死、杜绝硅结节形成、防止硅肺病发生的功效。

选购保存

要选择叶片厚实、水分充足、鲜嫩、肥厚多汁的马齿苋。马齿苋用保鲜袋封好，放在冰箱中，可以保存一周左右。

♥ 应用指南

1. 清热解毒，除尘杀菌：马齿苋去掉老茎和根，洗净，烧开半锅水，加入少许油和盐，下入马齿苋后再开大火，水一开马上关火捞出；过2～3道冷开水；蒜切成蒜蓉，青椒、红椒切小丁；将所有调味料和剁椒倒入蒜蓉碗中，做成味汁；将调好的味汁、青椒丁、红椒丁加入马齿苋的碗中拌匀即可。

2. 消肿止痛：马齿苋洗净切碎；打一个鸡蛋，切一些葱花放进装马齿苋的容器里混合均匀；倒入适量面粉，加水，一边加一边看面糊的黏稠度，加适量盐；锅中刷薄薄一层油，烧热后，舀一勺面糊，转锅摊平，以中小火烙至两面金黄即可。

搭配宜忌：

每种食材都有自己的性味归经，只有科学搭配才能发挥出食材的最大营养价值。

	搭配宜忌	
宜	马齿苋 + 鸡蛋 治疗妇女阴部瘙痒	忌　马齿苋 + 胡椒 易中毒

262

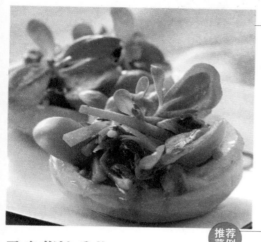

精美图片：

　　每种食谱配以高清美图，搭配食谱的详细做法，图文并茂，操作简单。

马齿苋拌番茄

原料： 马齿苋 100 克，番茄 1 个，洋葱、胡萝卜各 50 克，盐、橄榄油适量

做法：

❶ 马齿苋洗净切段，用沸水焯熟。

❷ 洋葱洗净切丝；胡萝卜洗净切丝；番茄洗净切块。

❸ 锅置火上，注入橄榄油，待锅烧热，加入洋葱、胡萝卜翻炒，再加入马齿苋翻炒至熟，最后放入盐、番茄拌匀即可。

功效： 本品具有健胃、散寒、发汗、祛痰杀菌、降血脂、降血压、降血糖、抗癌之功效。

推荐菜例

马齿苋

番茄

🍃 **温馨提示**

　　腹部受寒引起腹泻的人，如果是单纯受凉造成的一般性腹泻不宜食用马齿苋。

263

推荐菜例：

　　每种食材都推荐了养生功效最佳的三个菜例，每个菜例包括原料、做法、功效，简单易懂。

温馨提示：

　　此版块列出了制作此菜例的小贴士或注意事项等有关知识点，让读者更好地制作完成本菜例。

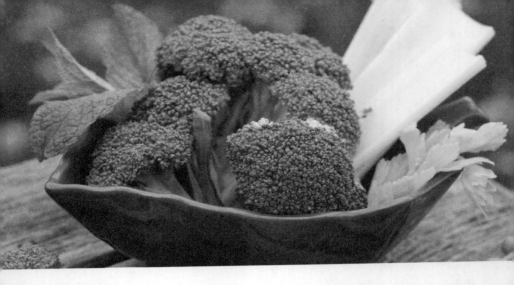

目录

第二章 中医教你防治痛风

第三章 不可忽视的痛风并发症

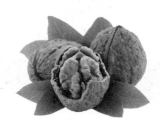

第四章 65种痛风患者宜吃的食物

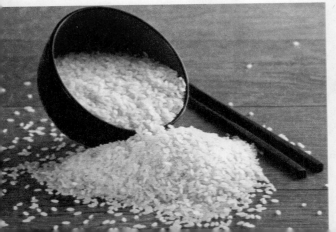

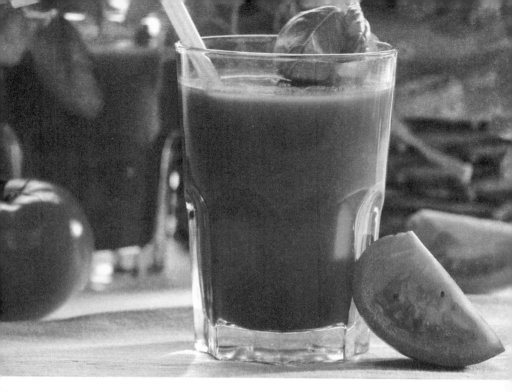

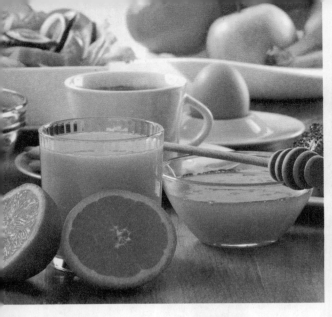

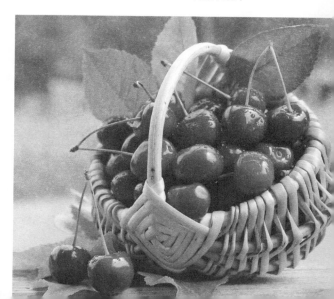

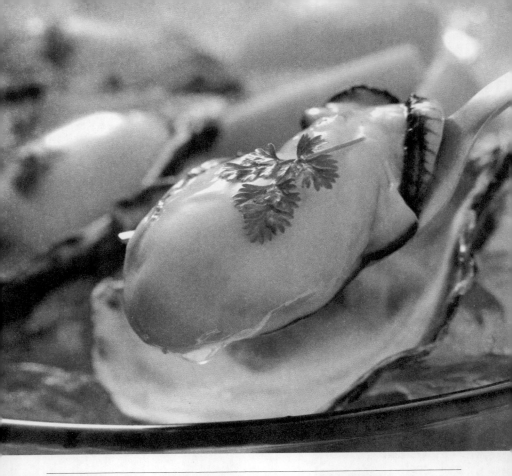

第五章　68种痛风患者不宜食用的食物

第六章　26种治疗痛风的中药材

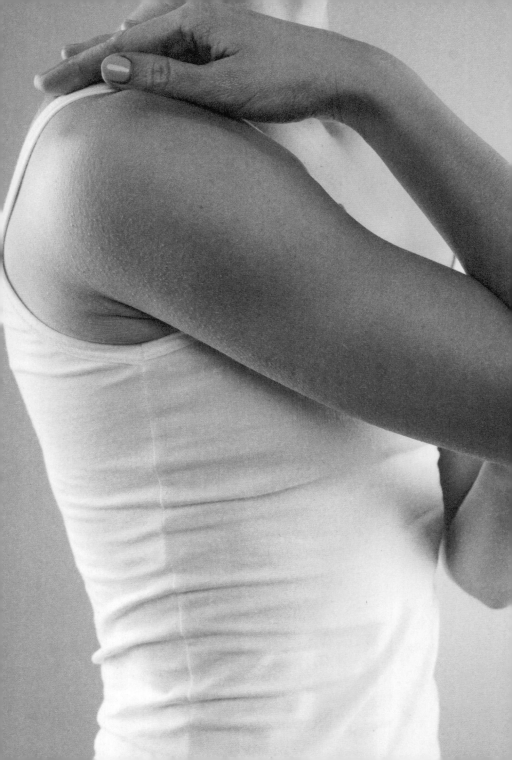

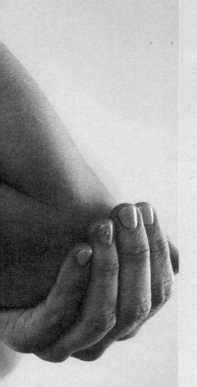

第一章

远离痛风，从了解它开始

　　痛风是一种远在古代就已有的疾病，也是近年来的一种多发病，它与人们生活水平的提高密切相关。据统计，近年来患痛风的人数较15年前增加了15~30倍。痛风在任何年龄都可能发生。痛风并不是单一的疾病，而是一种综合征，是由于体内一种叫作嘌呤的物质代谢紊乱所引起的。本章将对痛风的相关知识做详细的介绍，让读者对痛风的基本常识以及痛风患者的饮食调理有更为深入的了解，为预防和及早发现痛风打下良好的基础。

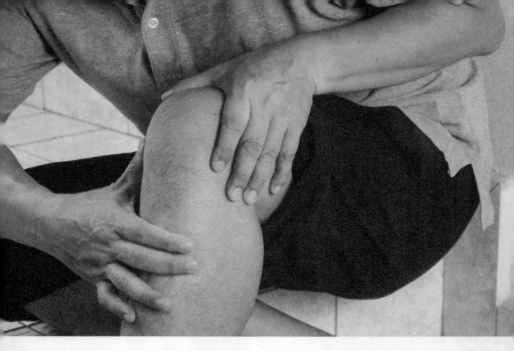

不可不知的痛风常识

　　医学界对痛风是怎样定义的，痛风又与哪些因素有关，痛风有什么表现及危害呢……针对这些痛风的常识问题，本节为读者进行了详细的讲解。

"帝王病"——痛风

　　痛风是因嘌呤代谢紊乱及（或）尿酸排泄减少所引起的一种晶体性关节炎。少数是由于嘌呤代谢中有关酶活性的先天性或后天性缺陷，导致尿酸生成过多，或尿酸排出过少，或者两者兼而有之，从而使血浆尿酸盐浓度超过饱和限度。其主要临床表现为无症状高尿酸血症、急性痛风性关节炎、间歇性发作或慢性痛风石性关节炎，甚至出现痛风性肾病，如急性尿酸性肾病、尿酸盐性间质性肾炎和肾结石等。发病年龄多在30岁以上，患病率随年龄增长而增加，

男女患病比例为 20:1，多数女性患者为绝经后妇女，常在春、秋季节发病。

　　古代的帝王将相、达官显贵，终日山珍海味，吃喝玩乐，导致痛风的发病率很高。所以，当时又把此病称为"帝王贵族病""富贵病"。后来发现，痛风是欧美各国的一种常见病。据有关专家统计，痛风的发病率在 0.31% 左右，相当于癌症的发病率。过去认为，东方人患此病比较少，但事实证明，近年来其发病率在逐年上升。痛风正成为一种极为常见的疾病。

近年来我国痛风患者逐年增多，这主要是由两方面原因造成的。一方面由于医疗条件的改善及医务人员对痛风认识的提高，使被漏诊和误诊为风湿性关节炎、类风湿性关节炎、丹毒、骨关节炎、结核性关节炎、感染性关节炎的痛风患者能得到及时诊断；另一方面，随着生产方式的改进，体力劳动的强度有所减轻，人民生活水平不断提高，饮食结构发生了改变，由传统的碳水化合物及蛋白质含量较低的食品，转变为蛋白质含量较高的食品，加上部分人缺乏适当的体力活动，使体重超过标准，痛风的发病率也有较显著的增高。在以前，患者多为干部、高管精英、经理、教师、医生、工程师等，现在发现工人、农民患者也不在少数。据我国一组 160 例痛风患者的资料统计，其中干部、教师等脑力工作者有 120 人，占 75%，工人、农民等体力劳动者 40 人，占 25%。

嘌呤、尿酸与痛风

血液中尿酸长期增高是痛风发生的关键原因。人体尿酸主要来源于两个方面：一是人体细胞内蛋白质分解代谢产生的核酸和其他嘌呤类化合物，经一些酶的作用而生成内源性尿酸；二是食物中所含的嘌呤类化合物、核酸及核蛋白成分，经过消化与吸收后，经一些酶的作用生成外源性尿酸。

尿酸的生成是一个很复杂的过程，需要一些酶的参与。这些酶大致可分为两类：促进尿酸合成的酶，主要是 5- 磷酸核酸 -1- 焦磷酸合成酶、腺嘌呤磷酸核苷酸转移酶、磷酸核糖焦磷酸酰胺转移酶和黄嘌呤氧化酶；抑制尿酸合成的酶，主要是次黄嘌呤 - 鸟嘌呤核苷转移酶。痛风就是由于各种因素导致这些酶的活性异常，从而导致尿酸生成过多。或者由于各种因素导致肾脏排泄尿酸发生障碍，使尿酸在血液中聚积，形成高尿酸血症。

高尿酸血症如长期存在，尿酸将以尿酸盐的形式沉积在关节、皮下组织及肾脏等部位，引起关节炎、皮下痛风结石、肾脏结石或痛风性肾病等一系列临床表现。

痛风与饮食结构密切相关，患者一般都是生活水平较高者，而且 90% 的患者日常饮食都离不开海鲜、肉类、啤酒，但是蔬菜、水果却吃得较少。其实，

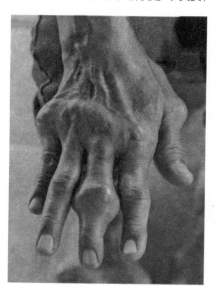

痛风主要是由于"嘌呤"在作怪。海鲜、啤酒、肉类，尤其是动物内脏、啤酒代谢为一种叫作"嘌呤"的物质，这是一种有用的物质；嘌呤进一步代谢就是"尿酸"，但是这种物质对人体没用。如果人体内嘌呤过多，就会使得人体合成大量的尿酸。尿酸最容易沉积在关节部位，以足、踝、足跟、膝、手腕、手指等部位的关节最常见，所以这些关节最常发生痛风性关节炎。

尿酸是人体中腺嘌呤和鸟嘌呤经过新陈代谢的一种产物，而腺嘌呤和鸟嘌呤又是负责生物遗传情报的记忆和传达核酸所包含的物质。生物体内几乎所有的物质每时每刻都在进行着新陈代谢，不断地被更新，当然腺嘌呤和鸟嘌呤也不例外。

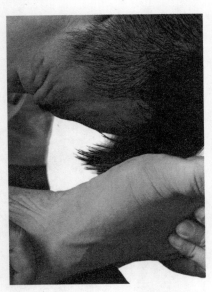

这两种物质，当它们完成了各自的使命，就会被排泄出来，并且它们都保持着原有的形态。这种将尿酸以原有的形态直接排泄出来的，除了人类以外，还有灵长类、鸟类及部分虫类。尿酸在其他如哺乳动物或软体动物中，则是先被分解之后再被排泄出来。例如鱼类，会用一种叫作尿囊素的物质把尿酸分解成尿囊素酸后，再排泄出去。

一般认为，人类进化的起始阶段，也曾拥有过能分解尿酸的尿素，只是在进化过程中慢慢地不需要这些尿素了，因此就逐渐地失去了它。随着日常饮食结构的变化，容易出现体内聚集尿酸的情况。即体内产生的尿酸过度或尿酸的排泄不良，会造成体内的尿酸过剩。这就是高尿酸血症，如果进一步恶化，就会演变成痛风。因此，平时要注意个人的饮食习惯，不要等到痛风找上你了才后悔莫及。

不同时期痛风的表现

临床上一般将痛风分为 4 个时期来描述，但并不表示每位痛风患者都需依序经过这四个时期。痛风的四个分期包括无症状的高尿酸血症、急性痛风性关节炎、痛风发作间歇期、慢性痛风性关节炎。在第二期至第四期有可能发生肾结石。求诊患者中，各种分期皆有，临床上根据生化检查报告，可能有意外的发现。患者应定期接受身体检查，多注意检查结果报告，以便及早发现问题。

1. 无症状期

这一阶段仅表现为高尿酸血症。高尿酸血症发生率远高于痛风。高尿酸血症的上限，其中男性为 416 微摩尔 / 升，女性为 357 微摩尔 / 升。儿童期血尿酸的均值是 214 微摩尔 / 升，在青春期后，男性血清中的尿酸浓度开始增高，而女性血清中的尿酸浓度增高主要在更年期后。无症状期仅有高尿酸血症，而无关节炎、痛风。其中 10% ~40% 的患者在第一次痛风发作前，有过一次或数次肾绞痛发作史，也可有肾功能损害，如蛋白尿、血尿、显微镜下红细胞尿。但诊断痛风应有尿酸盐沉积和组织炎症反应，而不是仅有高尿酸血症及肾结石。大部分患者可终生患有高尿酸血症，但仅小部分发生临床痛风。如未作实验室检查，往往漏诊。在此时期的患者血清中的尿酸浓度会增高，但并未出现关节炎、痛风石或尿酸结石等临床症状。有些男性患者会在青春期发生此种病状，且可能有痛风家族史，女性患者则较常在停经期才出现。无症状的高尿酸血症可能终生都会存在，但也可能会转变成急性痛风性关节炎或肾结石，临床大多数无症状的高尿酸血症患者会先发生痛风症状，再转变为其他情形，但也要注意，一般有 10% ~40% 的患者会先出现肾结石症状。

无症状高尿酸血症的危险性在于痛风发作，或最终发生肾结石。高尿酸血症患者发生痛风的可能性，大致和血清

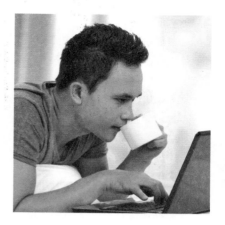

尿酸水平增高的程度成正比。据观察，在青春期开始有高尿酸血症的男性，至第一次痛风发作之间的时间间隔一般为20~25 年或者更长。这意味着不是要对所有高尿酸血症患者都要进行预防性治疗。

一般认为，对无症状性高尿酸血症无须治疗，但并不是不管它，因为高尿酸血症毕竟是不正常的。长期的高血尿酸，有可能造成尿酸结晶和尿酸盐结晶在肾盂、输尿管或肾小管及肾间质处沉积，造成肾损害，引起肾结石，所以应该寻找引起高血尿酸的原因，如利尿药、降血压药、化疗药等药物因素及肾病、血液病、糖尿病等。找出原因，同时应避免肥胖、高嘌呤及高能量饮食、酗酒、过度疲劳、精神紧张、创伤、湿冷等诱发因素。当有下列几种情况时，则应考虑治疗，有痛风临床症状、有痛风家族史；上述一些原因排除后仍有高血尿酸（超过 535 微摩尔 / 升）。

2. 急性期

急性期以急性关节炎为主要表现。第一次发作在脚的大拇指的跖趾关节者占60%。诱发因素：85%患者能找到诱发因素，如饮食过度、局部外伤、体力或脑力劳动过度、受冷、潮湿、过度激动、感染、外科手术及某些药物应用（如丙磺舒、利尿剂、皮质激素、汞剂、酒石酸麦角胺）等。

前驱症状：第一次发作时症状较为突然，以后发作时70%患者有前驱症状，如局部不适感、下肢静脉曲张、头痛、失眠、易怒、疲劳、不能胜任工作、腹胀、嗳气、便秘或腹泻、肾绞痛等。此时期的患者会在受累关节部位出现剧痛症状，在病发的早期较常侵犯单一关节（占90%），其中约有半数发生于

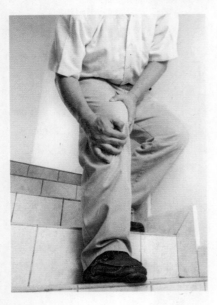

脚掌骨关节附跖关节，因此患者疼痛难耐，无法穿上鞋子。发展到后来，也很可能会侵犯多处关节，有时也可能只侵犯其他部位。痛风常犯部位包括大脚趾、脚背、脚踝、脚跟、膝、腕、手指和肘等部位，但其他部位也会发作。应注意诊断的重点，保持高度的警觉性，切勿以为其他部位的疼痛一定不是由痛风所引起的。

急性关节炎第一次发作多数于凌晨1~2点发病，94%的在单个关节，累及下肢达95%~98%。远端关节占90%，半数以上患者第一次累及大脚趾的跖趾关节内侧面，严重过敏时，盖上被褥即可有疼痛感，往往脚的大拇指因夜间突然发作而痛醒。局部有红、肿、痛、热、静脉曲张，触之剧痛，向下肢放射，白天可好转，但局部体征反而加剧。第二天凌晨疼痛重新加剧，局部皮肤由红色转为蓝紫色，有凹陷性水肿。一般持续3~20天，症状渐渐减轻，局部体征好转，消肿，皮肤出现皱纹、脱屑。全身情况和局部体征发展平行。一般体温正常或低热，有时也可高达39℃以上，伴寒战、全身不适、头痛易怒、心动过速、腹痛、明显多尿，尤其在急性期发作后。尿酸值在发作前数天降低，发作末期明显增高，发作停止后进一步升高，然后逐渐恢复到正常的水平。发作期血沉增快，一般为30~50毫米/小时，偶见50~100毫米/小时，白细胞增高伴中性白细胞增多。临床上，患

者在就寝前可能尚无任何异样，但痛风发作时所引起的剧痛可能会使患者从睡梦中痛醒，且在受累关节会出现严重红、肿、热、痛现象，令人疼痛难耐，症状加重，发冷与颤抖现象也会随之而加重，最痛时有如撕裂般，令人无法忍受，而后症状慢慢减轻。

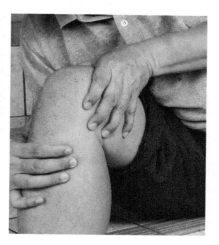

　　由于局部会出现红、肿、热、痛，且常伴随发热症状，有些患者还可能出现关节肿大、积水，且抽取积水时呈黄浊液体，因此有时会被误诊为蜂窝组织炎或细菌性关节炎而使用抗生素治疗。在急性发作期，主要用秋水仙碱、非甾体类抗炎药、碱化尿液等药物，服用这类药物后，会引起血尿酸浓度的突然降低，使关节中早已存在的尿酸钠结晶释放、溶解，随后又会出现一个短暂高尿酸血症和痛风的发作期。所以，在服用秋水仙碱、非甾体类抗炎药等药物控制一段时间后，再用抑尿酸生成或排尿酸的药物，并且与秋水仙碱、非甾体类抗炎药，如戴芬、芬必得或瑞力芬等合并用药一段时期。这时，秋水仙碱的用量可减至每日 0.5~1.0 毫克，非甾体类抗炎药也用较小的剂量，一旦有急性发作的先兆症状，则可适当加大剂量。

3. 间歇期

　　间歇期即两次发作之间的一段静止期。大多数患者一生中反复发作多次，某些患者发作一次后从未复发。多数患者的发作间隔时间为 6 个月至 1 年。少数患者的发作间隔时间可长达 5~10 年。

据报道，在第一年内复发的为 62%，第 1~2 年复发的为 16%，第 2~5 年复发的为 11%，第 5~10 年复发的为 4%。有 7% 的随访患者 10 年或 10 年以上未见复发。而未用抗高尿酸药物治疗的患者，其发作次数渐趋频繁。病程越是晚期，常累及多关节，病情重，持续时间长，缓解慢。在间歇期，仅根据痛风病史和高尿酸血症诊断比较困难，但抽取跖趾关节液体，如能找到尿酸盐结晶，将有助于诊断。

　　痛风发作间歇期长短不等，可能会持续一两天至几周。约 7% 的患者很幸运，他们的痛风会自然消退，不再复作，但是大多数患者会在一年内复发。反复发作后发展为多关节性，病情严重，发作期较长，且伴随着发热。

4. 慢性期

　　慢性期的主要表现为痛风石、慢性关节炎、尿路结石及痛风性肾病。

21

痛风石是尿酸沉积于结缔组织而逐渐形成的。其过程隐匿，小的不能触及，大的肉眼可见。痛风石出现的时间在痛风发病后 3~42 年，平均出现时间为 10 年。少于 5 年就有痛风石的人较少见。10 年后约一半患者有痛风石，以后逐渐增多，20 年后只有 28% 的患者无痛风石，下肢功能障碍者达 24%。尿酸沉积于关节内和关节附近，与血尿酸浓度密切相关。出现的部位按频率高低依次为耳轮、手、足、肘、膝、眼睑、鼻唇沟。比较少见的部位有脊椎关节、心肌、二尖瓣、心脏传导束及咽部等。初期形成的结石较软，表皮呈红色，内含乳白色液体，其中有尿酸钠结晶。数周内，急性症状消失，形成较硬的痛风石，并逐渐增大，使关节受到破坏，关节强直、畸形，关节活动受限。痛风石可以溃烂，

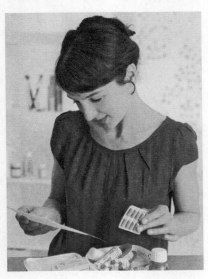

形成瘘管，化脓较罕见。

慢性关节病变经过 10~20 年演变，累及上下肢诸多关节受损。由于痛风石的不断增大增多，尿酸盐沉积于软骨及关节周围结缔组织，纤维组织增生，骨质破坏，导致关节强直、畸形，可出现假性类风湿性关节炎样关节，使功能完全丧失。

痛风性肾病的肾脏病变可分为尿酸盐性肾脏病变和急性尿酸性肾脏病变、尿酸结石。它们的发生与长期高尿酸血症有关。

（1）尿酸盐性肾脏病变：慢性肾脏病变是痛风最常见的表现之一，占痛风患者的 20% ~40%。临床表现有两种类型：一是以肾小球病变为主，即所谓痛风性肾炎。这些患者的间质损害相对较轻，平均发病年龄为 55 岁。在急性痛风发作后 15~25 年多见，也可见于痛风发作前。早期的表现为间歇性微量蛋白尿。浓缩功能减退是肾功能损害的早期表现。1/3 患者伴有高血压，最后导致氮质血症、肾功能衰竭。二是由于间质性肾脏病变。尿酸钠盐沉积在肾组织，引起慢性进行间质性肾炎，可导致肾小管萎缩变性、纤维化及硬化。尤以髓质和锥体部明显，可有反复尿路感染，几乎均有肾小管浓缩功能减退，夜尿及尿比重降低。病程相对较长，5~10 年后，肾病加重，晚期肾小球功能受损，出现肌酐清除率下降，尿素氮升高，进而发展成为尿毒症，最后死于肾衰竭。

（2）急性尿酸性肾脏病变：由于严重高尿酸血症，大量的尿酸沉积于集合管和输尿管，引起尿闭，急性肾功能衰竭。这类病变可见于痛风患者中嘌呤代谢明显增加者，剧烈运动和癫痫大发作后。但更多见于白血病和淋巴瘤患者。

（3）尿酸盐结石：在痛风患者中比较常见。在一般人群中尿酸盐结石的发生率为 0.01%，而在痛风患者中尿酸盐结石的发生率为 10%~25%，较健康人群高 1000 倍。在痛风患者中，每年尿路结石的发生率为 1%，无症状高尿酸血症则为 0.2%。尿路结石的发生率与血尿酸浓度及尿酸排泄有关。当血尿酸浓度大于 774 微摩尔 / 升，则尿路结石的发生率达 50%。有 40% 的患者尿路结石的出现先于痛风，少数患者结石的发生早于痛风 10 年。

痛风患者的自我检测

早期发现痛风最简单而有效的方法，就是检测血尿酸浓度。对人群进行大规模的血尿酸普查可及时发现高尿酸血症，这对早期发现并防治痛风有十分重要的意义。在目前尚无条件进行大规模血尿酸检测的情况下，至少应对下列人员进行血尿酸的常规检测：

（1）60 岁以上的老年人，无论男女或是否肥胖。

（2）肥胖的中年男性及绝经后的女性。

（3）高血压病、动脉硬化、冠心病、脑血管病（如脑梗死、脑出血）患者。

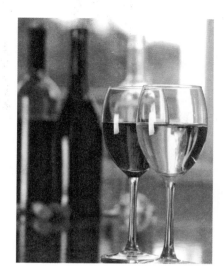

（4）糖尿病（主要是 2 型糖尿病）、高胰岛素血症、高脂血症患者。

（5）原因未明的关节炎患者，尤其是以单关节炎发作的中老年患者。

（6）肾结石，尤其是多发性肾结石及双侧肾结石者。

（7）有痛风家族史的成员。

（8）长期大量嗜肉食、海鲜类，并有饮酒习惯的中老年人群。

凡属于以上所列情况中任何一项的人，均应去医院做痛风的检查，以便及早发现高尿酸血症与痛风，不要等到已出现典型的临床症状（如皮下痛风结石）后才去求医。如果首次检查血尿酸正常，也不能轻易排除痛风及高尿酸血症的可能性，应定期复查，至少每年体检一次，这样可使痛风的早期发现率大大提高。你是罹患痛风的高危人群吗？请做下列的简易测试。

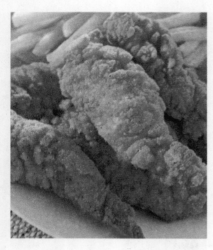

（1）近亲中有人罹患痛风。

（2）嗜吃内脏、鱼或肉类、蚝、蛤、蟹、浓肉汤、酵母粉、老火汤等富含高嘌呤的食物。

（3）嗜吃花生、核桃等食物。

（4）长期服用消炎止痛药、抗结核药、利尿剂、抗气喘药、抗癌药或经常接受静脉注射。

（5）嗜吃肥肉、油炸物、糖果等食物。

（6）爱喝酒。

（7）情绪不稳定，易惊恐不安。

（8）已检查出血压、血脂、血糖过高或已罹患高血压病、高脂血症、糖尿病。

（9）经常暴饮暴食或应酬很多。

（10）非常喜欢运动，常汗流浃背。

（11）经常操劳过度。

（12）肾脏有问题。

（13）不爱喝水。

（14）肥胖。

（15）三餐不定时定量。

〖检测结果〗

打"√"达6项以上者，请立刻就诊。打"√"达3项以上者，请定期检查。打"√"在2项以下者，请努力保持。

痛风的诊断标准

目前，判断痛风大多采用1977年美国风湿病学会制定的痛风诊断标准，该标准尤其强调从关节滑液和痛风结节中找到尿酸盐结晶，这可作为诊断痛风的"金标准"。但当取材困难或条件受限时，根据痛风诊断标准12条临床特征，如果具备其中6条，就可诊断为痛风。另外，该标准还需与临床实际相结合，例如用秋水仙碱试验性治疗迅速有效，同样具有特征性诊断价值。现将该诊断标准介绍如下：

（1）关节液中检测出有特征性尿酸盐结晶。

（2）用化学方法或偏振光显微镜证实痛风结节中含有尿酸盐结晶。

（3）在以下12条临床特征中，具备其中6条或6条以上者。

① 急性关节炎发作多于1次；② 炎症反应在1天内达到高峰；③ 急性关节炎发作；④ 患病关节的皮肤呈暗红色；⑤ 第一跖趾关节疼痛或肿胀；⑥ 单侧关节炎发作，累及第一跖趾关节；⑦ 单侧关节炎发作，累及跗骨关节；⑧ 有可疑痛风结节；⑨ 高尿酸血症；⑩ X线摄片检查显示不对称关节肿胀；⑪ X线摄

片检查显示不伴侵蚀的骨皮质下囊肿；⑫关节炎发作期间关节液微生物培养呈阴性。符合以上前3条中任何1条者，即可诊断为痛风。

根据痛风诊断标准，不难做出痛风的诊断。但在临床实践中，有时表现不典型，可能会造成误诊。所以必须保持警惕性，尤其是对中老年男性以关节痛为主的病均应想到痛风的可能。以下几点注意事项，可供诊断时参考。

1. 注意有无下列易感因素

（1）中老年男性超重或肥胖者。（2）有痛风家族史者。（3）长期服用利尿剂者。（4）有高血压病、冠心病、2型糖尿病、高脂血症、肾功能不全以及肾结石者。

2. 注意临床表现的特征

（1）高嘌呤饮食诱发的急性关节炎。（2）反复发作的急性不对称性关节炎，典型部位为足跖趾关节，尤其是首发在第一跖趾关节者。（3）急性关节炎常在深夜骤发，疼痛剧烈，对秋水仙碱治疗有特效者。（4）初次发作时，常于数日内不治而自行缓解，间歇期可安然无恙。（5）关节炎病长期患者在关节周围或耳郭部有痛风结节形成，结石破溃后，可溢出白色尿酸盐结晶。

3. 需注意与其他疾病鉴别

痛风性关节炎需注意与其他关节炎相鉴别，如类风湿关节炎、风湿性关节炎、化脓性关节炎、骨关节炎、创伤性关节炎等。另外，有些常见病也易和痛风混淆，应注意鉴别。如丹毒、蜂窝组织炎、滑囊炎、滑膜炎、脉管炎、局部皮肤感染、肾小球肾炎等。

4. 需注意临床分期

诊断为痛风后，应分清是急性期、间歇期，还是慢性关节炎期。有无痛风性肾病和尿酸性肾结石，肾功能是否能代偿，有无肥胖、高血压、糖尿病等并发症。

易患痛风的人群

历史上痛风的发作以帝王将相、达官显贵、豪门贵族、生活富裕者居多。所以痛风有"帝王病""富贵病"之称。用现代医学解释其原因，可能与生活环境、饮食习惯和家族遗传有关。随着时代的进步，痛风已不再是富人才有的一种疾病，而逐渐成为一种现代人常见的文明病。不过痛风的多发群体还是具有一定的规律性，以下是几类常见的痛风多发人群。

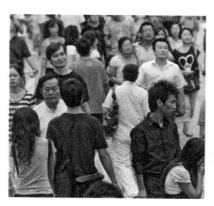

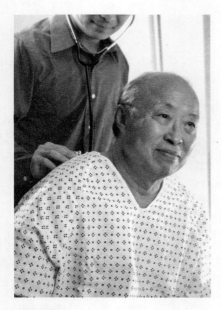

1. 男性多于女性

　　性别对痛风的发生有明显的影响，可以说痛风是男性特有的一种疾病，男性和女性之间存在着特别明显的差异。在痛风患者当中，女性所占的比例大约为5%，这与女性其他的风湿病发病情况构成鲜明的对比。婴儿从出生24小时到72小时内，血尿酸水平升高，且波动较大，此后至青春期，男性和女性均进入一个较稳定阶段，平均为0.36毫克/毫升。青春期以后，随着年龄的增长，血尿酸水平随之升高。男性处于青春期时血尿酸值会升高，之后将保持一定的浓度。男性在20岁以后，女性在20~40岁进入一个高峰期。出生3日后至青春期和女性月经期，血尿酸值较低的主要原因是由于肾脏对尿酸的排泄率较高。而女性绝经以后，因为雌激素水平明显降低，肾脏减少了对尿酸的排泄，所以血尿酸水平相应升高并接近男性。调查表明，几乎95%以上的痛风患者都是男性，女性仅占5%左右，而且大多数的女性是在绝经期之后患病的（继发性痛风例外）。其原因还不清楚，可能是因为男性喜欢饮酒，喜食含嘌呤、蛋白质高的食物，使体内尿酸增加，排出减少；而女性可能与卵巢功能的变化及性激素分泌的改变有一定的关系，故女性的发病年龄在绝经后。由于男性体内雌激素可使细胞器的磷脂膜对尿酸盐结晶有易感性而引起的细胞反应；女性体内雌激素可使磷脂膜抵抗此种结晶沉淀，雌激素对肾脏排泄尿酸有促进作用，并有抑制关节炎发作的作用。绝经后由于体内雌激素水平急剧下降，故容易发生高尿酸症与痛风。痛风多发于成年男性，女性多于更年期停经之后发病，这个年纪也是退行性关节炎及假性痛风的好发年龄，应特别细心留意，以免造成误诊。

2. 中老年人

　　痛风主要见于中老年人，但年轻人也会发生痛风。临床研究发现痛风可见于任何年龄。据统计，痛风起病的平均年龄约为45岁，大多数在40~50岁，年龄最大的可超过80岁，在整个痛风患者群中，青少年的比例约占1%。但近十几年来有年轻化的倾向，许多十几、二十几岁的年轻人就得了痛风。调查研究发现，随着我国生活水平的提高，特别是饮食结构的变化，高嘌呤、高蛋白、高脂肪的大量摄入，以及生活方式的改变，使痛风的发病年龄逐渐趋于年轻化，40岁以前发病已很常见，这一现象值得引起社会广泛关注。

3. 生活条件优越的人

痛风通常被认为是生活条件优越的人易得的一种疾病，如知识阶层、商贾富豪等。有报道，城市痛风患者中33%是富商，26%为医生和律师，20%为商贩，12%为技术工人，9%为职员。痛风的发作多是因平素嗜食膏粱厚味，以致湿热内蕴，兼因外感而发病。一般生活条件较优越的人比生活条件较差的人更容易得痛风。有关医学文献记载表明，在战争年代与饥荒的岁月，痛风的发病人数明显下降；而在和平安定的年代，在物质供应十分充裕的条件下，痛风的发病人数则明显上升。在临床调查中发现，痛风患者以干部、高管精英、经理、销售员、高级知识分子、商界人士居多。不难看出，生活条件优越的人士更易患痛风。临床调查表明，高收入的群体，痛风的发病率远远高于平民与体力劳动者，城市发病率明显高于农村，血尿酸水平与教育程度、经济收入、社会地位等呈明显的正比关系。

4. 摄取动物性蛋白质较多的人

痛风，曾经被称为"帝王病"，常出现在那些"贪食家"，特别是摄取动物性蛋白质比较多的人当中。随着经济的发展，人们生活水平的不断提高，这些"贪食家"更加无所顾忌了。看到喜欢的食物都会来者不拒，只要吃得开心，什么健康养生都抛到了脑后。但是，食物中的嘌呤并不是马上就会使尿酸值升高。因为以食物中的嘌呤作为原料产生的尿酸只占体内尿酸总量的10%。一般认为，摄取过多的包括动物性蛋白的高能量食品而引起的肥胖，影响了尿酸的排泄，使体内的尿酸增加。从这一角度来看，痛风可以说是那些以简单而又便宜的高能量快餐食品为主食的"贪食家"们的易发病。高尿酸血症及痛风患者在富有者中较多见。随着饮食结构的变化，摄入的动物蛋白及脂肪的增多，高尿酸血症和痛风患者也在进一步增加。

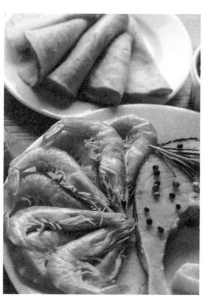

5. 过量饮酒的人

几十年前，人们以为红葡萄酒、日本清酒、啤酒等发酵酒对痛风是有弊无利的，而蒸馏酒（如威士忌、白兰地等）则没有什么害处。其实，无论是哪一类酒，其所含的酒精都会阻碍肾脏的排泄（尿酸的排出）或直接参与尿酸的合成反应。同时，过量饮酒也不利于预防肥胖症。所以在日常生活中，喝酒要适量。过度饮酒会引起痛风发作，啤酒尤其明显。乙醇影响血尿酸水平的可能机制是：饮酒常伴食含丰富嘌呤的食物；乙醇代谢可以使血乳酸浓度升高，乳酸可以抑制肾脏对尿酸的排泄；过度饮酒会造成血酮症，抑制肾脏对尿酸的排泄；乙醇能促进腺嘌呤核苷酸转化而使尿酸增多。乙醇影响血尿酸水平的解释：一种是因为饮酒伴食含嘌呤丰富的食物，血酮症造成血清尿酸的增高和因肾脏受

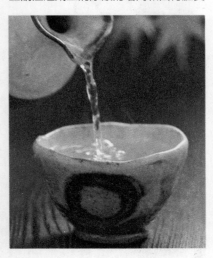

损而产生尿酸过多；另一种认为，饮用含铅的酒可使痛风的发病率增加3倍。

6. 肥胖人群

肥胖人群易发生高尿酸血症和痛风，因为体重与高尿酸血症明显相关。有研究显示，男性肥胖者的发病率为9.1%~16.3%，肥胖引起高尿酸血症可能与体内内分泌功能紊乱有关，而并非是肥胖本身直接造成的。高尿酸血症中较瘦者仅占2.6%。临床资料证明，大多数痛风患者属超重或肥胖，但少部分较瘦的人也会得痛风。国内报道，痛风患者中肥胖症者约占51%。最近的研究表明，人在青年时期体重增加得越多，其将来发生痛风的危险性就越大。有报道说，35岁时的体重指数与痛风的发病率具明显的相关性，较瘦的男性的发病率较低，而较肥胖的男性发病率较高。这表明体重增加是痛风发生的危险因素，但确切机制还不清楚，可能与内分泌功能紊乱有关。

7. 冠心病、原发性高血压、糖尿病患者

冠心病患者中约17%有高尿酸血症，并与血压及血胆固醇有关。无症状高尿酸血症是冠心病的危险因素。近年来，研究认为高尿酸血症是冠心病的先兆。高尿酸血症患者比血尿酸正常者发生动脉粥样硬化的概率要高很多，如偏高的血压、血脂、血糖等。一些危险因素本身就是引起血尿酸升高的原因，如

长期的高血压可使肾小球缺氧，乳酸生成增多，与尿酸竞争排泄；某些利尿剂和降血压药物的使用也能使尿酸排出减少。而另一些危险因素则可能是高尿酸血症的直接结果，如过高的血尿酸浓度可以诱发糖尿病。

8. 特定地域的人群

地理位置对痛风的发病率也可能有一些影响，但影响远不如遗传、种族、生活条件等因素那么明显。在我国，青藏高原游牧地区的痛风发病率较高。特别是从平原进入高原者，由于高原缺氧，患高山适应不全症、高山红细胞增多症、高山高血压及高山心脏病等，可继发急性痛风性关节炎。有人在西藏高原观察到，汉族人移居西藏后痛风患病率增加，而当他们返回内地后，大部分患者不再发病，究竟是食物改变还是高原缺氧所致，尚难以定论，但地理环境因素确实可影响痛风的发病。

9. 有相关家族病史的人

痛风，容易影响到后代，因为这种由遗传体质而引起的发病率占痛风发病率的 7%~8%。各国的多数研究者认为痛风发病与家族史有关，且年龄越小的患者有痛风家族史的比例越高。现已明确，使尿酸生成过多、引起痛风的先天性酶缺陷主要有以下几种：

嘌呤代谢催化酶、磷酸核糖焦磷酸合成酶，此外黄嘌呤氧化酶、谷胱还原酶、葡萄糖 -6- 磷酸酶等酶的异常也

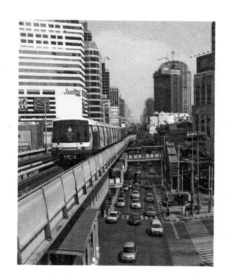

与痛风的发病有关，但只占痛风患者的一小部分。例如，一位母亲即使没有患过痛风，只要尿酸值较高，那么在其儿子身上出现痛风的可能性会增加；如果是女儿，当她患了高尿酸血症之后，会把高尿酸因子遗传给下一代。

痛风的危害

提到痛风人们通常会感到害怕，但对于痛风有什么样的危害或许在很多人脑海里都是很模糊的，那到底痛风对患者有哪些危害呢？首先，痛风对机体有着广泛的危害性，如痛风可导致尿酸盐在关节和关节周围组织以结晶的形式沉积，从而引起痛风性关节炎。其次，长期高尿酸血症，尿酸盐沉积产生慢性炎症反应，形成异物结节，即所谓痛风石。其常见于关节软骨、滑囊、耳廓、腱鞘、关节周围组织、皮下组织和肾脏间质等

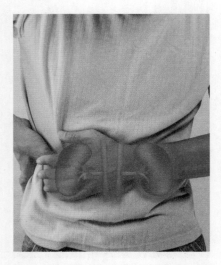

部位，从而引起相应的症状。关节软骨是最常见的尿酸盐沉积部位，易引起软骨的退行性变化，可逐渐发展为关节强直和畸形。尿酸盐沉积于肾间质，可引起慢性间质性肾炎，即痛风性肾病，最终可由慢性氮质血症发展到尿毒症，有17%~25%的痛风患者死于肾功能衰竭。痛风还可引起急性梗阻性肾病，即急性尿酸性肾病。最后，痛风导致尿酸盐沉积，使患者肾结石发生率比正常人高200倍。另外，痛风患者常常伴有肥胖症、高脂血症、2型糖尿病、高血压病、动脉硬化和冠心病等。这些代谢紊乱性疾病的发病机制基本相同，并以胰岛素抵抗为基本原因，临床上称为代谢综合征。高尿酸血症和痛风为本综合征的一种表现，在年长的痛风患者死因中，心血管因素大大超过肾功能不全。造成痛风患者死亡有以下几个原因。

（1）痛风导致肾脏病变，肾功能受到损害，最后发展为慢性肾功能衰竭和尿毒症。极少数患者在痛风急性发作时，血尿酸明显升高，可在短期内发生急性肾功能衰竭而导致死亡。痛风性肾病是由于尿酸沉积于肾脏，对肾脏组织造成炎症和破坏作用引起的。尿酸主要沉积在肾小管和肾间质，引起肾小管上皮细胞萎缩、退变并损害肾小管的功能。肾间质可出现水肿，炎症反应久而久之可发生纤维化，临床上称为间质性肾炎。尿酸对肾小球的损害不如肾小管和肾间质，但也可引起肾小球毛细血管和小球基底膜的炎症，有时可发现肾小球硬化，以致肾小球的过滤功能受到损害。痛风性肾病对肾脏的损害是一个十分缓慢的过程，患者的肾功能可长期维持正常。当病情不断发展，则可能出现水肿、少尿、蛋白尿、夜尿增多、高血压、贫血等症状，从而表明肾功能受损害，最后可发展为肾功能衰竭，患者因尿毒症而死亡。

（2）皮下痛风石破溃引起继发感染，若治疗不及时，可能会导致败血症而死亡。

（3）痛风导致尿路结石，可能会引起顽固性泌尿系统感染，如未能及时彻底治疗，可引起脓肾或坏死性肾乳头炎、败血症等而死亡。

（4）痛风并发的原发性高血压、冠心病、糖尿病等，也是痛风患者重要的死亡原因。

老年人及儿童患痛风的特点

老年人和儿童是两个弱小群体，在生活中需要我们特别呵护。这两类弱势群体患上痛风各有其特点。

1. 老年人患痛风的特点

老年人慢性痛风主要是由多基因遗传性肾脏排尿酸障碍和多基因遗传性尿酸产生过多而引起的。老年痛风患者中，继发性痛风较多，女性患者相对较多。由于雌激素的作用，肾脏对尿酸的清除率较高，故生育期妇女血尿酸值明显低于同龄男性，发生痛风者少见；老年女性体内雌激素水平明显降低，减少了对尿酸的排泄，其发生痛风者相应增多，并接近老年男性；老年痛风患者在疾病早期极易发生痛风石，且可能发生在非典型部位；老年痛风较易影响手部小关节，有时与骨性关节炎较为相似。老年痛风患者疼痛阈值升高，关节疼痛感觉减轻，较少有剧烈的关节疼痛，以钝痛的慢性关节炎较多见，难与其他类型关节炎相区别，关节边缘的侵蚀性改变和骨溶解是痛风的特征性改变；老年痛风患者常并发多种慢性疾病，如肥胖症、原发性高血压、冠心病、高脂血症等。

2. 儿童和青少年患痛风的特点

儿童和青少年痛风是指痛风患者的发病年龄在 30 岁以下，多见于男性，10 岁以下患者则极为少见。但儿童和青少年痛风的病情较重，容易夭折于肾功能衰竭或其他并发症。一般有以下特点：

大都有家族史，阳性率高达 70% 以上，远远超过一般痛风患者 15% ~25% 的阳性率。病情重，血尿酸水平较高，且尿酸排出量大都增加，提示体内尿酸生成明显增多。绝大多数患者为继发性痛风，多为先天性酶缺陷或有白血病、淋巴瘤、恶性肿瘤等疾病。以痛风肾或尿酸性肾结石多见，肾功能损害严重，容易死于肾功能衰竭或感染。痛风性关节炎出现相对较晚，但是比较严重，疼痛剧烈，发作频繁，间歇期短，甚至持续性发作，无明显间歇期。预后差，死亡率高，治疗效果不理想。对于儿童和青少年痛风患者，病因诊断尤为重要，应该尽早确诊患者是否患有其他恶性疾病，以便及早治疗，更要注意保护患者的肾功能，预防或延缓其肾功能衰竭的发生。

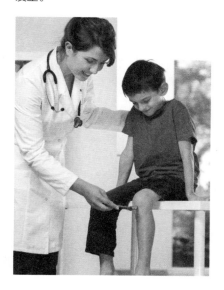

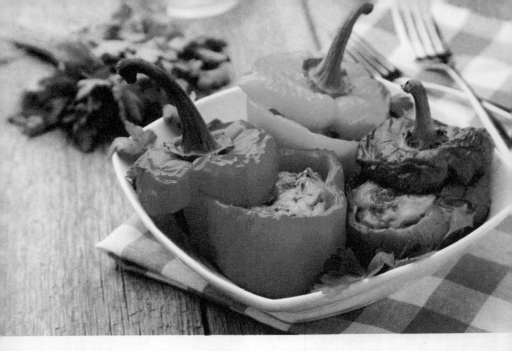

痛风患者的饮食调理

美味佳肴常含有高嘌呤，高嘌呤最终分解代谢产生高血尿酸。因此，调节饮食结构是预防痛风发作的重要环节。

痛风患者的饮食调养原则

痛风是嘌呤代谢紊乱引起的疾病，与人们的生活方式和饮食习惯有着密切关系。科学合理地安排饮食，可以有效地降低痛风的发病率，减轻痛风的症状。在安排痛风患者的饮食时，应把握好以下几点：

1. 总能量的供给因人而异

休息者与体力劳动者应有所不同。休息者能量每日按每千克体重104~125千焦供应，体力劳动者则为125~167千焦。对肥胖或超重者，应限制总能量，采用低能量饮食，即每日按每千克体重41.8~83.6千焦供应。一般肥胖者每日减少50克主食为宜。1克蛋白质或1克糖类在体内氧化能产生16千焦能量，而1克脂肪可产生37.6千焦能量。

2. 限制嘌呤摄入量

正常人的嘌呤摄入量每日可达150~200毫克。痛风患者在关节炎发作时每日不宜超过150毫克。急性期应严格限制含嘌呤高的食物，以免外源性嘌呤的过多摄入。可选用低嘌呤食物，以牛奶、鸡蛋为饮食中主要的优质蛋白质来源；以精白面、精米为能量的主要来源。选含嘌呤低的蔬菜和水果，限制脂肪摄入量。缓解期应给予正常平衡膳食，以维持理想体重和正常血尿酸水平。避免高嘌呤食物，每周 5 天选用含低等量嘌呤的食物，2 天选用含中等量嘌呤的食物。急性期每日嘌呤摄入量控制在 100 毫克以内，慢性期控制在 150 毫克以内，经治疗血尿酸能长期保持在正常水平后，摄入量可适当增加。

3. 糖类的摄取

糖类为痛风患者能量的主要来源，每日总能量应较正常者减少 10%～15%。能量应逐步减少，以免体内脂肪过度燃烧引起痛风急性发作。可选用大米、玉米、面粉及其制品（如馒头、面条、面包等）。但合并糖尿病者，糖类的摄入应加以控制。

4. 蛋白质摄取

蛋白质每日摄入量按每千克体重 0.8～1.0 克给予较为理想，占总能量的 12%～14%，每日蛋白质供应量可达 60 克左右。消瘦、体力劳动者、年迈者可适当放宽。蛋白质以牛奶和鸡蛋为主，可适量食用河鱼，也可适量食用瘦肉、禽肉，但建议切块，煮沸可让嘌呤溶于水，然后弃汤再吃。对含有高嘌呤的食物，如动物内脏和海产品，需减少摄取或禁止食用。

5. 脂肪的摄取

脂肪每日摄入量按每千克体重 0.6~1.0 克给予较为理想，占总能量的 20%～25%。并发高脂血症者要限制，尤其是在急性痛风发作期需避免高脂饮食，因为高脂饮食可抑制尿酸排泄。少吃油煎食物。摄入的脂肪应以植物油为主，如豆油、花生油等。

6. 盐的摄入

食盐中的钠离子可使人体血容量增加，引起水肿、血压升高，导致心、肾负荷加重。痛风患者多为中老年人，且易并发高血压及动脉硬化，故应限制食盐摄入。烹调时宜清淡，以每日不超过 6 克盐为宜。当痛风并发肾脏病变，尤其是出现水肿，或者并发冠心病及高血压时，更应限制食盐摄入。

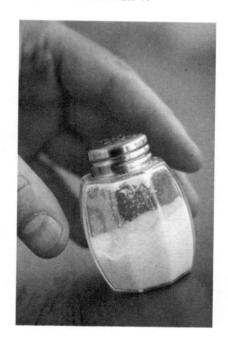

7. 蔬菜、水果

蔬菜类除香菇、豆类、紫菜和菠菜不宜大量食用外，其余皆可食用，水果则无禁忌。患者可饮用适量的果汁、菜汁，可使尿液呈碱性，促使尿酸盐结晶溶解而容易由尿液中排出。同时，果汁和菜汁中含有丰富的维生素，有助于改善痛风的症状。

8. 饮料及调味品

传统中医强调避免刺激性饮料，如浓咖啡及浓茶类，甚至包括调味品、香料等也不宜多用。尽管现代医学主要根据食物中的嘌呤含量判断是否合适，但对咖啡、茶及调味品也应适当限制。另外，推荐碱性饮料，如可乐、雪碧、汽水、苏打水等可以碱化尿液，有助于尿酸排泄。但一般饮料中含糖量较多，对合并糖尿病患者不宜，肥胖症患者也不能过多饮用。

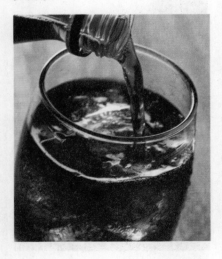

9. 水

应多饮水，推荐每日饮水量为2000~3000毫升，可起到增加尿量（最好每天保持2000毫升左右的排尿量），可促进尿酸排泄及避免尿路结石形成。水虽无毒性，但在某些情况下也不可多饮，如合并严重心功能不全、严重肾功能不全且有显著水肿时。

10. 豆类制品

可以适量吃一点豆类制品。豆类的嘌呤含量除黄豆外都很低，但豆类及其制品不宜摄入过多，特别是未加工过的豆类。

11. 维生素

维生素具有防止血管、细胞老化的作用，B族维生素和维生素C能促进组织内尿酸盐溶解。肝脏中含有大量维生素，同时也含有大量的胆固醇和嘌呤。建议从蔬菜中摄取维生素较为理想，在烹调中加入少量的食用油，能促进机体对脂溶性维生素的吸收。

不同时期的饮食调养要点

1. 无症状期

在痛风的无症状期，一般表现为高尿酸血症。对于这个时期的患者，其饮食应遵循以下几个原则。

（1）限制高嘌呤食物：高嘌呤食物如动物内脏、贝类、虾类、海参、猪肉、豆类等，不利于疾病的恢复。嘌呤的摄取量，应限制在每日150毫克以下。

（2）减少高能量饮食：体内能量过多容易引起痛风急性发作，痛风患者应适量减少高能量饮食。碳水化合物的摄入量以不超过总能量的 60% 为宜，脂肪摄入量以控制在每日 50 克左右为宜，蛋白质要限制在每日每千克体重 1 克左右。

（3）多饮水：多饮白开水和适量的碱性饮料，保持每日尿量在 2000 毫升以上，有助于尿酸的排泄。肾功能不全时饮水应适量。

（4）多食碱性食物：尿酸在酸性环境中易结晶析出，在碱性环境中容易溶解。因此，应多食钾多、钠少的碱性食物，如白菜、黄瓜、茄子、萝卜、香蕉、苹果等。另外，慈姑有降尿酸的作用，对疾病的恢复与预防有很好的作用，可适当多食。

（5）多食高维生素食物：富含 B 族维生素和维生素 C 的食物，如芥菜、花菜、白菜、白萝卜、番茄、黄瓜、茄子、洋葱、土豆、桃、杏、梨等，能促进组织内的尿酸溶解。

（6）少食辛辣刺激性食物及饮品：生姜、辣椒、葱、蒜、浓茶、咖啡、酒等辛辣食物、饮品应少食。因为这些食物、饮品不仅能使血乳酸增加，对肾小管尿酸排泄有抑制作用，而且对神经系统有刺激作用，容易导致疾病反复发作。

2. 急性期

痛风发作时，每天需要从饮食中摄取的能量应为 7534.5 千焦，蛋白质应

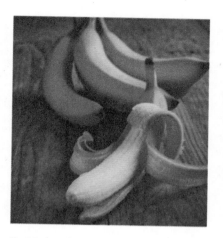

为 60 克。为了满足这个要求，应该怎样去安排饮食呢？

（1）饮食调养原则：对于痛风患者来说，痛风发作时是十分痛苦的，而且此时对饮食的限制也极为严格。作为患者和其家属，应该如何安排这个特殊时期的饮食呢？

（2）限制嘌呤摄入量：正常人的嘌呤摄取量为 600~1000 毫克 / 天，患者应长期控制嘌呤摄入。急性期应选用低嘌呤饮食，控制在 150 毫克 / 天之内，禁吃含嘌呤高的食物，如动物内脏、沙丁鱼、凤尾鱼、鲭鱼、小虾、扁豆、黄豆、浓肉汤及菌藻类等。

（3）限制能量：痛风与肥胖、糖尿病、高血压病及高脂血症等关系密切。痛风患者糖耐量减退者占 7%~14%，高甘油三酯血症者达 75%~84%。因痛风患者多半有肥胖、高血压病和糖尿病等，故应减少体重、限制能量。体重最好能低于理想体重 10%~15%；能量

根据病情而定，一般为6.28~7.53兆焦。切忌减重过快，应循序渐进，减重过快会促进脂肪分解，易诱发痛风急性发作。

（4）蛋白质和脂肪：遵循适量供给原则，标准体重时蛋白质可按0.8~1.0克/千克体重供给，全天摄入量为40~65克，以植物蛋白为主。动物蛋白可选用牛奶、鸡蛋；因牛奶、鸡蛋无细胞结构，不含核蛋白，可在蛋白质供给量允许范围内选用。尽量不用肉类、禽类、鱼类等，如一定要用，可取少量瘦肉、禽肉等，经煮沸弃汤后食用。脂肪可阻碍尿酸正常排泄，应适当限制，其食用量控制在50克/天左右。

（5）维生素和矿物质：供给足量的B族维生素和维生素C，应多供给蔬菜、水果等碱性食物。蔬菜1000克/天，水果4~5次；尿液呈碱性时能提高尿酸盐溶解度，有利于尿酸排出。再则蔬菜和水果富含维生素C，能促进组织内尿酸盐溶解。痛风患者易患高血压病和高

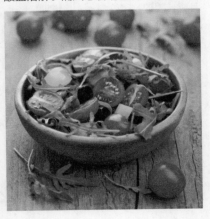

脂血症等，应限制钠盐量的摄入，通常每天2~5克。

（6）水分：多喝水，食用含水分多的水果和食品，液体量维持在2000毫升/天以上，最好能达到3000毫升，以保证尿量，促进尿酸的排出，肾功能不全时补充水分宜适量。

（7）禁用刺激性食品：禁用刺激性强的香料及调味品，如酒和辛辣调味品。

3. 间歇期

痛风的间歇期护理对预防痛风发作有着极为深刻的意义。这一时期以维持体重在正常的标准内为护理目标。间歇期是重要的调整阶段，要注意饮食结构，限制高嘌呤食物的摄入，并进行适当的体育锻炼，做一些心情愉快的事情，对于防范痛风的发作都起着重要的作用。

（1）平衡饮食，维持正常体重：适当放宽嘌呤摄入的限制，但仍禁止食用含嘌呤高的食物。平衡膳食结构使肥胖者逐渐达到理想的体重。

（2）养成良好的饮食习惯：食用瘦肉，限制脂肪摄入，防止过度饥饿，平时养成多饮水的习惯，少用盐和酱油。

4. 慢性期

慢性期的主要表现为痛风石、慢性关节炎、尿路结石及痛风性肾病。因此要针对其表现来设定其饮食调养方法及要点。控制每天总能量的摄入，少吃碳水化合物。此外，还要少吃蔗糖、蜂蜜，因为它们果糖含量很高，会加速尿酸生

成。蔬菜中的嫩扁豆、青蚕豆、鲜豌豆含嘌呤量高，也要限制食用。限制蛋白质的摄入，多选用牛奶、乳酪、脱脂奶粉和蛋类，它们所含嘌呤少；但不要喝酸奶，因为它含乳酸较多，对痛风患者不利。尽量别吃肉、禽、鱼类，如一定要吃，应将肉煮沸后弃汤食用。这是因为嘌呤易溶于水，汤中含量很高。多吃碱性食品，如蔬菜、薯类、水果等，可以降低血和尿液的酸度。西瓜和冬瓜不但是碱性食品，而且具有利尿作用，对痛风患者更有利。保障尿量充沛。平时应多喝白开水、茶水、矿泉水、汽水和果汁，不要喝浓茶、咖啡、可可等有兴奋植物神经系统作用的饮料，它们可能引起痛风发作。避免饮酒。酒精具有抑制尿酸排泄的作用，长期少量饮酒还可刺激嘌呤合成增加，尤其是喝酒时再吃肉禽类食品，会使嘌呤的摄入量加倍。辣椒、咖喱、胡椒、花椒、芥末、生姜等调料均能兴奋植物神经，诱使痛风发作，应尽量少吃。

痛风患者不可不知的 15 条饮食小常识

在日常饮食中，痛风患者有许多需要注意的地方。什么食物适宜吃，什么食物不宜吃，如何烹调食物，食材怎样吃才吃对……这些小常识对痛风患者都具有很大的意义，以下给痛风患者介绍 15 条饮食小常识。

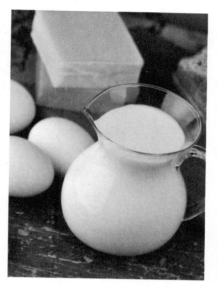

1. 鸡蛋、牛奶，痛风患者最好的蛋白质食物

蛋是一类含有丰富的维生素（除维生素 C 以外）和蛋白质的食品，有多种食用方法，每天吃 1 个，即可满足身体所需。通常来说，中等大小的鸡蛋相当于 50 毫升牛奶或 50 克乳制品，它含有优质的蛋白质、钙、维生素 A、维生素 B_2 等多种营养素。痛风患者比较适合饮用脱脂牛奶。因为脱脂奶粉所含的脂肪成分少，而且含有丰富的维生素、蛋白质和钙，特别适合于减肥的人食用。5 大匙脱脂奶粉和 200 毫升牛奶所产生的能量是相同的。若是不习惯喝牛奶的人可用饼干等点心蘸着食用，这样便可以消除心理上对牛奶的排斥情绪。

2. 痛风患者为何要"忌口"

饮食方面究竟要不要"忌口",这是许多痛风患者十分关心的问题。虽然食物中所含的嘌呤不是痛风发病的主要原因,低嘌呤饮食7天后,也仅仅能使血尿酸值降低1~20毫摩尔/升,但是无节制的饮食,可使血尿酸浓度迅速达到随时发作状态。因此,控制嘌呤高的食物,减少关节炎的急性发作次数,对于痛风患者来说仍然是必需的。对痛风患者而言,饮食控制主要是指减少富含嘌呤食物的摄入,这一点在痛风的防治上十分重要。要知道,富含嘌呤的食物摄入后,大部分在小肠吸收的过程中转化为尿酸,所以摄入高嘌呤食物,必然会使血中尿酸浓度升高,尿中尿酸排量增加。

3. 痛风患者能吃豆制品吗

每100克大豆中含嘌呤27毫克,

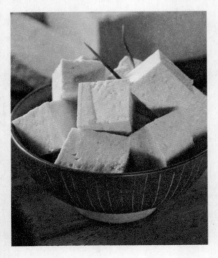

如把大豆加工成豆腐,大部分嘌呤会溶进水中,随水丢失,所以豆腐内含嘌呤很少。另外,豆制品中含有大量对人体非常有益的植物蛋白、维生素、微量元素,痛风患者适量食用一些豆制品是有益的,对血尿酸不会有太大影响。

4. 痛风患者为何要禁酒

饮酒易使体内乳酸堆积,乳酸对尿酸的排泄有竞争性抑制作用。故只要一次大量饮酒,亦可使血清尿酸含量明显升高,诱使痛风发作。在慢性间歇期,即使少量饮酒,同样会刺激嘌呤合成增加,升高血清和尿液尿酸水平。啤酒中含有酒精的成分,故应避免饮用。

5. 痛风患者能吃海鲜吗

海鲜类食物嘌呤含量一般均较高,包括海参、海蟹、海虾、各种海贝类等。多数海鱼中也含较大量的嘌呤,尤其是沙丁鱼、凤尾鱼及鱼子中嘌呤含量极高,所以进食过量海鲜类食物,有可能引起血尿酸明显升高而致痛风性关节炎发作。痛风患者不宜吃海鲜,更不要大吃大喝或者连日海鲜佳肴不断,偶尔进食少量的海鲜改善生活,对病情影响较小。

6. 粗粮和细粮,哪种更适合痛风患者?

粮食是一日三餐必不可少的主食。而饮食结构与痛风的发病有着密切的关系,因此,对于痛风患者来说,每日主食应以细粮为宜还是以粗粮为宜,这是一个很重要的问题。专家建议,痛风患

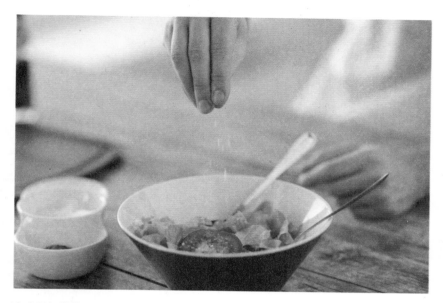

者应以细粮为主，粗粮为辅。可选择上等大米或精白米、精制挂面、高级白面包及饼干等，这些细粮及其制品中嘌呤含量很低。但如果痛风患者同时患有糖尿病，则仍应以吃粗粮为主，纤维素类食物可用蔬菜代之。

7. 痛风患者对盐、维生素的摄入有什么讲究

痛风患者多为中老年人，且易并发高血压及动脉硬化等症，故应限制过多食盐摄入，烹调时宜清淡。每日食盐摄入量应限于 6 克以内。当痛风合并肾脏病变，尤其是出现水肿或合并冠心病及高血压病时，更应限制食盐摄入量，以每日不超过 5 克为宜。长期在外用餐和食用加工食品的人，更要注意减少食盐摄取量，可采用新鲜材料烹制，尽量少

吃腌制品（吃腌制品时，要去盐分）烹制两三种菜肴，调味要有浓有淡，酱油最好采用低盐酱油。维生素类药品对人体健康有一定的益处，但并非多多益善。过量的维生素 D 可使血钙升高，而过量的维生素 C 可使尿液酸化，这两种情况都会促进泌尿系统结石的形成，这对于痛风患者，尤其是已有痛风性肾病的患者十分不利。痛风患者在选择服用维生素类药品时更要慎重，尤其是维生素 C、维生素 D 类，切勿滥服，应主要以饮食为主来补充维生素。痛风患者的饮食中，各种维生素与无机盐应供应充足，B 族维生素和维生素 C 能促进组织内沉着的尿酸盐溶解，注意补充含有丰富的 B 族维生素及维生素 C 的食物。在正常饮食情况下，每日从食物中摄入的维生素量

已能满足体内的需要，如果再吃适量的水果，就更不会有维生素缺乏的可能。水果中嘌呤含量较少，对痛风患者是很适宜的，完全可以取代维生素类药物。膳食中应多食用碱性食物，使尿液呈碱性反应，促进尿酸的排出。蔬菜和水果属碱性食物，又能供给丰富的维生素与无机盐，因此，蔬菜和水果的摄入有利于减轻痛风病症。

8. 痛风患者的饮食对食用油、调味品有限制吗

植物食用油包括豆油、菜子油、玉米油、香油、葵花子油、椰子油等。动物食用油常用的有猪油、牛油、鸭油、羊油、鱼油等。无论动物油或植物油中，嘌呤含量都较少，植物油中嘌呤含量比动物油更少。所以，痛风患者以植物食用油为宜。植物油中含有较多的不饱和

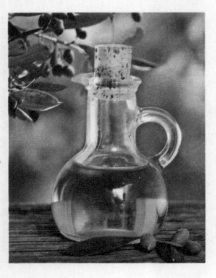

脂肪酸，如亚麻酸、亚油酸、花生四烯酸等。它们具有加速胆固醇分解和排泄的作用，从而使血胆固醇降低，保护血管壁，防止动脉硬化。动物油中含有较多量的饱和脂肪酸，它可使血胆固醇升高，诱发动脉硬化，动物油还会妨碍尿酸由肾脏排泄，所以痛风患者原则上不宜食用动物油。因为痛风患者高脂血症及动脉硬化的发生率比正常人高，故应尽可能地避免促发动脉硬化的各种因素。但在动物油中，鱼油是个例外，鱼油具有降低血脂、防止动脉硬化的作用，尤其是海鱼鱼油作用更为明显，痛风患者可适当食用，以补偿偏食植物油的不足。近年研究证明，偏食植物油也有害处。植物油中多量的不饱和脂肪酸很容易自动氧化而产生有毒的过氧化物，它可使多种维生素，特别是维生素 C 氧化分解，导致人体维生素不足；它还可以与蛋白质结合生成脂褐素，导致皮肤衰老与老年斑形成。过氧化物对血管内皮细胞、脑细胞等也有损伤作用。因此，痛风患者在以植物油为主的基础上，最好搭配少量的动物油。各类调味品中嘌呤的含量均极少，在烹调时用量也不多，所以调味品不在痛风患者的食品禁忌单中。患者在烹调时可根据自己的习惯与嗜好，选择适当的调味品。有人认为，痛风患者在烹调时除食盐外，不宜加任何调味品，这种观点是片面的。应指出的是，调味品不宜过量，适当添加调味品，可改善菜肴的色、香、味，增加食欲，

但如果食用过多，则会适得其反，如香、鲜调料添加过多时，会抑制食欲；辛辣调料过多则会刺激胃肠道，引起肛门灼热、皮肤瘙痒等。

9. 叶酸对痛风有什么影响

在绿色植物和蔬菜的叶子里有含量丰富的叶酸，叶酸在机体的多种生化过程中扮演着重要的角色。今天，许多医学专家推荐增加叶酸的摄入量，因为叶酸可以降低我们身体内的同型半胱氨水平。同型半胱氨酸是半胱氨酸的代谢产物，而半胱氨酸是合成人体蛋白质的一种特殊氨基酸。有越来越多的研究表明，如果血液中的同型半胱氨酸水平增高，人们容易发生心肌梗死和脑卒中。虽然有些问题有待于进一步研究，但有资料显示，痛风患者体内同型半胱氨酸水平比正常人高，而这种异常很可能与痛风患者心肌梗死和脑卒中高发有内在的联系，因此，痛风患者在膳食中补充叶酸无疑是有益的。根据目前流行的日摄入量推荐标准，患痛风的男性和女性每日叶酸的补充量是 180~200 毫克，孕妇是每日 400 毫克，这个剂量足以满足日常多种维生素代谢的需要。

10. 痛风患者急性期与缓解期膳食的选择

急性期：应严格限制含嘌呤高的食物，以免外源性嘌呤的过多摄入。可选用牛奶、鸡蛋为膳食中主要优质蛋白质的来源，以精白面、米为能量的主要来源。选含嘌呤低的蔬菜和水果，限制脂肪量。

缓解期：给予正常平衡膳食，以维持理想体重和正常血尿酸水平。由于蛋白质摄入能加速痛风患者尿酸的合成，因此蛋白质每日摄入不宜超过 1 克 / 千克体重。应继续维持理想体重，避免体重增加，脂肪的限量要长期坚持。曾有 2 例患者入院前，每次饮酒或进高嘌呤饮食，尤其是进食虾类食物后，关节疼痛肿胀明显，在家服用药物效果不好，入院后，仍给予入院前的药物治疗，按急性期的膳食要求进食，禁酒，5~7 天后，关节疼痛明显缓解。

11. 痛风患者宜多食水果

绝大多数水果的主要成分是水分、糖类（即碳水化合物）、维生素、纤维素及少量无机盐与蛋白质，其中的嘌呤含量较少，故对痛风患者来说，水果不

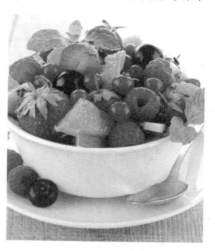

属禁忌之列，此点与糖尿病患者不同。痛风患者每日进食1~2个水果（如苹果、梨、橘子、桃、香蕉等），对病情并无影响，也不至于引起痛风性关节炎的发作。如果痛风患者同时合并糖尿病，则水果的摄入量就要受到限制，因为水果中常含有较多的果糖和葡萄糖，进食后可造成血糖升高，不利于病情的控制，甚至使病情恶化。痛风患者如果伴有重症糖尿病或者血糖控制不满意，则不宜食用水果。轻、中型糖尿病，血糖控制又比较理想者，每日适量食用水果是没有问题的，但应选含糖量较低的水果，如杏、梨、草莓、西瓜等。含糖量较高的水果，如葡萄、水蜜桃、蜜橘、荔枝、橙子、菠萝、鲜枣、鲜桂圆、香蕉等应尽量少吃，或在适当减少主食量的情况下食用。几乎所有的水果中嘌呤含量都比荤菜要低。与某些蔬菜相比，水果的

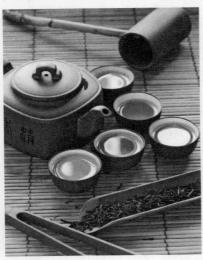

嘌呤含量也较少。所以，水果对痛风患者来说，是一种值得推荐的食物，当痛风患者在需要严格控制饮食的情况下，它是一种良好的营养补充剂。

12. 痛风患者宜多喝水

当尿液 pH 值为 6.0 以下时，患者需服碱性药物，以碱化尿液，利于尿酸的离子化、溶解和排泄。因此，要多饮水稀释尿液，每日液体摄入总量需达2500~3000毫升，防止结石的形成。同时为防止尿液浓缩，可让患者在睡前或半夜饮水。准确记录患者的饮水量和排尿量。

13. 痛风患者可以饮茶、咖啡及酒类吗

痛风患者不宜过量饮浓茶及咖啡类饮料，虽然茶和咖啡中含有少量嘌呤及咖啡因，但同样会提高人体内的嘌呤量，加重痛风患者的病情。如果患者确实爱好饮茶，则应该选择淡茶，对于咖啡，因为咖啡中含有少量的嘌呤成分，并含有咖啡因，易导致失眠、心悸、血压上升等不良反应，故痛风患者不宜多饮用咖啡类饮料。

14. 痛风患者应注意不同食物的烹调方式

合理的烹调方法，可以减少食品中含有的嘌呤量，如将肉食先煮，弃汤后再行烹调。此外，辣椒、咖喱、胡椒、芥末、生姜等食品调料，均能兴奋植物神经，诱使痛风急性发作，应尽量避免

应用。痛风患者大多数同时患有肥胖症、高血压、糖尿病等，因此不能只控制嘌呤，应当同时注意有关其他疾病的饮食。

15. 痛风患者必须注意食材的食用方法

嘌呤类食品的调理：嘌呤类是溶于水的物质，所以那些动物性食品只要长时间地煮，便会减少食物中的嘌呤含量。相反，嘌呤很难溶于油，因此用油炒或油炸的烹调方法不会减少嘌呤含量。

动物性脂肪的烹调：患有肥胖症、高脂血症和高血压的人应尽量避免吸收动物性脂肪。像鸡肉这类皮下脂肪较多的食物，烹调前应切掉脂肪，但是像肥牛肉的皮下脂肪，用菜刀也是无法切除的。因此，用偏肥的肉做菜时，最好事先煮一下，并把煮肉的汤倒掉，再用食用油炒，就可以减少很多动物脂肪。炖或煮的汤可以放到冰箱里面冷却，再把凝固在上层的脂肪去掉，就能重新调味。

维生素和无机营养素的处理方法：蔬菜不仅含有丰富的维生素和无机营养素，而且同时富含食物纤维，能促进肠的蠕动。当然，不能因为这些就完全选择生吃。相反，在短时间内炒或用高温蒸或煮等，能帮助人体吸收更多的蔬菜营养，而且维生素和无机营养素也不会遭破坏。

注意蔬菜的食用方法：面对新鲜、脆嫩的蔬菜，许多人会选择生吃。蔬菜所含的营养素，例如维生素 C 及 B 族维生素，很容易受到加工及烹调的破坏，

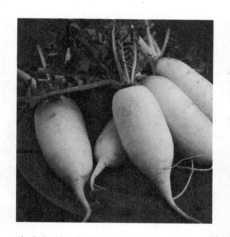

生吃有利于营养成分的保存。但是，并非每一种蔬菜都适合直接生吃，有些蔬菜最好放在开水里焯一焯再吃，有些蔬菜则必须煮得熟透后再食用。洗一洗就可生吃的蔬菜包括胡萝卜、白萝卜、番茄、黄瓜、柿子椒、大白菜心等。

专家认为：生吃最好选择无公害的绿色蔬菜或有机蔬菜。在无土栽培条件下生产的蔬菜，也可以放心生吃。生吃的方法包括饮用自制的新鲜蔬菜汁，或将新鲜蔬菜凉拌，可适当加点醋，少放点盐。蔬菜生吃和熟吃互相搭配，对身体更有益处，比如，萝卜种类繁多，生吃以汁多辣味少者为好，但其属于凉性食物，阳虚体质者还是熟吃为宜。有些食物生吃或熟吃摄取的营养成分是不同的。比如，番茄中含有能降低患前列腺癌和肝癌风险的番茄红素，要想摄取就应该熟吃。但如果你想摄取维生素 C，生吃的效果会更好，因为维生素 C 在烹调过程中易流失。

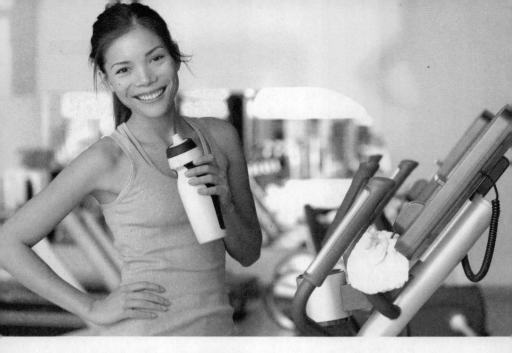

痛风患者的生活保健

有效预防和缓解痛风是至关重要的，而对于痛风的日常保健知识，你又了解多少？本节将为你揭开谜底，增长知识的同时，也让痛风远离你。

痛风患者日常调养的 15 项原则

痛风患者除应接受必要的护理外，痛还要保持精神愉快，避免劳累，注意休息，注意保暖，保持稳定情绪，避免受凉，饮食有节制，及忌用诱发痛风急性发作的药物等。肥胖者应减轻体重。积极治疗并发的糖尿病、高血压、高脂血症等病，定期复查血尿酸。高尿酸血症和痛风的发病与高脂血症、高血压、心脑血管病及糖尿病等有密切关系，而这些疾病的产生均与环境因素、生活习惯有密切关系。由于原发性痛风目前无

根治方法，因此加强预防十分重要，首先应该养成良好的生活习惯。

（1）生活有规律，按时作息，注意劳逸结合。避免彻夜伏案工作，通宵达旦地玩牌、看电视或电影等。每天除保证 7~8 小时睡眠时间外，最好能午睡。定期去郊外散步，防止疲劳，这些对痛风患者是十分重要的。

（2）性情要平和，心情要愉悦、舒畅。

（3）除了急性发病时需卧床休息，并将两脚垫高外，症状消失后应坚持适量体育运动，有利于促进血液循环和新

陈代谢，预防痛风发作。常年坚持有规律的体育锻炼，以散步、打网球、健身等耗氧量大的有氧运动为佳，但运动量要适当。需要提醒的是，由于人在进行快跑、踢足球、打篮球、登山、滑冰、游泳等剧烈运动时组织耗氧量增加，无氧酵解乳酸产生增多，而乳酸可抑制肾脏排泄尿酸，使血尿酸升高，诱使痛风急性发作，所以应避免无氧运动。

（4）对于有痛风家族史及高脂血症、肥胖症、糖尿病、高血压病、冠心病的患者，特别要积极预防痛风的发生。

（5）为了减肥而采用饥饿疗法对痛风患者不利，有时可诱发痛风发作，这是因为人在饥饿时以脂肪作为能源，脂肪分解增加使血酮体增高，进而影响肾脏尿酸排泄而致高尿酸血症。所以要避免饥饿疗法，减肥以每月1~2千克为宜。要适度运动，少做剧烈运动。剧烈运动会使人体大量出汗，使尿量减少，影响尿酸排泄。要避免过度劳累、情绪紧张、着凉及关节损伤。肥胖者要减少能量摄入，不要乱用减肥药物。

（6）每日做到三餐进食，睡前不吃东西，吃饭不要过快，每次就餐时间要适当地延长。在外就餐时最好分餐，避免暴饮暴食。

（7）定期测定尿酸。痛风（包括高尿酸血症）患者应坚持每个月（或遵医嘱）测一次尿酸，以指导用药。

（8）坚持服药。在医生的指导下用药。坚持用药治疗，可以控制症状，减少疼痛。尿酸超正常值，或者已有痛风性关节炎症状，就用降尿酸药物。对急性痛风性关节炎，可使用一些止痛剂。

（9）科学安排饮食。不饮酒、不吃内脏、少吃海产品，并且摄取充足的水分。不暴饮暴食，可食用富含碳水化合物的米饭、馒头、面食，少食盐，多食蔬菜水果，少吃含嘌呤丰富的食物，如牛肉、骨髓、海产品、动物内脏等高蛋白食品及发酵食物。可饮用水果汁、矿泉水、牛奶等。

（10）饮食宜清淡。菜肴要清淡，与糖尿病患者的饮食原则一样，倡导低脂、低糖、低盐膳食。多采用拌、蒸、煮、烩的烹饪方法，少采用煎、炒、油炸。并发高血压的患者，更要限制食盐摄入，因为食盐能促使体内水钠潴留，妨碍尿酸排泄。

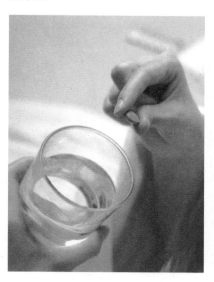

（11）多饮水。必须使每天尿量保持在2000毫升以上，以利尿酸的排泄，保护肾脏。在炎热的夏季，尿量往往较少，故更应注意多饮水。

（12）禁止酗酒、吸烟。饮酒是痛风发作的最重要诱因之一。这是由于酒精的主要成分乙醇可使体内乳酸增加，而乳酸可抑制肾小管对尿酸的排泄；乙醇还能促进嘌呤分解而直接使血尿酸升高；同时，酒类本身可提供嘌呤原料，如啤酒内就含有大量嘌呤成分。因此，大量饮酒可致痛风发作，长期慢性饮酒可发生高尿酸血症。烟对痛风患者也不利，应该戒除。

（13）注意保暖和自我按摩。时刻注意脚、腿、背、头的保暖，千万不可着凉。早晨起床后和临睡前，学会自我按摩，大小腿、膝、踝、拇指关节和两个穴位（劳宫穴和涌泉穴）各按摩100次，同时用热水泡脚。

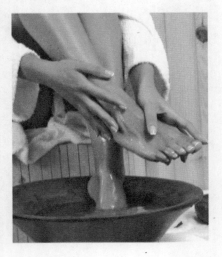

（14）妥善处理诱发因素。禁用或少用影响尿酸排泄的药物，如青霉素、四环素、大剂量噻嗪类及氨苯喋啶等利尿剂、胰岛素及小剂量的阿司匹林等。

（15）肥胖者要积极减肥。这对于防止痛风发生颇为重要。据研究表明，人体的体表面积越大，血尿酸水平越高，肥胖者减轻体重后，血尿酸水平也可随之下降。保持理想体重，超重或肥胖就应该减轻体重。不过，减肥应循序渐进，否则容易导致酮症或痛风急性发作。

痛风患者的四季调养

四季的天气变化无常，痛风患者也要时刻防备着。四季调养对于痛风患者是至关重要的。

春季天气变化无常，如果鞋袜保暖作用差，极易受寒。阴雨天气，鞋袜易受潮，由于水分蒸发会带走大量的热量，局部皮肤温度就会进一步降低。春季是春暖花开、万物复苏、处处充满生机的季节，许多病毒、细菌等各类微生物也进入了繁殖期，易流行各种传染病。春天是万物复苏的季节，人体各脏器也频繁活动起来。中医认为，春天是肝旺之时，趁势养肝可避免夏季时暑期的阴虚。痛风患者由于长期服用药物，很多患者的肝脏功能皆有损伤，所以尤其应该顺应时节进行调节。痛风患者由于自身血尿酸较高，一方面易于让病毒、细菌在体内繁殖，另一方面又因自身的抗病能力降低，加之血管、神经等并发症，更容易感染各种疾病。上呼吸道感染易并发支气管炎、肺炎，肺部易患结核菌感染；泌尿系统感染易患肾盂肾炎和膀胱炎；皮肤感染多见于皮肤化脓性炎症，如痛风石溃破后感染了化脓杆菌等；女性易患阴部真菌感染。其他如牙周炎、肝脏系统感染、痛风足感染、毛霉菌病及恶性外耳道炎等，严重者还可导致败血症。痛风患者易并发感染，而感染会引起严重后果，因此我们必须积极预防及治疗痛风，控制尿酸代谢紊乱，增强机体抵抗力。

　　另外，要搞好个人卫生，女性尤应注意外阴的清洁。要注意口腔卫生，养成早晚刷牙、饭后漱口的良好习惯，经常开窗通风，少去公共场所，这样才能做到防患于未然。外出时要注意保暖，头要戴帽，脚要保暖，以防冷空气侵袭。精神乐观，保持平和的心境。不要对自己要求过高，减少心理压力是避免疾病发作的法宝。保证充足睡眠，晚餐不宜过饱。加强身体锻炼，可以使血流加快，心脏搏出量增加，冠状动脉灌注量增加。有计划地参加体育锻炼，不可过于劳累。注意肠道通畅。起居有规律，饮食有节制，养成定时排便的习惯。避免便秘，因为便秘时用力排便会加重心脏负担。调节营养，限制高嘌呤、动物脂肪和高胆固醇食物，多吃蔬菜、水果等。忌烟，吸烟可以引起血管痉挛，同时会影响尿酸的排泄。春季乍暖还寒，人们防御疾病的能力一旦降低，很容易感染各种疾病。因此，春季应该注意保暖。

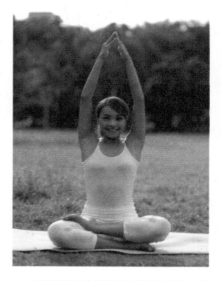

夏季到了应该要尽量远离空调。因为痛风性关节炎可使患者的机体组织对外来刺激反应能力下降，组织器官内物质代谢失调，体质变弱，抵抗力下降，容易招致感染。患者抵抗力本来就低，室内空气流通较差，易引起感冒，尤其是开着空调睡觉更容易着凉，致使局部关节受寒而诱发痛风性关节炎急性发作。因此，痛风性关节炎患者夏季应该远离空调。由于受凉可以引起痛风的急性发作，所以，即使在夏季也要注意避免受凉，主要涉及食用冷饮和洗澡的问题。目前市售冷饮食品大多数由糖、牛奶、果汁等制成，一般含嘌呤很少，可忽略不计，故在炎热夏季口干难忍情况下，吃点冷饮是完全允许的，但不宜过量。冷水浴对健康人来说可增强耐寒抗冻的能力，并对预防感冒有良好的作用，

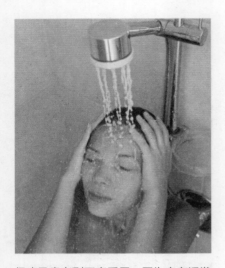

提高机体对外界环境的适应能力，减少感染和其他应急反应对人体的损害，避免痛风复发或加重；还能锻炼肌肉、骨骼、关节，有利于痛风的治疗和康复。

冬季寒冷，首先一定要注意保暖，因为痛风患者肌肉摄取葡萄糖能力下降，身体产热不够，耐热能力下降。因此冬季注意保暖非常重要，还应该注意的是由于痛风患者手、足部受寒易诱发痛风性关节炎急性发作，所以要经常注意保护自己的手、足，发现病变及时治疗。其次因为冬季进食比较多，更要注意避免高嘌呤的食物。最后就是要监测血尿酸、尿尿酸，尤其是在冬季，各种心血管疾病相应增加，痛风患者更应该注意。冬季养生，要静神少虑，保持精神畅达乐观，不为琐事劳神，不要强求名利、患得患失；避免长期"超负荷运转"，防止过度劳累，积劳成疾。俗话说，药补不如食补。在冬季如果能恰当选择既美味又具有补益身体的食物，无疑会让大家接受。痛风食疗也是很重要的。中医指出，"起居有常，养其神也，不妄劳作，养其精也"。冬季养生若能合理安排起居作息，就能保养神气，劳逸适度可养其肾精。尽量做到"行不疾步、耳不极听、目不极视、坐不至久、卧不极疲"。冬至前后睡好"子午觉"在养生学中具有重要地位，除了保证夜间睡眠，午饭后可适当打个盹，但要避免睡时着凉。其次，要注意防风防寒。再次，冬至节气宜在白天多晒太阳，以利阳气

但痛风患者则不宜采用，因为它有诱发痛风性关节炎发作的可能。即使在炎热夏季，痛风患者也应避免冷水浴，而应该选择温水浴。

民间有"春捂秋冻"的说法，意思就是说春天气候多变，乍暖还寒，不宜马上减少衣服以免受寒；秋凉时不要马上增加衣服，以锻炼自己的御寒能力，为适应寒冷的冬季作准备。痛风患者，尤其有并发症时，机体代谢严重紊乱，多种防御功能缺陷，对于入侵微生物的积极反应均受到抑制，极易感染，且感染严重。因此秋季不要受凉，应该为秋季来临做好一切准备。在秋天可以增加一些运动，适度的体育锻炼如散步、慢跑、骑自行车、游泳、打太极拳等有氧运动，既可调整呼吸、循环及神经系统功能，缓解患者的紧张、焦虑、忧伤、恐惧等情绪；又可增强机体的免疫功能，

的生长。作为痛风患者，并不是所有的食物都是可以吃的，高嘌呤的食物一定要杜绝，避免痛风再次发作，这样才能度过一个安全的冬季。

痛风发作期的护理

1. 急性期护理

发病急骤，多在夜间突然发作，以拇趾及第一跖趾关节为多见，表现为剧痛、肿胀、皮肤暗红。因受累关节剧痛，患者常从梦中惊醒。患者应卧床休息，用被褥等将痛肢垫起，采取舒适体位，以减轻疼痛。但需经常变换体位，以免局部皮肤受压，造成肌肉性萎缩及关节功能减退。因早期服用秋水仙碱可引起胃肠道反应，故应注意饮食调节。宜食清淡及易消化的食物，禁食富含嘌呤的食物。每日需大量饮用开水，以利尿酸排泄，多食碱性食物，以碱化尿液。可用栀子、板蓝根、蒲公英泡水代茶饮。痛处可用中药煎水后外洗。在此期间，有些患者急于使用降尿酸药，这种做法适得其反。因为当关节炎急性发作时，体内促肾上腺皮质素骤然增加、肾脏排尿酸量增多，血尿酸下降，此时再用降尿酸药，血尿酸水平会迅速降低，以致关节内外尿酸水平悬殊，关节炎反而会加重。正确的做法是急性关节炎发作时尽量不用降尿酸药。急性期给予一般性处理，如卧床休息、抬高患肢、局部冷敷、大量饮水、应用秋水仙素和消炎痛等。

2. 间歇期护理

此时期最初常为数月或数年，以后发作次数逐渐增多，间歇期逐渐缩短，受累关节可时痛时止，红、肿、热、痛不明显。护理的重点是避免各种诱发因素。要坚持低嘌呤、低能量饮食，避免应用诱发本病的一些药物，如速尿、乙胺丁醇、水杨酸类（阿司匹林、对氨基水杨酸）及烟酸等。在痛风间歇期，患者应抓紧时间降低血尿酸水平。只有这样，才能防止痛风的复发，避免向慢性痛风的方向发展。而晚期患者经过治疗，痛风石可以溶解，关节功能和肾功能障碍也可以得到改善。对伴发有高脂血症、糖尿病、高血压病、冠心病、脑血管病者，降低尿酸水平也将从中得益。痛风患者在间歇期间也要控制血尿酸，首先必须控制饮食。患者应采用低能量膳食，保

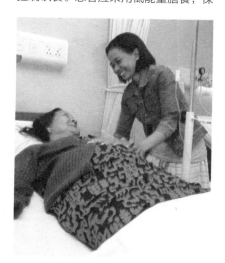

持理想体重，同时避免高嘌呤食物。含嘌呤较多的食物主要包括动物内脏、沙丁鱼、蛤、蚝等海味及浓肉汤，其次为鱼虾类、肉类、豌豆等，而各种谷类制品、水果、蔬菜、牛奶、奶制品、鸡蛋等含嘌呤最少。严格戒饮各种酒类，每日饮水应在 2000 毫升以上。在间歇期，控制饮食不必过于严格。除对酒、动物内脏等含嘌呤较高的食物严格限制，对其他食物皆可选食，不必过分忌口。

3. 慢性期护理

痛风反复发作渐渐进入慢性期，此时多数受累关节终年肿痛，时轻时重。甚至关节发生僵硬、畸形，出现痛风石。此期的护理重点仍是坚持低嘌呤、低能量饮食，避免一切诱发因素。加强关节功能锻炼，并配合理疗。对于痛风石经

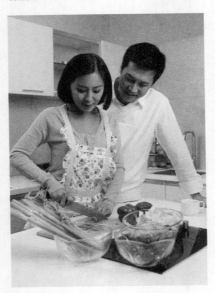

皮肤破溃者，取出痛风石后可用中药浸泡外洗，这样比创口换药疗效更好。给予正常平衡膳食，以维持理想体重和正常血尿酸水平。由于蛋白质摄入能加速痛风患者尿酸的合成，每日摄入不宜超过 1 克／千克体重。

适当运动，缓解痛风

1. 痛风患者进行适当体育锻炼的意义

体重增加和体力活动减少常是痛风和 II 型糖尿病发生的重要诱因，也是产生高脂血症及冠心病等的病因。所以肥胖症患者，更需要增加体育锻炼，以减轻体重。长期有规律的体育锻炼有以下作用：

（1）增加能量消耗，减少脂肪，减轻体重。身体运动时肌肉活动量加大，这样就可以消耗摄入的过多能量。一般情况下，即使是轻微的体力劳动也能使机体多消耗 10%～20% 的能量。运动还能调整大脑皮质活动状态，恢复神经内分泌系统对新陈代谢的正常调节，促进脂肪分解，减轻肥胖。

（2）增强胰岛素敏感性，减轻胰岛素抵抗性。近来的研究发现，2 型糖尿病、糖耐量减低、冠心病、高脂血症、高血压、肥胖症、高尿酸血症等，均存在着共同的发病机制胰岛素抵抗，并把上述疾病群称为胰岛素抵抗综合征。长期适量运动可增加细胞对胰岛素的敏感性，增强脂肪细胞中酶的活性，消耗过

剩的脂肪组织，具有减肥的作用，从而使细胞膜上的胰岛素受体敏感性增高，达到降糖、降脂作用。

（3）通过影响食欲减少食物的摄入量。体育锻炼可使 5- 羟色胺的水平升高，从而抑制食欲，减少能量的摄入。锻炼还可以增强胃肠蠕动，减少腹胀、便秘等常见的消化道症状。

（4）降低血脂。体育锻炼可降低血中极低密度脂蛋白、低密度脂蛋白、胆固醇、甘油三酯、胰岛素和血尿酸水平，有利于防止心血管并发症的发生。

（5）精神效能。运动使人感到精神爽快，能够消除各种精神紧张，起到镇静作用，减轻患者在限制饮食过程中的精神紧张。运动还可以改善血液循环系统的功能，降低血压，增强心肺功能，特别是长期定量定时地运动，可提高患者的工作能力，增强他们生活的信心，让患者养成良好的生活习惯。痛风患者完全可以适当运动。痛风患者大多数有超重、高血压、高脂血症和动脉硬化，许多患者年龄已在 50 岁以上，心血管功能不是十分健全，故应该进行适当的体育运动，以增强体质，改善心血管功能。体育运动还有利于维持理想的体重，防止肥胖。所以，应把体育锻炼作为治疗痛风有益的辅助措施。

体育运动分为无氧运动与有氧运动。有氧运动是通过运动中的呼吸，有效地吸入氧气，并产生能量的运动。有氧运动的特点是持续时间长，能增强耐力，

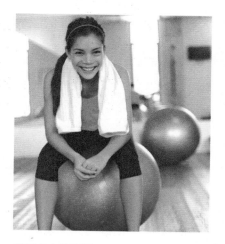

消耗多余的脂肪，不易疲劳。适当的体育运动对痛风患者是有益的，它可预防痛风发作，减少内脏脂肪，减轻胰岛素抵抗性。采用最大氧摄取量 50%~60% 的中等运动量，也就是说 50 岁左右的患者，以心率能达到 110~120 次／分钟，少量出汗为宜。每日早晚各运动 30 分钟，每周 3~5 次。运动的种类以散步、游泳、打网球、健身运动等耗氧量大的有氧运动为佳。如果选择散步应注意一天以 10000 步为目标进行；稍微快步则以 1 分钟 100 步左右为宜。剧烈运动会使有氧运动转为无氧运动，肌肉中三磷酸腺苷（ATP）分解向血液里大量释放肌苷（次黄嘌呤核苷）、次黄嘌呤，使血尿酸、血乳酸增高而抑制肾脏对尿酸的排泄。无氧运动不能长时间持续进行，它不能消耗大量能量，消耗的主要是糖类，几乎不动用脂肪，因此痛风患者要尽量避免无氧运动。

2. 痛风患者进行体育锻炼的注意事项

（1）安排体育锻炼之前，必须请医生做有关项目的检查，然后决定是否适合进行体育锻炼，以及适合什么性质的锻炼。

（2）由于运动促使人体肌肉力量增加，关节活动幅度增大，以及改善内脏功能的过程都是渐进的，所以运动贵在坚持。要准备进行数周、数月甚至更长时间的锻炼，以便取得较好的防治效果。一般来说，运动是从小量开始的，逐步增加到适当的运动量；运动的方法可从较简单的开始，逐步过渡到采用较复杂的运动方法。整个治疗过程应做到有计划、有步骤、有系统地进行，间断而无规律的体育锻炼绝不会收到预期的效果。

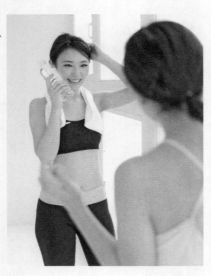

（3）体育锻炼的运动量要适当，切不可过度。过度的体力消耗会使体内乳酸增加。乳酸可抑制肾脏排泄尿酸，使血尿酸升高，甚至引起痛风性关节炎发作。

（4）当痛风发作时应停止体育锻炼，即使是比较轻微的关节炎发作也应暂时中止锻炼，直到完全恢复后再考虑重新开始锻炼。感染发热，特别是高热时，不宜进行锻炼。因发热时人体产热增加，蛋白质大量分解，心跳加快，同时发热常是感染性疾病在体内发生和发展的反映，此时若不注意休息，盲目地运动，往往会使这些不良反应加剧，从而使病情加重。

（5）运动时，一定要穿舒适的鞋子，且注意保暖。

（6）体育锻炼的最佳时间是在午睡后的下午至晚饭前。许多患者喜欢在清晨 4~5 点起床后立即去锻炼，这种选择是错误的。首先，清晨起床时，人体的肌肉、关节及内脏功能均处于松弛低下状态，对体育锻炼尚不能适应，容易造成急、慢性损伤。其次，清晨起床时，人体血液黏稠度偏高，加上锻炼时出汗引起水分消耗，血液更为黏稠，容易造成血管梗阻而突发心脏意外或脑卒中。痛风患者多为中老年人，伴发心血管病的概率较高，在清晨锻炼更具有一定的危险性。下午时间，人体内脏功能的活动及血液循环均已处于稳定状态，对体育锻炼有良好的适应能力与耐受性。

最后，许多人认为清晨的空气最新鲜，其实并非如此。清晨空气中二氧化碳的含量比下午要高，这是因为夜间没有阳光，树叶的光合作用停止，放出较多的二氧化碳。此外，由于夜间缺乏太阳的辐射与紫外线的照射，至清晨太阳尚未出来时，空气中的有害物质及病原微生物密度较高，对人体十分不利。所以清晨锻炼，尤其是摸黑起来进行体育锻炼是不可取的。体育锻炼的地点选择在人少、树木较多、安静、清洁之处最为合适，如公园、田野、河畔、山边、湖旁等。最忌在马路、公路旁或烟尘及噪声较多的工厂区、闹市区进行锻炼。

3. 适合痛风患者的六种散步方法

（1）普通散步法。这种散步方法一般以每分钟 60~90 步的速度行进，每次走 30~60 分钟。开始锻炼时，可以每天走或隔天走，每次走 15 分钟，等身体适应后，再逐步增加。经常做的锻炼活动，每次最好不要少于 30 分钟，否则会影响锻炼效果。

（2）快速步行法。这种步行法可增强心脏功能和减轻体重，适宜肥胖的中老年人锻炼。要求每小时步行 5000~7000 米。快速步行可以防止大脑老化，扩大肺活量，增加心脏工作量，促进血液循环。练习快速步行，必须循序渐进，逐步增加运动量。开始锻炼时，持续时间以 30 分钟为宜，走 2500 米，身体适应后可有计划地增加运动时间和步行速度。但必须注意运动时的心率，

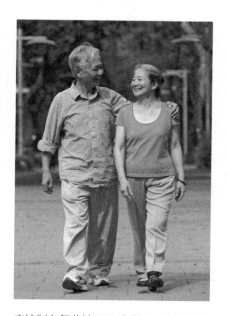

应控制在每分钟 120 次以下，有心血管疾病的患者尤其要严格掌握好这一点。快速散步者衣着宜轻、软，冷热适宜；鞋袜舒适合脚，以软底为好；应检查身体，尤其是血压、心电图；自我监测，利于发现问题，量力而行，不可勉强；饭后不宜立即快速散步，待 30 分钟到 1 小时后再进行。

（3）定量步行法。这种步行法又叫医疗散步，是针对中老年人出现发胖和高血压等心血管疾病而制定的运动处方。这个为期 3 个月的运动处方，是以每次消耗 1225.2~2093.5 千焦耳的能量为标准进行安排的运动。强度以脉搏为尺度，40 岁者每分钟 120 次，60 岁者每分钟 110 次。实行时可按本人的条件作适当调整。具体定量方法：40 岁

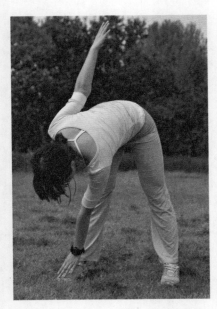

以下的人，开始时以 1 分 30 秒走 100 步为尺度进行练习，每隔 3 日，一次增加 50 步，到第 18 次时，要求在 10 分钟内走 1000 步，到第 23 次时，要求在 12 分钟内走 1250 步，到第 30 次时，要求 18 分钟内走 1950 步。根据测定，坚持这种步行锻炼，可以减少腹壁脂肪，降低血压。

（4）摆臂散步法。这种散步法适宜有呼吸系统慢性病的患者锻炼。步行时两臂用力前后摆动，自然呼吸，锻炼时间及运动量可根据个人具体情况掌握。坚持锻炼可增进肩带和胸廓的功能，促进血液循环，改善病情。

（5）摸腹散步法。这种散步法，是防治消化不良和胃肠道慢性疾病的保健法，散步时用两手不断按摩腹部。

（6）负重散步法。腰部负重，采用装满沙子的腰带，腕、踝处也可用圈带负重。该方法能训练耐力，增强背肌和腹肌力量，也可增强下肢肌力。建议痛风患者关节病变不严重者采取此法。

4. 适合痛风患者的关节操

（1）指关节操：握拳与手指平伸交替运动，握拳时可紧握铅笔或粗一点的棍棒，手指平伸时可将两手用力合掌。

（2）腕关节操：两手合掌，反复交替用力向一侧屈曲，亦可紧握哑铃做手腕屈伸运动。

（3）肘关节操：手掌向上，两臂向前平举，迅速握拳及屈曲肘部，努力使拳抵住肩。再迅速伸掌和伸肘，反复进行多次，然后两臂向两侧平举，握拳和屈肘运动如前。

（4）肩关节操：一臂由前方从颈伸向背部，手指触背。同时，另一臂从侧方（腋下）伸向背部，手指触背，尽量使双手手指在背部接触，每天可反复多次练习。

（5）踝关节操：坐位，踝关节分别做屈伸及两侧旋转运动。

（6）膝关节操：下蹲运动与向前抬腿运动，每回重复活动 10~15 次，每次 2~3 回。

合理减肥，缓解痛风

肥胖无疑是痛风的大敌之一，肥胖的人通常尿酸浓度、血脂都偏高，这些都是引起痛风的主要因素，且肥胖的人往往饮食结构偏向于高嘌呤饮食，这样一来发生痛风的危险性就更大了，因此在解除痛风病痛的同时，有必要消除肥胖因素。肥胖可以说是通向痛风的"捷径"。过度的肥胖是相扑选手易患痛风的原因之一。相扑选手都是体形大又肥胖的人，当然身体表面积也随之增加了，据研究，尿酸值是和身体表面积成正比例的。

1. 减肥的窍门

（1）少吃糖。提到减肥，人们就会想到只要少吃点就可以了，其实为了维持生命、保持体力，对那些人体所必需的营养每天还是要吸收的。要实现上述目的，首先要把规定量的食品每天分3顿吃。初始阶段应从一天8400千焦开始。减肥之前一直吃得很多的人，这个能量也足以让他们减肥。如果一开始就减少太多，身体会支持不了多久。减肥的窍门在于减少糖分的吸收，而主食如米饭、面包、面等不必过分控制。不吃主食，会让人没有饱腹感，进而使人在不知不觉的情况下吃起零食，最后还可能导致能量过剩。这样反而会适得其反，达不到预期的效果。

（2）选择泡发食品，增加饱腹感。如果把牛奶换成脱脂牛奶、把乳酪换成松软白干酪，那么即使是同样的能量，却因增加食品的量，而使自己产生了一种吃饱的感觉。海藻、黑木耳等，几乎不含有能量，如果作为饮食的一部分，肯定会增加饱腹感。且海藻或黑木耳含

有丰富的维生素和矿物质，能促进肠的蠕动，防止便秘。所以上述食品应被包含在日常菜单中。烹调时不要使用过多的盐和油，以免味道过重。这样的菜肴能增加食欲，往往会使你在不知不觉中就吃得过多，而且味道重的菜式会使血压升高，对痛风患者来说是有害的。这的确为难了那些喜欢吃味重菜式的人，但所谓喜欢吃的味道也只是习惯而已。只要自己注意，如腌菜里不加酱油、不喝面汤等，经过一个长期的过程，就能养成一个好习惯，这样才能取得较好的治疗效果。

2. 如何通过改变生活方式来减肥

肥胖与痛风密切相关，通过改变生活方式来减肥非常重要，肥胖症患者应在生活中注意以下几个方面：

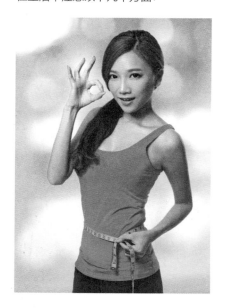

（1）一日三餐定时定量，其他时间一律不进食。改掉吃零食的坏习惯，特别是在看电影、电视、书报或者与朋友聊天时，不要吃瓜子、花生、糖果之类的零食。

（2）严格控制饮食，降低能量摄入量。主要是控制每日主食的摄入量，也就是控制饭量，使身体的消耗略大于吸收，这样就可使体重逐渐下降。减轻体重切忌急于求成，不要在短时间内大幅度地减少饭量或其他营养成分，一定要注意基本的营养补充与平衡。如果每日只吃100克主食，副食又全部是蔬菜、小菜之类，那么就会使体力明显下降。营养不足，抵抗力也会随之下降。体重虽然减轻了，却使健康状况恶化，结果得不偿失。为了保证一定的营养供应而又不至于影响血尿酸，痛风患者每日可吃2个鸡蛋，喝1瓶牛奶，或者1个鸡蛋及2瓶牛奶，再配以适量的蔬菜及控

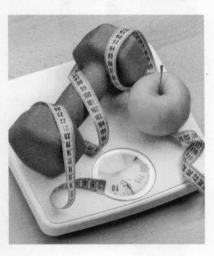

制主食量，就能达到既减轻体重又维持营养平衡的目的。

（3）烹调时忌高糖、高油、高盐，选择能量低的烹调方法或无油式烹调。

（4）减慢进食速度，饱腹感常在进食后20分钟左右出现，与摄入量的多少无明显关系，如在这段时间内快速摄入，则在饱腹感来临之前已摄入了过多食物。因此，减慢进食速度，仔细品味食物，常能避免过食。进餐时，细嚼慢咽，最好吃到八九分饱，吃饱后在室内外稍走动，不要立即上床睡觉。

（5）适当进行有规律的体育锻炼，以促进身体过多脂肪的消耗，上下班提前一两站下车，步行一段路，路程不太远的最好步行或骑车。如有上下楼的机会应尽量不乘电梯，步行上下。

（6）保持心情舒畅，保证睡眠时间和质量。

（7）进行自我监测，做饮食日记和生活日记，客观地自我分析日常生活习惯。主要从饮食、运动两方面详细记录每日无意的习惯性生活行为，从而发现潜伏其中的意想不到的导致肥胖的因素，每周制定改变坏习惯的努力目标，并自我评价目标的完成情况。

心理调养，缓解痛风

让痛风患者了解疾病的有关知识，消除患者的心理和精神负担、减轻患者焦虑、紧张的情绪，对于痛风病的康复与治疗有着十分重要的意义。面对病魔，有忧虑、恐惧、消沉情绪很正常，但是

要尽量多一些理性。良好的心态会使意志更加坚强、战胜病魔的信念更加坚定、寻求有效治疗的行动更为积极；乐观向上的生活态度，可以明显减轻疾病的痛苦，因此有必要把调整心态作为治疗痛风的第一要务。

1. 通过谈心了解患者心理活动的特点

详细地了解患者患病的原因，疾病的演变过程，患者在患病前后的心理状态，尤其是疾病发生以后思想情绪的急剧变化。进一步了解患者的生活习惯、兴趣爱好、性格特征、知识水平及对疾病的认识。还可以进一步了解患者对疾病的态度，是紧张、害怕、恐惧，还是乐观，有没有战胜疾病的坚强意志等。这样，才能够有的放矢地做好患者的思想工作，消除他的各种消极情绪，让患者做好治愈疾病心理上的准备。

2. 通过解释消除患者疑虑

向患者讲述有关痛风的医学基础知识，帮助他们消除疑虑，正确地认识病情，并帮助患者掌握正确的饮食、运动、服药方法，让他们养成良好的生活习惯。对于危重患者和急性期疼痛剧烈的患者，应做耐心的思想工作。

3. 创造良好的生活环境

精神心理的调养医务人员能起的作用有限，主要是发挥患者的主观能动性，当然家庭的关怀与帮助也必不可少。专家称痛风患者由于长期疼痛以及缺乏

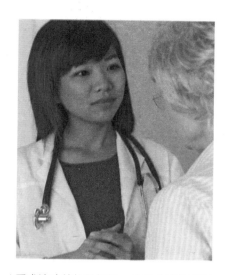

手术治疗的相关知识，往往会产生不同程度的焦虑、恐惧心理。那么根据患者的心理状态给予安慰、疏导是非常必要的。首先患者要对自己的疾病有一定的认知，不要由于不了解疾病就盲目的恐惧。患者应放松心情，消除紧张和焦虑，掌握一些痛风疾病的常识，这样对预防痛风复发有很大的帮助。平时患者可通过调身、调息、调心为理论核心的心理疗法来调节，其对患者的病情可以起到一定的缓解作用。因此患者应注意心理调节的重要性，让痛风患者了解疾病的有关知识，消除患者的心理和精神负担，减轻患者焦虑、紧张的情绪，对于痛风病的康复与治疗有着十分重要的意义。

（1）陶冶性情，培养乐观性格。人的性格各有不同，但是无论何种性格的人，都可以在生活中通过锻炼而逐渐养成乐观的性格。培养广泛的兴趣爱好，

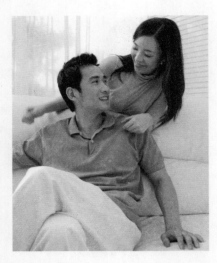

既能陶冶性格，又有益于身心健康。前人指出，读书吟诗、郊游览胜、琴棋书画等活动，能够怡情悦性；另外，种花、养鱼、垂钓、摄影、集邮等，也是不错的选择；音乐、文学、艺术也是愉悦人的良方。痛风患者可根据自己的情况，选择适合自己的活动，坚持下去，会使生活充实起来，乐在其中，可避免终日在疾病的阴影下生活。

（2）遇烦恼之事，善于自我解脱。在自己的烦恼通过退步思量还不能减轻的时候，就应当及时吐露，与人交谈，听取别人的意见，以消除心中的烦恼。与人交谈后，不一定能帮到你解决问题，但能使你的压力有一个宣泄的通道，以免不良情绪积压而造成严重的后果。创造一个平和的心境是精神健康的前提，对于保持乐观的情绪具有十分重要的意义，有利于疾病的治疗。

（3）正视疾病，坚定信念，树立战胜疾病的信心。信念来自于科学知识，乐观来自于对美好生活和理想的追求；树立战胜疾病的信心，其前提是建立对痛风的正确认识，相信痛风是可以治疗和控制的。

（4）寻找快乐，笑口常开。俗话说："笑一笑，十年少；愁一愁，白了头。"欢乐就是健康。从心理学的角度看，快乐与爱好、愤怒、悲哀、恐惧等情绪体验一样，是人的最基本、最原始的情绪，快乐实际是人在需求得到满足时的情绪体验，它对生活持肯定态度。它使人轻松愉悦，有益于身心健康。保持快乐的情绪，是人的心理成熟的标志，我们要学会乐观处世，用快乐和欢笑去迎战一切挫折、苦难。

（5）家属的关心和鼓励。夫妻之间融洽、恩爱、体贴，为家庭和睦提供了良好环境，加之夫妻之间互相鼓励支持、体贴关怀和无微不至的照顾，给心灵上极大安慰，容易稳定情绪，对疾病康复的作用不可轻视。因为每天与患者接触最多的不是医生而是家属，生活不能自理的患者还需要家属的照顾，家属由衷的关心与鼓励对患者是很好的精神支柱，俗话说：良言一句三冬暖。家属的关心与鼓励主要体现在语言方面，对患者也可起到心理暗示的作用，有利于病情的好转。家属的关心与鼓励还有助于患者树立战胜疾病的信心，不致产生自卑或绝望的情绪，而转为乐观向上的心态。愉快的情绪可充分发挥机体的潜在能力，更有助于患者战胜疾病。

日常生活中亦要关心体贴患者，痛风患者不能吃海鲜，家里就尽量不吃或少吃海鲜；痛风患者需要多喝水，家属可以定时倒好水提醒患者及时饮用；对于患者的坏脾气要尽量宽容、体谅。此外，营造一个清静舒适的生活环境，保持家居幽雅整洁、窗明几净，也有助于患者稳定情绪，促进心理康复。

七情适度，劳逸结合

《黄帝内经》将喜、怒、忧、思、悲、恐、惊七种情绪的过度反应列为重要的致病因素，从医学的角度首先提出了"悲伤心，怒伤肝，忧伤肺，思伤脾，恐伤肾"的观点，认为情绪对人体健康有不同的影响，而"调和情志"具有预防及治疗疾病的意义。

随着现代医学模式由生物医学模式逐渐向社会－心理－生物医学模式转变，人们越来越重视社会心理因素在疾病发生发展过程中的作用。世界卫生组织对健康的定义就包括人们身体、心理及社会的完好状态，也就是说心理健康已被认为是健康的必备条件。现代社会，面临激烈的社会变化，科技日新月异，知识信息大爆炸，竞争激烈，就业生活压力大，人们普遍承受的心理压力大大增加。心理问题也较为常见。要预防精神因素致病，就必须做到保持精神乐观，调和情绪变化，避免七情过激。尤其是痛风的发病已从单纯的生物医学模式发

展到现在"生物－心理－社会"医学模式。研究发现，痛风的发病不仅与饮食结构及遗传基因障碍等因素有关，还与社会环境及心理因素有着很大的关系。过度的忧思、悲愤、恐惧等不良精神刺激，可以使体内某些激素升高，从而诱发或加重痛风及其并发症，甚至出现痛风性关节炎发作等。

树立正确的人生态度，倾向于用肯定的愉悦的情感评价生活者，对生活的一面感受力很强，所以总是信心十足，乐观热情。坚强的人一般来说都豁达大度，能经受打击；性格外向者比较开朗，情绪不佳时易于自我解脱。患者要想笑容长驻，必须培养开朗、达观、宽厚的性格。痛风患者多听听合适的音乐，除了有心理治疗的作用外，还有良好的止

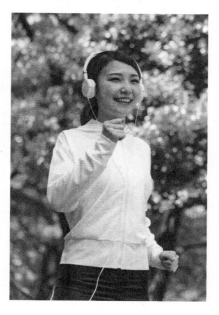

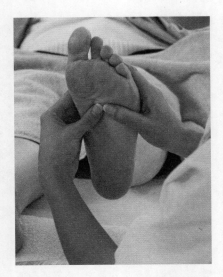

痛、镇静、安眠作用，并能使机体的功能更加协调，有利于防止疾病，促进患者心理及生理两方面的康复。

痛风患者要注意足部护理

在痛风急性发作期，患者必须严格卧床休息，并适当抬高患肢，以有利于血液的回流，避免受累关节负重。直至疼痛缓解72小时后，开始适当轻微活动，促进新陈代谢和改善血液循环。护理时，可在有炎症关节处用浓度为50%的酒精湿敷，或给予紫外线照射，使局部体液化学成分改变，可以减轻疼痛以及疼痛带来的心理压力。需要注意的是，在这一时期，足部不宜进行冷敷或热敷，因为冷敷容易导致尿酸进一步沉积在皮下，而热敷可使病变部位水肿。

在痛风间歇期间，患者应该注意鞋子的选择，尽量穿柔软舒适的鞋子，避免足部磨损造成感染，冬天避免受凉，室温最好是保持在20~22℃，对年老体弱者尤其要做好保温工作。

痛风患者应节制性生活

痛风本身或者说高尿酸血症对男子性功能没有不良的影响，痛风患者有正常的性功能和生育能力。但是，当痛风关节炎已经发展到关节畸形的时候，多少会给性生活带来不便，比如膝关节肿痛时，采用男上位姿势性交就会有疼痛不适的感觉，一旦痛风患者有了泌尿系统痛风石，导致尿路堵塞，尿流不畅，很容易引起尿路感染，性生活正是这种感染的诱因之一。病情发展至肾功能不全时，对性功能的影响就会更加严重了。

对于有痛风史的男性，如果纵欲过度，痛风将会发作频繁，病情加重。因此，在重视药物治疗、控制饮食、控制饮酒的同时，痛风患者还应该适当节制性生活，中年男子一般以每周不超过1次为度。如果病情已发展至关节畸形、肿痛，应该采取女上男下位的性交姿势，以保护患者疼痛的关节，否则会造成关节损伤。并发尿路结石的患者，应该要注意性生活卫生，避免尿路感染，如果患者有明显的肾功能损害时，则不宜进行性生活。

痛风患者需坚决戒烟

吸烟的危害性是有目共睹的，而戒烟可保护心脏和血管的功能，消除高血压，防止患支气管炎、肺气肿、肠胃病，尤其是能减少肺癌的发生。戒烟不但能保护自己的身体健康，还能避免危害他人。吸烟对人的危害非常大，同理，对于痛风病患者也是如此。目前虽然没有直接的证据表明吸烟可使血中尿酸升高，或者引起痛风性关节炎的急性发作，但吸烟已被证实为心血管疾病的致痛因素之一。

痛风本身也是心血管疾病的危险因素，两种危险因素并存时，其威胁性大大增加。可见，即使吸烟不会使血尿酸增高，痛风患者也应当坚决戒烟。

痛风患者如何在家中进行自我养护

痛风是终身性疾病，住院的治疗时间也是有限的，绝大部分时间患者要像健康人一样参加工作、学习、社交和家庭生活，所以要强调患者的自我护理和家庭护理。

有些痛风患者之所以反复住院治疗，就是自我护理及自我管理做得不好，这不仅仅会给个人带来痛苦，也会加重家庭负担，所以痛风患者要清楚地认识到良好的自我护理是治疗的基础。痛风患者及其家属一定要掌握有关的痛风防治常识，要学会检验尿 pH，掌握饮食疗法，了解使用止痛药和降尿酸药的注意事项，从而在医生的指导下长期坚持自我护理和自我治疗，并鼓励其积极参加力所能及的体力活动。要协助患者坚持对血尿酸的监测，注意观察用药情况，

及时调整用药。要尽量使患者避免精神紧张及精神刺激，搞好个人卫生，保持皮肤清洁，预防感染。只要患者及其家属保持良好的护理，痛风就会得到很好的控制。

除了一些日常生活中的自我护理之外，在家中还需对饮食进行规划。养成多饮水的习惯，每天饮水量最好保证在2000 毫升以上。以白开水为主，可以适量喝茶，但不可过量饮浓茶。持之以恒地进行体育锻炼，但痛风发作时应停止锻炼。每天短距离的步行是不错的锻炼。戒烟、戒酒是所有人应该做的。

总之，痛风患者在家中应该进行自我养护。治疗与预防痛风的总原则：饮食的合理及节制；水分的充分摄入；生

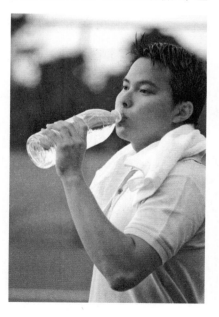

活的规律；体育锻炼的适当进行；药物的有效治疗；健康体检的定期执行。

节假日警惕痛风发作

痛风是一种"富贵病"，但并不是说，富贵之人必患痛风，因为在痛风的发病原因中，遗传缺陷起着很重要的作用。遗传是个基础，而营养过剩则是促发疾病的前提条件。二者结合，痛风发作是必然的结果。

在节假日期间，人们常常会摄入大量高能量、高嘌呤的食物，因此容易诱发痛风。节日期间的痛风病往往首发或复发于酒宴后，常在半夜1~2点突然发作，急剧严重，在脚的拇指和手的拇指关节，剧烈疼痛、红肿、发热，也可累及其他关节如踝关节，并可反复发作。有的人在关节、耳郭等处发生大小不一

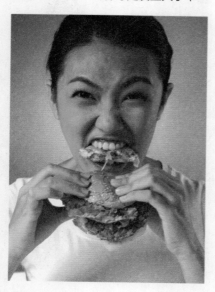

的结节，并可破溃流出白色粉粒；有的人尿中出现蛋白、红细胞、小砂石。

要谨防痛风的发生，首先一定要劳逸结合，适当参加体育活动，不要长时间静卧或是静坐；其次，饮食要均衡，不可暴饮和贪食，特别是对富含嘌呤的海鲜、动物内脏、啤酒、肉汤等，要控制食量；第三，进补一定要合理，对于那些含高核酸的保健品也不可多食，因为核酸的最后分解产物是尿酸；最后，注意多饮水，每日饮2000~3000毫升水，可增加尿酸的排泄，在多饮水的同时也可喝一些碳酸饮料，增加尿酸的排出。对于美酒佳肴应酬不断的中青年男性来说，一旦突发关节红肿热痛应警惕痛风的发生，应及时去医院检查尿酸，并请风湿科医师诊治，以免误诊误治。

出门在外时如何预防痛风急性发作

痛风患者在出差、旅游的时候，由于身体疲惫，关节局部受到撞击、挤压或摩擦，肢体在寒冷的天气中滞留过久等诸多因素的影响，容易引起急性关节炎发作，造成关节红、肿、剧痛，不能活动，持续数日，甚至更长时间，严重影响患者的身体健康。因此，痛风患者在出差或是旅游的时候应该谨防急性关节炎，主要做好以下几点。

1. 做好充足的准备

要确定自己的血尿酸已经控制在较为满意的水平，无急性并发症，可耐受

一定量的运动强度，方可外出旅行。出发前对旅行路线、乘车时间及其携带物品都要做好充分准备。带上足够的药品，特别是应付痛风性关节炎急性发作的止痛药物。还要选择舒适合脚的鞋子，以免足部受伤。遇到任何事情都要从容不迫，保持平和的心态，因为情绪波动同样会影响血尿酸。

2. 生活要有规律

应该尽量安排好作息时间，按时起床、睡眠，定时、定量进餐，不要为赶时间而放弃一餐，也不要暴饮暴食，切不可多饮酒，同时要喝足够的水。安排各种活动也要有节制，运动量较大的活动应该尽量减少。要保证充足的睡眠，以免过度疲劳，特别是长途行走。

3. 对症处理病变

旅途中由于紧张劳累，机体的调节功能有所减弱，若痛风病情加重，甚至导致痛风性关节炎急性发作，应及时服药或是到当地医院诊治，不可以掉以轻心。

痛风患者需要做的常规检查

痛风的确诊并不是单纯地依靠一些身体表面症状来断定，由于它经常会与其他疾病混淆，使治疗工作更加困难，所以有必要做一些特定的检查。这些检查化验将为确诊痛风病情提供科学、完整的依据。

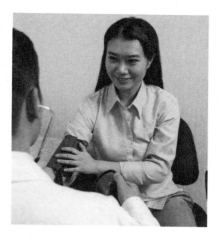

1. 血尿酸测定

血尿酸的测定是痛风患者的重要临床生化检查项目，其主要特点是血尿酸升高。血液中 98％ 的尿酸以钠盐形式存在，在体温 37℃、pH 值为 7.4 的生理条件下，尿酸盐溶解度约为 64 毫升/升，加之尿酸盐与血浆蛋白结合的溶解度约为 4 毫升/升，血液中尿酸盐饱和度约为 70 毫升/升。因此，血尿酸 ≥ 416 微摩尔/升（70 毫升/升）时，为高尿酸血症。由此可知血尿酸受多种因素影响，所以应反复测定。当血尿酸持续高浓度或急剧波动时，呈饱和状态的血尿酸结晶沉积在组织中，从而引起痛风的症状。此外，影响尿酸溶解度的因素，如雌激素水平下降、尿酸与血浆蛋白结合减少、局部温度和 pH 值降低等，也可促使尿酸盐析出。因此，高尿酸血症是痛风形成的最重要的生化基础。然而在血尿酸持续增高者中，仅有

10%左右的罹患痛风，大多为无症状性高尿酸血症；而少部分痛风患者在急性关节炎发作期，血尿酸可在正常范围内。这些都说明痛风发病原因较为复杂，也说明高尿酸血症和痛风应该加以区别。

注意事项：患者应在清晨空腹状态下抽血送检，检测前3天内避免进食高嘌呤饮食及饮酒；检验前需停用影响尿酸排泄的药物，如水杨酸类药阿司匹林、降血压药、利尿剂等，至少停药5天；检测前应避免剧烈运动，如奔跑、快速上下楼梯、负重，因为剧烈运动造成的缺氧可使血尿酸升高；血尿酸升高有时呈间歇性和波动性，所以，对血尿酸测定为正常的患者，不宜立即确定其没有患痛风性关节炎，应强调多次反复检测。

患者的直系亲属也需要进行血尿酸测定。这是因为痛风的发病与遗传因素有关。因此，所有痛风患者的子女及直系亲属（即有血缘关系的亲属），均应做常规血尿酸检查。即使所检测的血尿酸值在正常范围内，也应做定期复查，

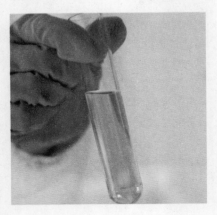

尤其是步入中年以后的男性，更应重视定期复查。如果发现血尿酸值超过正常，又排除了外界因素的干扰，且无任何临床症状的情况下，则应视为高尿酸血症，即痛风的前期阶段。这时应立即采取有效的防治措施，使血尿酸长期维持在正常范围之内，防止由高尿酸血症发展为痛风。所以，有痛风家族史的人，应当充分认识血尿酸检查的价值，定期进行血尿酸检查。

2. 尿尿酸测定

通过尿尿酸测定，可以初步判定高尿酸血症的类型，有助于选择降尿酸药物以及鉴别尿路结石的性质；在24小时内，尿尿酸排泄增多，有助于对由痛风性肾病与慢性肾小球肾炎所致的肾功能衰竭进行鉴别；尿酸盐结晶阻塞尿路引起急性肾功能衰竭时，24小时尿尿酸与肌酐的比值 > 1.0。但尿中尿酸含量的测定比较费时、烦琐，尿液的收集又时常不够精确，特别是老年男性伴有前列腺肥大及排尿不畅等情况时，收集的尿量不能反映真正的尿量而造成测定上的误差。此外，尿酸排出量还常受某些药物、饮水量及出汗等情况的影响。特别是痛风患者在有肾脏病变及肾功能减退的状态下，尿中尿酸排出量可明显降低。以上这些情况都可使尿尿酸测定的诊断价值下降。所以，单独依靠24小时尿尿酸测定来确诊痛风是不可靠的，必须同时测定血尿酸值才具有诊断意义。

注意事项：痛风患者进行尿尿酸测定，需要在低嘌呤饮食 5 天后，留取 24 小时尿液。但首先需明确患者有无必要做此项检查。患者如患有肾功能减退、尿路梗阻、大量肾盂积水、尿潴留、排尿不畅等，尿尿酸的测定均会受到影响，则无须做此项检查。

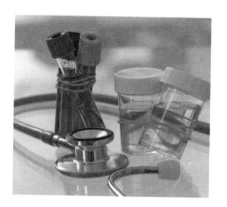

留取 24 小时尿液的方法：将第一天早晨 7 时（将膀胱排空，然后留尿，此时算作 24 小时的起点）直至第二天早晨 7 时的尿（应包括早晨起床时的第一次排尿，即晨尿）全部收集在 1 个容器内。用量杯计算总尿量有多少毫升，在预先准备好的化验单上填写 24 小时总尿量，再做尿 pH 值定性实验，并取 200 毫升左右的尿液送到化验室进行 24 小时尿尿酸定量检测。

留尿时的注意事项：留尿前 5 天，停用一切对尿酸排泄有影响的药物；留尿前 3 天，应避免高嘌呤饮食；留尿前 1 天及留尿当日，应避免剧烈运动、大量出汗；留尿当天，应适当饮水（尤其在夏季）。如有腹泻、呕吐应改期检测；尿液易腐败，故留尿的容器内要放适量防腐剂，尤其在夏季可在尿中加入适量甲苯，或把尿放入冰箱保存；留存的尿液尽量避免混入杂质；尿液应准确留取和称量，容器要完整、密闭，并及时送医院测定；假如患有发热、尿路感染或其他急性疾病，应改期检测。

3. 尿常规检查

急性和慢性痛风高尿酸血症患者、肾病及尿酸性结石的患者，尿常规检查常可发现蛋白、管型、红细胞；合并尿路感染的患者，可见大量白细胞和脓细胞。90% 的患者尿液呈酸性，尿比重降低；部分患者尿沉渣可发现尿酸结晶。即使临床无明显肾损害的高尿酸血症及痛风患者，也可有轻度或间歇性蛋白尿。痛风患者尿常规检查主要是观察尿酸碱度（pH 值），当尿液 pH 值小于 6.0 时，则说明患者的尿液呈酸性，不利于尿酸的排泄，需服用小苏打片等碱化尿液的药物，也可服用碱化尿液的中药。此外，还可多食用一些碱性食物及饮料。自我监测尿酸碱度时应注意某些影响因素，若饮食中含有较多的果糖、乳糖、半乳糖、维生素 C、对氨基水杨酸、异烟肼、磺胺类、四环素、阿托品、吗啡等，均可影响尿液的酸碱度。

4. 血常规检查

白细胞（WBC）计数及分类。痛风患者在关节炎急性发作期，尤其是伴有畏寒、发热，外周血白细胞计数升高，通常可升至（10~15）×10^9/L；个别可高达 20×10^9/L 或以上，中性粒细胞亦升高。但关节炎发作较轻的患者及间歇期患者的白细胞计数及分类是正常的。红细胞（RBC）及血红蛋白（Hb）大多正常，当出现痛风性肾脏病变，尤其是肾功能减退时，红细胞及血红蛋白可减少，有贫血症状出现。

5. 血沉测定

血沉即红细胞沉降率。痛风性关节炎发作较轻时及痛风间歇期，患者的红细胞沉降率大多正常，而痛风性肾病患者特别是出现肾功能减退的患者，血沉可增快，最高可达 60 毫米 / 小时。

6. 血脂测定

血脂异常在痛风及高尿酸血症患者中十分常见，主要是甘油三酯、胆固醇、低密度及极低密度脂蛋白、载脂蛋白 B 等升高，而高密度脂蛋白胆固醇降低。其中，以高甘油三酯血症最为常见。以上这些血脂异常改变，在伴有肥胖、高

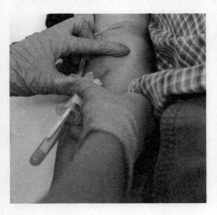

血压病、糖耐量降低或糖尿病，以及嗜烟酒的痛风患者和高尿酸血症患者身上发生率更高。即使体重正常或偏低，血压及葡萄糖耐量试验正常，无烟酒嗜好的高尿酸血症患者及有痛风家族史的患者，血脂异常也有可能比一般人群高，这进一步说明了痛风的遗传缺陷可引起血尿酸及脂代谢异常。

7. 肝功能检查

痛风并发高尿酸血症患者的肝肿大及肝功能异常的发生率较高，可超过 50％，肝功能异常发生率可高达70％。以丙氨酸氨基转移酶及天门冬氨酸氨基转移酶升高最常见，乳酸脱氢酶（LDH）及抗痛风药物，如秋水仙碱、别嘌呤醇、痛风利仙造成的肝损害等。

8. 肾功能检查

单纯性高尿酸血症及无肾脏损害的痛风患者，肾功能检查无异常；部分痛风患者在发作期可出现一次性蛋白尿及尿素氮、肌酐暂时性升高，发作缓解后则可恢复正常。痛风及高尿酸血症早期，肾髓质损害要早于肾皮质，故肾小管功能检查异常先于肾小球滤过率下降，而浓缩稀释功能下降可为尿酸性肾病的最早信号；继之可出现肾小球滤过率及内生肌酐清除率轻度下降，尿白蛋白及 β_2 微球蛋白测定可能有轻度升高。随着病程延长及病情进展，肾功能可逐渐减退而出现尿素氮、肌酐明显升高，最后可导致尿毒症。

9. 关节腔滑囊穿刺检查

通过对痛风患者关节腔穿刺术抽取滑囊液，在偏振光显微镜下，可发现白细胞中或滑囊液中有双折光的针状尿酸盐结晶。关节炎急性发作期通过此项检查，检出率达 90% 以上。一般来说，白细胞计数在（1~7）$\times 10^9$/L，可达 50×10^9/L，主要为分叶核粒细胞。绝大多数处于间歇期的痛风患者进行关节腔滑囊液检查，可以见到尿酸盐结晶。因此，本项检查与穿刺、活检痛风石内容物，都具有确诊意义，应视为痛风诊断的"金标准"。在关节炎发作期间，如果证实有关节腔或关节滑囊积液，可进行穿刺术，对抽出的液体进行化验检查，作为鉴别和诊断痛风的直接证据。主要检查内容包括积液外观检查、积液尿酸检测、积液尿酸盐结晶检查。

10. 痛风石组织检查

对痛风患者表皮下痛风结节进行穿刺和活检痛风石内容物，通过偏振光显微镜也可以发现其中有大量的尿酸盐结晶，其形态呈针状，与滑膜囊液检查相同。也可通过紫尿酸氨试验、尿酶分解以及紫外线分光光度计测定等方法，分析活检组织中的化学成分。本项检查与关节腔液穿刺检查对痛风诊断具有确诊意义。

11. X 光检查

痛风性关节炎 X 线摄片检查，随临床表现而异。急性关节炎期 X 线片可见

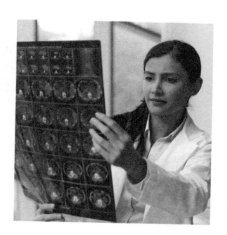

关节周围软组织肿胀；慢性关节炎期可见关节间隙狭窄，关节面不规则，痛风石沉积，典型者骨质呈虫噬样或穿凿样缺损，边缘呈尖锐的增生、硬化，常可见骨皮质翘样突出，严重者出现脱位、骨折。

12. 其他检查项目

由于痛风患者常同时并发有其他代谢紊乱性疾病，如糖尿病、高脂血症以及高血压病、冠心病、动脉硬化等，所以对每个痛风患者，有必要做下列实验室检查。

（1）肾脏 B 超检查：可以了解有无肾结石及痛风肾的病变。

（2）心、脑血管功能检查：可做心电图、超声心动图、心功能测定、脑血流图等常规检查，必要时可以进行头颅 CT 或冠状动脉造影术，以确定有无冠心病、脑动脉硬化等病变。此外，眼底检查可发现有无眼底视网膜动脉硬

化，也可以作为发现动脉硬化的简便方法之一。

（3）病变关节的放射影像检查：对有痛风性关节炎反复发作的患者，应做病变关节 X 线摄片，以了解关节病变的程度，并为痛风的诊断提供证据。另外，利用双能 X 线骨密度测量仪，可早期发现受累关节的骨密度改变，并可作为痛风性关节炎诊断与病情观察的评价指标。CT 和磁共振成像检查两项联合进行，可对多数关节内痛风石做出准确诊断。沉积在关节内的痛风石，根据其钙化程度的不同，在 CT 扫描中表现为灰度不等的斑点状影像；磁共振成像检查中，痛风石的 T1 和 T2 加权影像中，均呈从低到中等密度的块状阴影，静脉注射钆可增强痛风石的阴影密度。

（4）泌尿系统 X 线造影检查：可早期发现肾、输尿管及膀胱等泌尿系统结石，并可观察双肾功能状态及肾盂、输尿管外形，以确定有无肾盂积水等。由于多数痛风患者仅做腹部 X 线平片检查就能发现结石，因此表明该痛风结石除含有尿酸盐外，还混有磷酸钙或草酸钙石等，此种结石称为混合性结石。

痛风患者用药的种类及使用方法

治疗痛风的药物有哪些种类，什么样的药物种类适合什么症状的患者服用，它们的使用方法是怎样的呢？

想知道答案吗？这些问题你在医生那里可能并没有得到完整的解答，那么

在以下的内容中，你将会更加详细地了解到痛风药物的使用方法。

类型一：用于痛风发作的药

1. 秋水仙碱。秋水仙碱，在很久以前就被人们视为治疗痛风发作的特效药。秋水仙碱的主要成分是番红花和球根处提取的生物药碱。秋水仙碱的疗效较为显著，通常于治疗后 12 小时内症状开始缓解，36~48 小时内完全消失。秋水仙碱的用法及剂量为每次 0.5 克，每日口服 3 次。获得疗效或者出现腹泻或呕吐症状时可停止用药。对一次发作给予的剂量在 48 小时内不可超过 7 毫克。若消化道对秋水仙碱不能耐受，也可经静脉注射给药，用 0.9% 氯化钠溶液，将秋水仙碱 1 毫克稀释到 20 毫升，缓慢注射（用时 2~5 分钟），24 小时内用量不得超过 2 毫克。所以，当患者自己感到痛风将要发作的时候，只需要服用一粒药片，就可以防患于未然了。但是，不要忘了，服用过量会引起呕吐或腹泻等，甚至会有抑制骨髓的副作用，所以秋水仙碱一定要适量服用，且不能长期服用。秋水仙碱引起的腹泻可造成严重的电解质紊乱，对老年人可导致严重后果，应慎重使用。

可以说，秋水仙碱最好的使用方法是准确地捕捉痛风发作的预感，并在最佳的时间服用。一般而言，对那些经历过两三次痛风发作的患者来说，捕捉这种预感并不是一件难事。所谓预感，指的是以下一些症状：

（1）痛风发作的部位总觉得好像肿起来了，或者感觉到像针扎一样的疼痛。

（2）全身有一种异样的感觉。

（3）身体微微发热。

此外，根据每个人的具体情况其预感也有所不同，总之，这种感觉会持续几小时，随后病症便会在自己预感的那个部位发作。如果你有这种预感，那么就请服一粒秋水仙碱（0.5毫克），通常都能起到较好的疗效。

有下列情况的痛风患者不宜使用秋水仙碱：

严重的胃肠疾病，如胃及十二指肠溃疡活动期、慢性胃炎发作期、慢性肠炎发作期及各类急性肝病。

（1）慢性胃肠炎、食管炎者。

（2）慢性或急性肝病尤其是伴有肝功能异常者。

（3）患肾脏病，尤其是肾功能减退者。

（4）白细胞降低、血小板减少或贫血明显者。

（5）孕妇和哺乳期妇女。

（6）有过敏性体质的痛风患者。

使用秋水仙碱的患者，还要注意以下几点：

（1）秋水仙碱为痛风性关节炎急性发作时的特效药，在急性发作的早期应用疗效最好，治疗无效常与延误治疗时间有关。没有长期用药的必要，一段时间无发作症状后，即可停药。

（2）治疗过程中要定期复查血常规，以防白细胞和血小板减少，另外还要定期检查肝肾功能，以防止受到损害。

（3）本品毒性大，必须在医生指导和密切观察下使用。如出现毒性作用时，应立即停药。

（4）秋水仙碱可使中枢神经系统抑制药增效，抑交感神经药的反应加强。乙醇、儿茶酚胺、化疗制剂、利尿剂、左旋多巴、乙胺丁醇可升高血尿酸，不宜与本品同用。

2.非甾体类抗炎药。非甾体类抗炎药对已确诊为痛风急性发作的患者很有效。通常要与食物一起服用，连续服2~5天。但非甾体类抗炎药可以引起许多并发症，包括胃肠道不适、高钾血症（出现在那些依赖前列腺素E2维持肾血流量的患者身上）和体液潴留。服用非甾体类抗炎药特别危险的患者包括老年人、脱水者，尤其是有肾脏疾病史的

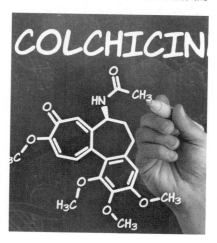

患者，所以，在服用时一定要听从医生的嘱咐，谨慎服用。

下面介绍的药物也是针对痛风发作的时候服用的，只不过它们不是预防性的药物，而是痛风发作最厉害的时候才能服用的药物。所谓非甾体类抗炎药包括双氯酚酸钠（戴芬、扶他林、英太青）、芬必得、瑞力芬、西乐葆、萘普生等，效果都不错，只是有时候胃肠会出现一些不适的症状。

（1）吲哚美辛：开始剂量为50毫克，每6小时1次，症状减轻后逐渐减至25毫克，2~3次/天。此药可有胃肠道刺激、水钠潴留、头晕、皮疹等副作用，有活动性消化性溃疡症者禁用。

（2）布洛芬：常用剂量为0.2~0.4克，2~3次/天，通常2~3天内可控制症状，该药不良反应较小，偶可引起胃肠道反应及肝转氨酶升高，应加以注意。

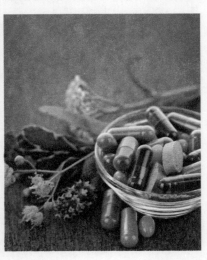

（3）保泰松或羟布宗：初始剂量为0.2~0.4克，以后每4~6小时服用0.1克。症状好转后减为0.1克，3次/天。该药可引起胃炎及水钠潴留，偶有白细胞及血小板减少。有活动性溃疡病及心功能不全者忌用。

（4）吡罗昔康：作用时间长，20毫克/天，一次顿服。偶有胃肠道反应。长期用药应注意周围血白细胞数和肝、肾功能。

（5）萘普生：抗炎镇痛作用较强，而胃肠道反应较轻，口服0.25克，2~3次/天。值得注意的是，第一种药类，如秋水仙碱或非甾体类抗炎药，虽然可以使疼痛消失，但却没有降低高尿酸值的作用，而实际上降低高尿酸值才是治病的根本。因此，在痛风发作停止以后，必须服用后面介绍的尿酸调整剂，而且这个治疗要坚持不懈，贯穿在整个治疗过程中。

3. 肾上腺皮质激素类。严重急性痛风发作并伴有较重全身症状，使用秋水仙碱或非甾体类抗炎药无效时，或不能忍受药物或有禁忌证时，可采取合用本类药物。

4. 糖皮质激素。该药对急性关节炎的发作具有迅速地缓解作用，但停药后容易复发，且长期服用易致糖尿病、高血压等并发症，故不宜长期应用。仅对用秋水仙碱、非甾体类抗炎药治疗无效，不能耐受或有禁忌证者，可考虑短期使用。一般用泼尼松（强的松）片10毫克，

3 次 / 天。症状缓解后逐渐减量，以免复发。

类型二：抑制尿酸生成的药

别嘌呤醇通过竞争性抑制黄嘌呤氧化酶，使黄嘌呤不能氧化成黄嘌呤，黄嘌呤不能转化为尿酸。人体肾脏对次黄嘌呤和黄嘌呤的清除率比尿酸高，且次黄嘌呤极易溶解，故对肾脏不至于造成损害。吸收后经肝代谢生成易溶于水的异黄嘌呤，经尿酸排出。本药半衰期为 1~3 小时，服药后 1~2 天，血清尿酸开始下降，7~14 天达到高峰，通常经 3~6 个月，血清尿酸降至正常。

本药适合对象如下：

（1）采用低嘌呤饮食治疗后，24 小时尿酸排泄量仍大于 600 毫克者。

（2）对尿酸排泄药无效、过敏或不能忍受者。

（3）肾功能显著减退和有尿酸急性肾病或尿酸性尿路结石者。

（4）淋巴细胞增生性或粒细胞增生性疾病化疗或放疗开始前。

（5）严重砂石性痛风伴有大量尿酸累积、高尿酸血症。最初口服 50 毫克，每日 2~3 次，然后隔周增加 100 毫克。严重病例最大剂量为 1000 毫克 / 天。常用量为 300~600 毫克 / 天。维持量视血清尿酸水平而定，通常为 100~200 毫克，每日 2~3 次。若与尿酸排泄药合并应用，剂量酌增，因为尿酸排泄药可促使别嘌呤醇的活性代谢物排除增加。副作用发生率为 3% ~5%。本药常见不

良反应包括过敏性皮疹、荨麻疹、药物热、嗜酸性白细胞增多；骨髓抑制性白细胞减少、溶血性贫血；中毒性肝炎或一过性谷丙转氨酶升高；血管炎及眼损害；黄嘌呤结石。

类型三：促进尿酸排泄的药

秋水仙碱不能阻止痛风石对关节造成的破坏。然而，无论是用促进尿酸排泄药物来增加尿酸排泄，还是用别嘌呤醇阻止尿酸合成，均可使血清内尿酸盐浓度下降到正常范围并长期维持下去，从而防止关节损伤的情况发生。在出现严重痛风石时，可以每天并用这两类药物，可使多数痛风石溶解。总之，凡是具有痛风石，血清尿酸盐浓度长期大于 535 微摩尔 / 升，或者血清尿酸浓度虽然轻度升高，但有持续的关节症状或肾功能受损者，都是降低血清尿酸盐治疗的指征。

在静止期定期检查血清尿酸盐浓度有助于评价药效。根据能否有效降低血清尿酸盐浓度，来调节药物的种类与剂量。痛风石一般需要数月乃至数年才能溶解，所以应该维持血清尿酸水平小于 300 微摩尔 / 升。

尿酸排泄剂一类药物具有下述三种作用：

抑制肾小管对尿酸的重吸收；增加肾小管对尿酸的分泌；增加肾小球对尿酸的滤过率。其中主要是抑制尿酸的重吸收，增加其排泄。

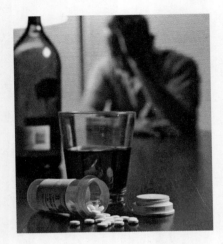

生物，故有微弱的消炎镇痛作用。对尿酸的排泄作用明显强于丙磺舒，日服300~400毫克，作用相当于丙磺舒的1.0~1.5克。胃肠吸收良好，服药1次，作用可持续10小时。本药尚有抑制血小板凝聚和延长血小板存活时间的作用。故对伴有血液流变学改变者，尤为适合。

用法：开始口服50毫克，每日2次。其后每周100毫克，直到血清尿酸值降至正常水平。但大剂量不得超过每日800毫克。本药的不良反应、使用禁忌与保泰松相同，个别患者用药期间可引起肾功能衰竭。

（3）苯溴马隆（苯溴香豆酮）。本药为苯骈呋喃的衍生物。口服易吸收，服后3小时内血清尿酸值开始下降，4~5小时后尿酸清除率达到高峰，24小时后血清尿酸值降低66.5%，作用持续48小时。对于不宜应用丙磺舒者尤为适用。

用法：每日早晨口服40~80毫克（微晶型片）。

主要不良反应：胃肠功能紊乱、肾绞痛、痛风急性发作、皮疹等，偶见骨髓抑制。肾小球滤过率低于20毫克/分者应用无效。

为了防止尿路尿酸结石的形成，服药过程中，应尽量碱化尿液，维持晨尿pH值为6.2~6.5，并保持尿量充沛。

目前促进尿酸排泄的常用药剂有以下三种：

（1）丙磺舒。1950年首先发现的排尿酸药。胃肠吸收完全，血清半衰期6~12小时，24小时内79%从循环中消失，但其代谢物仍有排尿酸的作用。故其治疗作用于服药后数日才能发挥。日服0.5克可使尿中尿酸排泄增加24%~45%；若日服2克，增加60%。一般初服0.25克，每天2次。其后每周增加0.5克，直至血清尿酸值降至正常水平，但最大剂量每日不得超过3克。

主要不良反应：胃肠反应、发热、皮疹等，偶见溶血性贫血。本药属磺胺类，故对磺胺类药物过敏者忌用。

（2）磺吡酮。本药为保泰松的衍

类型四：具有双重药理作用的药

有些尿酸促排药是兼有其他药理作用的，临床应用时要引起注意。

（1）兼有降脂作用的尿酸促排药。降脂酰胺化学结构与祛脂乙酯相仿，均为苯氧乙酸衍生物。口服后迅速水解为游离酸型与血浆蛋白广泛结合，约50%经尿液排出。血浆半衰期为4.3小时，明显长于祛脂乙酯。尿液中分泌的活性成分，可为丙磺舒和对氨马尿酸（PAH）抑制。当尿液呈酸性时，它不受甘露醇利尿作用的影响，而呈碱性时，则分泌增多，并且在加用利尿剂后进一步增强。降脂酰胺的降脂机制是抑制肝脏合成脂质，对于甘油三酯的作用强于降低胆固醇，能平均减低甘油三酯45%~50%。排尿酸作用部分是由于抑制肾小管对于尿酸的重吸收，效力与丙磺舒相仿，口服0.25克，每日3次，可降低血清尿酸和增加尿酸的排出。此外，尚有抑制血小板凝聚和降低血糖的作用。由于痛风患者常合并Ⅳ型高脂蛋白血症，高血糖和血小板凝聚增加，故为痛风治疗的一种有价值的药物。不良反应主要为胃部不适和皮疹。

（2）兼有降糖作用的尿酸促排药。醋磺己脲系磺脲类口服降糖药，偶尔具有降糖作用，同时兼有显著尿酸促排作用。其降糖作用机制与其他磺脲类降糖药相同，主要刺激胰岛B细胞释放胰岛素，并继发地使肝糖原释放减少和阻滞肝胰岛素酶作用。尿酸促进机制则主要由于其侧链的球已基本抑制肾小管对尿酸的重吸收。与大多数磺脲类降糖类药不同，本药易于分解为羟环己脲，生物半衰期约为1.3小时；但羟环己脲可以使降糖作用增强2.5倍，延长作用

12~24小时；尿酸促排作用持续8~10小时。每日剂量500~1500毫克，可分2次服下。对肾功能不全者，双重药理作用分离，即只有降糖作用，而无尿酸促排作用。

（3）兼有降压作用的尿酸促排药。替尼酸（特利酸）和茚基氧乙酸为利尿酸衍生物。但其药理作用则和利尿酸显著不同。前二者均有排尿酸和降压作用，后者则在利尿同时产生高血清尿酸，故不宜用于痛风患者。

尿酸促排机制：抑制近曲肾小管对尿酸重吸收；降低机制则与噻嗪类利尿剂相同，即阻止远曲小管前段对钠和水的重吸收，从而减少血容量，降低心排量和外周动脉阻力。

由于痛风类药物具有一定的毒性，并且常与其他治疗并发症的药物合用，因而就容易发生一些不正常的药物反应，这需要引起重视。

痛风并发症患者用药的种类及使用方法

痛风的发病受许多因素的影响，其中药物对痛风的影响作用更是不可小视，以下介绍几种需要引起警惕的药品。近年来，痛风患者越来越多。专家表示，导致痛风发生的原因有多种，有很多是与某些药物的使用密切相关的。因此，久用这些药物，需定期化验血尿酸的浓度，以便及时调整药物的使用，预防痛风的发生。

1. 降压药类

痛风和高血压病都属代谢综合征范畴。两病并发的概率很高，据报道，10%~20%的高血压病患者伴发高尿酸血症或伴发痛风，痛风伴有高血压病者占30%以上。高血压病和痛风不但病情变化互相影响，如治疗不当，其所用药物也会相互加重病情。哪些降压药可加重痛风呢？

据资料显示，人们将降血压药分为钙离子阻滞剂、β-受体阻滞剂、血管紧张素转换酶抑制剂、利尿降压剂、血管扩张剂和α-受体阻滞剂等6类。其中4类降压药可影响痛风。

（1）钙离子阻滞剂和β-受体阻滞剂。这两类降压药都能通过阻碍肾脏排泄血尿酸，升高血尿酸浓度，诱发或加重痛风。据观察，这两类不同品种的药物对血尿酸的影响有很大差异。如前类药中的心痛定（硝苯地平）和后类药中的心得安（普萘洛尔），长期服用，升高血尿酸较显著；而前类药中的络活喜（氨氯地平）和后类中的倍他乐克（美托洛尔）对尿酸影响极轻微。

（2）利尿降压剂。几乎所有排钾利尿药都有阻止尿酸排泄的作用，例如，呋塞米和氢氯噻嗪等利尿剂，以及含有利尿剂的降压药，这类药物会降低肾脏排泄尿酸的能力，引起尿酸的升高，从而引起或诱发痛风。目前不少复方降压药（复方降压片、降压0号、寿比山）中都含噻嗪类利尿剂，因为这些降压药

相对廉价，降压效果好，所以，很多高血压病患者都服用这些药。

据报告，200例住院的高尿酸血症患者，其中20%是由利尿药所致，而且绝大部分与使用噻嗪类利尿药有关。这类利尿药不但阻碍尿酸排泄，还影响嘌呤、糖、脂质代谢，所以高血压病伴发痛风、糖尿病、脂质紊乱症等病的患者，尽量不要长期服用含排钾利尿的药物。保钾利尿的药物有螺内酯、氨苯喋啶、特利酸、茚基氧乙酸等，它们均有降压、降尿酸的双重作用。另外，乙酰唑胺有碱化尿液、增加尿酸排出、降低血尿酸的作用。

（3）血管紧张素转换酶抑制剂。目前这类降压药对尿酸的影响，人们有两种完全不同的意见，有的人认为此类药能扩张肾血管，增加肾脏血流量，可以促进尿酸排出，有降低血尿酸的作用；也有人认为，这类药只扩张肾脏血管的某一部分，而不是血管的全部，肾脏的血流量不是增加而是减少，使尿酸排出量下降，引起血尿酸增高。研究者发现，使用这类药的高血压病患者血尿酸水平明显升高，更换降压药后血尿酸恢复正常水平。

总之，高血压病患者尤其是伴高尿酸血症和痛风的患者，应尽量选择这几类药物中对血尿酸无负面影响或影响小的降压药，即使用同一种降压药，对血尿酸的影响也有个体差异。所以，患者在长期用这些降压药的过程中，要经常

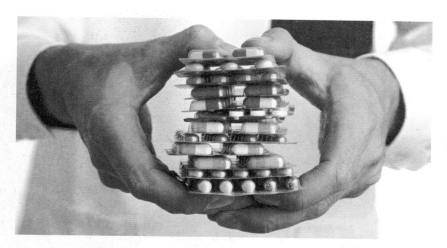

检测血尿酸的浓度，如服用某种降压药后血尿酸水平不断升高，应换药或增加降尿酸药的用量，使血尿酸保持在正常水平，以防引发痛风。

2. 降糖药类

痛风是代谢综合征的主要疾病之一，所以糖尿病与痛风往往是同步的，但许多降糖药物却可能诱发或加重痛风，所以，在用药时难免要"投鼠忌器"。磺脲类降糖药是最常用的一类药，其中格列苯脲、格列美脲、格列齐特等长期服用都能影响肾脏功能，减少尿酸的排出，使血尿酸升高，发生痛风。这类药中的格列喹酮对尿酸影响不大，痛风伴糖尿病患者可选用。经研究发现，磺脲类中的乙酰磺环己脲有降糖、降尿酸的双重作用，降尿酸作用可持续 8~10 小时。双胍类降糖药的不良作用之一是服药后使体内乳酸积聚，乳酸能抑制肾脏近曲小管的尿酸分泌，使尿酸排出下降，

血尿酸升高。胰岛素是治疗 2 型糖尿病的良药，但是该药在参与体内代谢过程中，会促进嘌呤合成尿酸增加，从而使血尿酸增高。

3. 抗结核药类

结核患者久用吡嗪酰胺和乙胺丁醇而不合用利福平时，多数患者会出现血尿酸升高，也常常诱发痛风。吡嗪酰胺和乙胺丁醇都会抑制尿酸的排出而升高血尿酸，但利福平对吡嗪酰胺引起的关节痛有较好的疗效，可能与利福平抑制尿酸的吸收、加速尿酸的排泄有关。

4. 免疫抑制剂

其典型的药物是环孢素。一些风湿免疫科的患者，以及接受器官移植且服用环孢素的患者也是痛风的高危人群，尤其肾功能不全的换心或换肾的患者更不容易控制尿酸，这是因为环孢素会减少尿酸的排出。

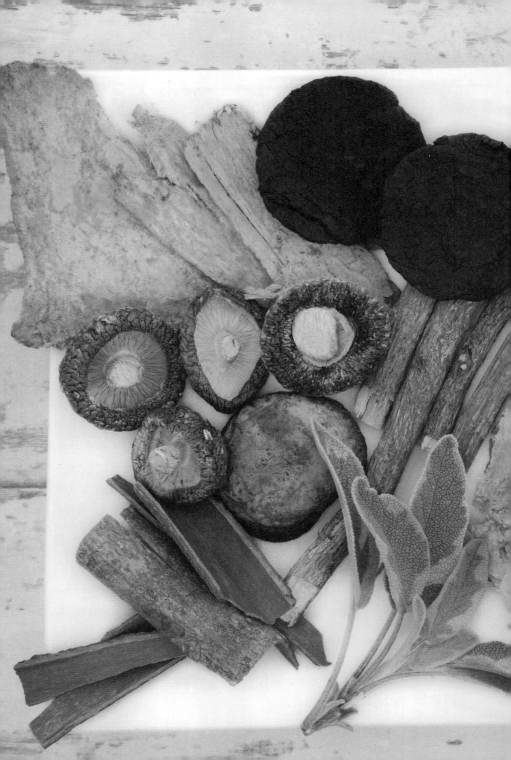

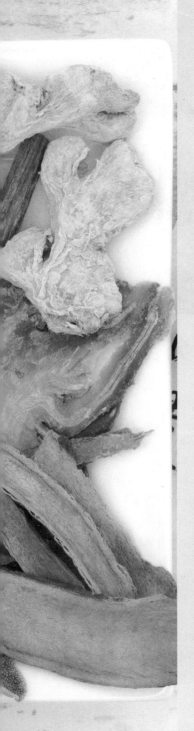

第二章

中医教你防治痛风

中医对痛风的认识最早见于《灵枢·贼风》，痛风的病位初期表现在肌肤、关节之经脉，继而侵蚀筋骨，内损脏腑。病的性质为本虚标实，以脾肾亏虚、脾运失调、脏腑蕴热为本，在出现症状之前即有先天脾肾功能失调。以湿浊、毒邪、痰淤为标，病久不愈，损伤脾肾，致脾肾阳虚，浊阴毒邪内蕴，发为"关格"之变。本章首先介绍了中医对痛风的认识与分型论治的一些理论知识，同时还对一些中医治疗痛风的方法，如针灸、药浴、热疗、沙疗、磁疗等内容进行了介绍，让读者真正弄懂痛风的中医保健要点。

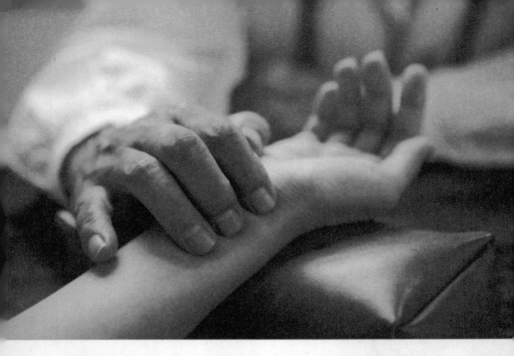

中医对痛风的认识与分型论治

　　历代中医所论及的痛风，不同于现代医学风湿病学中的痛风，仅与痛风性关节炎有相似之处。中医根据临床常见症状将痛风分为湿热蕴结、淤热内阻、痰浊凝滞和肝肾阴虚四种类型。

发病机制

　　中医对痛风的认识最早见于《灵枢·贼风》，而"痛风"一词则由朱丹溪首先提出。《灵枢》对痛风的病因、诱因做了初步探讨，认识到痛风患者可以不因外感风寒之邪或其他邪气而突然发病。《金匮要略》则对痛风的认识有了更大的进展，认为痛风的形成，主要在于先天禀赋不足，脾肾功能失调，复因饮食劳倦、七情所伤等酿生湿浊，痰浊流注关节、肌肉、骨骼，致气血运行不畅；气血失畅，淤血凝滞，痰淤交结而致关节肿大畸形。

　　痛风的病位初期表现在肌肤、关节之经脉，继而侵蚀筋骨，内损脏腑。病的性质为本虚标实，以脾肾亏虚，脾运失调，脏腑蕴热为本，在出现症状之前即有先天脾肾功能失调。以湿浊、毒邪、痰淤为标，病久不愈，损伤脾肾，致脾肾阳虚，浊阴毒邪内蕴，发为"关格"之变。

　　历代中医所论及的"痛风"不同于现代医学风湿病学中的痛风，仅与痛风性关节炎有相似之处。根据疾病发展不同时期的临床表现，现代医学所称的痛风可归属于中医的不同病名，如"痛痹""历节""脚气"等。摘录原文如下：

汉代张仲景的《金匮要略》中记载："寸口脉沉而弱，沉即主骨，弱即主筋；沉即为肾，弱即为肝。汗出入水中，如水伤心，历节黄汗出，故名历节。""盛人脉涩小，短气，自汗出，历节痛，不可屈伸，此皆饮酒汗出当风所致。"唐代王焘《外台秘要》中记载："大多是风寒暑湿之毒，因虚所致，将摄失理……昼静而夜发，发时彻骨绞痛。"元代朱丹溪《格致余论》就曾列痛风专篇，云："彼痛风者，大率因血受热已自沸腾，其后或涉冷水或立湿地……寒凉外搏，热血得寒，汗污凝涩，所以作痛，夜则痛甚，行于阴也。"明代张景岳《景岳全书·脚气》中认为，外是阴寒水湿，令湿邪袭人皮肉筋脉；内由平素肥甘过度，湿壅下焦；寒与湿邪相结郁而化热，停留肌肤……病变部位红肿潮热，久则骨蚀。清代林佩琴《类证治裁》："痛风，痛痹之一证也……初因风寒湿郁痹阴分，久则化热致痛，至夜更剧。"

中医对痛风病因与发病机制的认识有以下几个方面：

（1）素体阳盛，脏腑蕴毒：脏腑积热是形成毒邪攻入骨节的先决条件。积热日久，热郁为毒是发生本病的根本原因。

（2）湿热浊毒，留注关节：湿热浊毒，根于脾胃，留滞经脉，壅闭经络，流注关节，若正虚邪恋，湿毒不去，循经窜络，附于骨节，形成痰核，坚硬如石。所以，湿热浊毒是形成痛风石的主要原因。

（3）脾虚为本，湿浊为标：素体脾虚加之饮食不节，损伤脾胃，运化失调，酿生湿浊，外注皮肉关节，内留脏腑，发为本病。

（4）外邪侵袭：外邪留滞肌肉关节致气血不畅，经络不通，不通则痛，久则可致气血亏损，血热致淤；络道阻塞，引起关节肿大、畸形及僵硬。

痛风的临床表现比较复杂，很难用一个中医病名统括起来，应根据疾病不同发展阶段的主要矛盾来灵活掌握。多以急、慢性关节炎为主要临床表现。关节肿痛以足部为甚，常以足部第一跖趾关节突发肿痛为首发症状，即所谓"独足肿大""脚肿如脱"。此乃痛风与痰

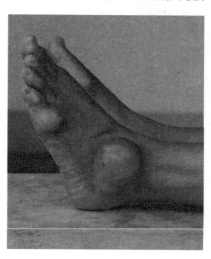

湿相关，而痰湿属于阴邪，有流注下趋之性。

另外，痛风尚有昼静夜发，发作时关节疼痛剧烈的特点，正所谓"其疾昼静而夜发，发则彻髓，酸痛乍竭"。急性期主要表现为急性痛风性关节炎，症见关节红肿热痛，应辨为湿热痹证；慢性期多属于寒湿痹证，若反复发作，可引起关节畸形。尿酸盐沉积于肾间质及肾小管，引起肾小管——间质病变，这是痛风肾病的特征。因此，在痹证基础上，又可根据主要表现归属于水肿、虚劳等范畴，严重的可发展为"关格"。

分型论治

中医根据临床常见症状，将痛风分为湿热蕴结、淤热内阻、痰浊凝滞和肝肾阴虚四种类型，然后分别辨证论治。

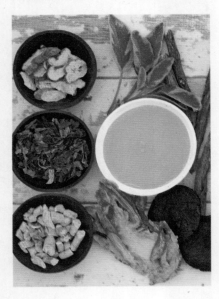

1. 湿热蕴结型

【病因病机】多因嗜食肥甘厚味，湿热蕴结，痹阻经络。

【临床表现】发热口渴、头重脚轻、心悸心烦、关节红肿、疼痛剧烈、局部灼热、便秘尿黄、舌质红、苔黄腻、脉滑数。

【治则】清热利湿、活络散结。

【方药】薏苡仁汤加减。薏苡仁30克、泽泻12克、滑石20克、白术20克、丹皮15克、栀子10克、黄柏10克、金银花12克、连翘12克、生地黄15克、防风12克、威灵仙20克、延胡索15克、忍冬藤15克、土茯苓30克、车前子15克。水煎服，每日1剂。

加减：病及上肢加桂枝12克、海风藤15克；病及下肢加独活12克、牛膝15克；恶寒发热加麻黄10克、桂枝6克；便秘加桃仁12克、大黄10克。

2. 淤热内阻型

【病因病机】多因病邪缠绕，淤热互结，阻滞经络。

【临床表现】关节痛如针刺刀割、固定不移，局部肿胀变形，屈伸不利，皮色暗紫，出现结节聚块，舌质紫暗或有淤斑，苔薄黄，脉弦涩或沉涩。

【治则】化淤散结、泻浊通络。

【方药】桃红四物汤加减。桃仁12克、红花12克、当归24克、川芎12克、丹皮10克、栀子10克、车前子12克、金银花15克、败酱草15克、乳香10克、没药10克、土茯苓30克、鸡血藤15

克、透骨草 15 克、穿山甲 10 克、乌梢蛇 20 克。水煎服，每日 1 剂。

　　加减：气虚者加黄芪 30 克、白术15 克；老年肾亏者加山萸肉 25 克、枸杞子 25 克、杜仲 15 克。

3. 痰浊凝滞型

　　【病因病机】多因久病伤气，脾虚失运，痰浊内阻。

　　【临床表现】关节肿胀、畸形、僵硬，活动受限，局部出现较大结节聚块，甚者溃烂，流出膏脂状物；颜面虚浮、头晕目眩、舌淡胖苔白腻、脉沉缓而滑。

　　【治则】健脾益气，祛痰化浊。

　　【方药】六君子汤加减。党参15克、黄芪 30 克、白术 20 克、青皮 12 克、半夏 10 克、薏苡仁 30 克、白芥子 10 克、菝葜 15 克、土茯苓 30 克、车前子 15 克、泽泻 10 克、山药 20 克。水煎服，每日1 剂。

　　加减：局部结节破溃加败酱草 30克、白芷 15 克、白及 20 克；腹鸣泄泻加五味子 10 克、吴茱萸 12 克、扁豆15 克。

4. 肝肾阴虚型

　　【病因病机】多因病程迁延，肝肾阴亏，虚火内扰。

　　【临床表现】关节肿胀，隐隐作痛，昼轻夜重，病久屡发，局部关节畸形、筋脉拘急、步履不便、肌肤干涩、面色晦暗、颧红口干、头晕耳鸣、腰膝酸软、盗汗遗精、舌边发红少苔、脉细数。

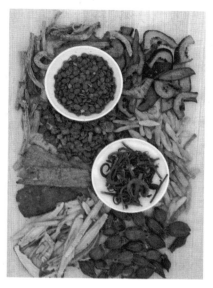

　　【治则】滋阴降火，益精填髓。

　　【方药】杞菊地黄汤加减。熟地黄30 克、山萸肉 20 克、淮山药 15 克、丹皮 12 克、白芍 15 克、泽泻 10 克、枸杞子 20 克、菊花 12 克、秦艽 15 克、金樱子 30 克、杜仲 15 克、续断 15 克、威灵仙 15 克、海风藤 15 克、菝葜 15 克、虎杖 30 克、土茯苓 30 克、车前子 15 克。水煎服，每日 1 剂。

　　加减：关节红肿甚者，加黄柏 12克、知母 12 克、地龙 10 克；腹鸣泄泻者，加扁豆 15 克、五味子 10 克、补骨脂 10 克。

分期治疗

　　中医学对每一时期痛风的诊治要点包括以下几个方面：

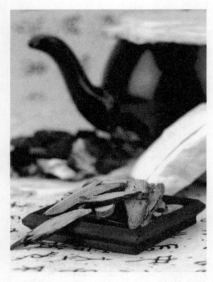

（1）注重利湿化浊。痛风因湿浊之邪为患，湿性重浊黏腻，久治难愈，各期证候无论寒热虚实均兼挟湿邪。因此，治疗应以化湿法贯穿于始终，时刻注意使用化湿之药物。

（2）提倡活血化淤。痛风各期患者均可表现血分症状。急性期宜凉血活血，慢性期宜化淤散结，肾病期则应行血祛淤。在各期施治时勿忘活血化淤的治疗原则，添加活血化淤之药，可以增加疗效。

（3）启用虫类中药。痛风易反复发作，久治难愈，久病则病邪入经阻络，痰淤凝结成滞；尤其是慢性期或肾病期结节形成，一般药物难以迅速见效，此时，如加入虫类药，如全蝎、蜈蚣、僵蚕、地龙、穿山甲、乌梢蛇等，可起到搜邪祛风、通经活络、破结软坚之功，提高痛风治疗效果。

中医根据痛风不同时期的临床表现，探索出一系列分期治疗的方法。

1. 无症状期

早期痛风，是痛风的无症状期。无症状期的早期痛风症状并非真是没有症状，大多数这个阶段的痛风患者所表现具有标志性的痛风病就是血尿酸偏高现象。而血尿酸高的反应并不会影响到患者的正常生活，因此才不会有明显症状反应。以下几个简易食疗方可有助于改善此现象。

（1）山慈姑蜜。

【原料】山慈姑3克、蜂蜜适量。

【做法】山慈姑煎汁，加适量蜂蜜调服。

【功效】山慈姑性寒，能清热散结、化痰解毒。山慈姑含有秋水仙碱等成分，适用于温热型的急性痛风发作期，但肾虚体弱者慎用。

（2）土茯苓粥。

【原料】土茯苓10~30克、薏苡仁50克、大米50克。

【做法】先用大米、薏苡仁煮粥，再加入土茯苓（碾粉）混合均匀，煮沸食用。

【功效】土茯苓性味甘、淡、平，可清热解毒、除湿通络。土茯苓可增加血尿酸的排泄，适用于痛风的防治。

（3）防风薏苡仁粥。

【原料】防风10克、薏苡仁10克。

【做法】防风和薏苡仁煮至米熟，每日1次，连服1周。

【功效】清热除痹，主治湿热痹阻型痛风。

（4）玉米粥。

【原料】玉米 30 克、大米 15 克、白糖适量。

【做法】先煮玉米至熟，再加入大米熬粥，加白糖调味。

【功效】清热利湿，可辅助治疗痹阻型痛风。

（5）玉米薏苡仁粥。

【原料】玉米 30~50 克、薏苡仁 50 克。

【做法】将两者加水熬成粥服用，每日 1 剂。

【功效】补益脾胃、利尿渗湿，有促进尿酸排出的作用。

（6）桃仁粥。

【原料】桃仁 15 克、大米 160 克。

【做法】先将桃仁捣烂如泥，加水研汁、去渣，再将其与大米同煮为稀粥，即可食用。

【功效】活血祛瘀、通络止痛，主治瘀血淤浊痹阻型痛风。

（7）香菜汁。

【原料】香菜 2 根、包菜或者生菜叶 1 片、胡萝卜 1 根、苹果 1 个、柠檬 1/6 个。

【做法】用包菜或生菜叶包住其他材料（最好是切片，再切成适当大小），再放进榨汁机就可以了。

【功效】清热利湿、降血压，还可帮助排便。

（8）鲜茅根饮。

【原料】鲜茅根（去芯）30 克、飞滑石 30 克。

【做法】鲜茅根洗净后，用刀背轻轻敲扁，去除硬芯；滑石用布包，两者一起放入保温杯中，以沸水冲泡 30 分钟，代茶饮。

【功效】鲜茅根，清热利尿、凉血止血；滑石，利水通淋。可用于痛风合并肾结石。

（9）南瓜黑米粥。

【原料】南瓜 200 克、黑米 150 克、红枣 60 克。

【做法】南瓜去皮洗净切片，黑米、红枣洗净，同入锅内，去皮煮至成粥，分次服用。

【功效】利尿渗湿、补益肝肾，对预防和治疗痛风有帮助。

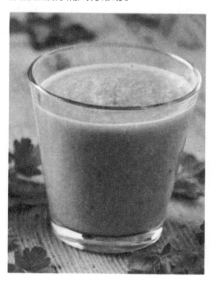

（10）鲜芹苹果汁。

【原料】鲜芹菜 200~250 克、苹果 150 克。

【做法】苹果切小块；将鲜芹菜放入沸水中烫 2 分钟，切碎，与苹果绞汁，每次 1 杯，每天 2 次。根据本品的制作要领，可以用来制作各种适合自己口味的独创蔬菜汁。

【功效】和胃止呕、降血压、平肝、镇静，可预防痛风发作。痛风患者不仅可以采用食疗方法，还能尝试使用中医中的药浴疗法、针灸疗法、物理疗法，从而缓解或改善痛风症状。

2. 急性期

【临床表现】痛风急性期多表现为关节红肿热痛、口干舌燥、面红目赤、

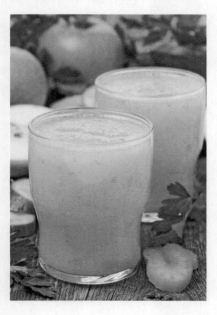

大便干结、排尿黄赤、舌红苔黄腻、脉滑数或弦数。

【治则】治宜清热解毒、利湿、通经活络、止痛。

【方药】四妙散合五味消毒饮加减。黄柏 12 克、黄芩 12 克、栀子 12 克、茵陈 15 克、苍术 10 克、薏苡仁 30 克、茯苓 20 克、蒲公英 12 克、紫花地丁 10 克、天葵 10 克、威灵仙 10 克、络石藤 15 克、赤芍 12 克、金银花 10 克。水煎服，每日 1 剂，并随症加减。

3. 间歇期

【临床表现】痛风间歇期多表现为关节疼痛停止、疲倦乏力、少气懒言、四肢困重、舌红苔白腻、脉沉细。

【治则】治宜益气活血、利湿通络。

【方药】四妙散合四君子汤加减。黄芪 20 克、党参 15 克、茯苓 15 克、薏苡仁 20 克、白术 12 克、防风 12 克、厚朴 12 克、陈皮 10 克、桑寄生 15 克、牛膝 12 克、当归 15 克、白芍 10 克。水煎服，每日 1 剂，随症加减。

4. 慢性期

【临床表现】痛风慢性期多表现为关节僵硬、畸形，疼痛时时发作，活动不利，皮下出现结节，疲倦乏力，舌淡红或有淤斑，脉细。

【治则】治宜活血化淤、补益肝肾。

【方药】四妙散合独活寄生汤加减。独活 12 克、桑寄生 15 克、秦艽 10 克、防风 10 克、细辛 3 克、当归 12 克、川

芎 12 克、丹皮 10 克、桃仁 12 克、红花 10 克、薏苡仁 30 克、全蝎 6 克、蜈蚣 6 克、乌梢蛇 20 克。水煎服，每日 1 剂，随症加减。

5. 肾病期

（1）肾病期实证。

【临床表现】以湿热淋证为多见，表现为尿频、尿急、腰痛、尿痛、血尿及排尿困难，尿中时有砂石排出。舌红苔黄腻，脉滑数为主证。

【治则】治宜利尿通淋、排石止痛。

【方药】三金排石汤加减。金钱草 15 克、海金沙 30 克、鸡内金 15 克、茵陈 15 克、滑石 15 克、菝葜 10 克、猪苓 12 克、茯苓 12 克、泽泻 10 克、白术 12 克。水煎服，每日 1 剂，随症加减。

（2）肾病期虚证（肝肾阴虚）。

【临床表现】肝肾阴虚以头晕耳鸣、腰膝酸软、低热口干、舌红少苔、脉细数为主证。

【治则】治宜滋补肝肾、养阴生津。

【方药】六味地黄汤加减。熟地黄 15 克、山萸肉 12 克、山药 15 克、泽泻 10 克、丹皮 10 克、茯苓 12 克、杜仲 15 克、桑寄生 15 克、狗脊 10 克、牛膝 12 克、续断 12 克。水煎服，每日 1 剂，随症加减。

（3）肾病期虚证（脾肾气虚）。

【临床表现】脾肾气虚以疲倦乏力、少气懒言、畏寒肢冷、食欲不振、舌淡苔薄脉细为主证。

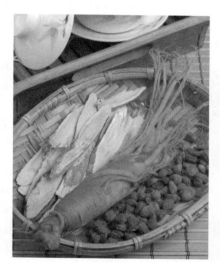

【治则】治宜补气健脾、益肾填精。

【方药】保元汤加减。党参 15 克、黄芪 30 克、附子 10 克、肉桂 10 克、山药 12 克、茯苓 12 克、白术 12 克、当归 10 克、川芎 10 克、薏苡仁 15 克、陈皮 10 克、甘草 5 克。水煎服，每日 1 剂，随症加减。

（4）肾病期虚证（气阴两虚）。

【临床表现】气阴两虚以腰膝酸软、头晕耳鸣、口渴、舌淡脉细为主证。

【治则】治宜益气养阴。

【方药】参芪地黄汤加减。党参 15 克、黄芪 20 克、白术 12 克、山药 15 克、薏苡仁 15 克、枸杞子 12 克、熟地黄 12 克、白芍 12 克、山萸肉 10 克、当归 10 克、川芎 10 克、茯苓 12 克、泽泻 10 克。水煎服，每日 1 剂，随症加减。

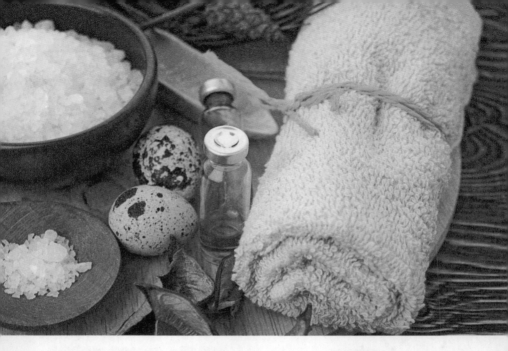

中医治疗痛风的方法集锦

从中医角度来讲，想要治愈痛风就要达到"除痛，排酸，通经，修复，活血"等全方位的综合治疗效果，才能从根本上治愈痛风症状，控制病情。

药浴疗法

药浴，在中国已有几千年的历史。据记载，自周朝开始，就流行香汤浴。所谓香汤，就是用中药佩兰煎的药水。从清代开始，药浴就作为一种防病治病的有效方法受到历代中医的推崇。

中医认为，药浴法是外治法之一，即用药液或含有药液的水洗浴全身或局部的一种方法。药浴用药与内服药一样，也需遵循处方原则，辨病辨证，谨慎选药，即根据各自的体质、时间、地点、病情等因素，选用不同的方药，各司其属。煎药和洗浴的具体方法也有讲究：

将药物粉碎后用纱布包好（或直接把药物放在锅内加水煎取）。制作时，加适量清水，浸泡 20 分钟，然后再煮 30 分钟，将药液倒进浴盆内，待温度适度时即可洗浴。在洗浴中，其方法有先熏后浴之熏洗法，也有边擦边浴之擦浴法。

药浴作用机理概言之，系药物作用于全身肌表、局部、患处，并经吸收，循行经络血脉，内达脏腑，由表及里，因而产生效应。药浴洗浴，可起到疏通经络、活血化淤、清热解毒、消肿止痛、调整阴阳、协调脏腑、通行气血、濡养全身等养生功效。现代药理也证实，药浴后能提高血液中某些免疫球蛋白的含量，增强肌肤的弹性和活力。

综上所述，药浴疗法对痛风的治疗与缓解也有特殊效果，患者不妨尝试以下方法：

1. 祛风活血方

【药物组成】羌活9克、独活9克、桂枝9克、当归12克、荆芥9克、防风9克、秦艽9克、路路通9克、川红花9克。

【功效主治】本方祛风活血、通络止痛；主治风湿阻滞，关节、肌肉、筋络酸痛，活动限制。

【用法用量】煎水熏洗患处，每日2~3次。

2. 猕猴桃淋蘸方

【药物组成】猕猴桃、白蒺藜、苍耳子、海桐皮、柳树虫末，商陆、蓖麻叶茎、水荭各500克，麻叶300克。

【功效主治】本方清热祛湿、通络止痛；主治风毒攻手足、疼痛赤肿。

【用法用量】以适量水煎，去渣取汁，淋洗痛处。

3. 五枝汤

【药物组成】桑枝、槐枝、椿枝、桃枝、柳枝各30克，麻叶300克。

【功效主治】本方舒筋活络止痛；可治各种风湿筋骨疼痛。

【用法用量】煎水去渣取汁，淋洗，不可见风。

4. 五甘露汤

【药物组成】刺柏、烈香杜鹃、冷蒿、麻黄、水柏枝各100克。

【功效主治】本方发汗解表、清热解毒、透疹；主治风湿性关节炎、类风湿关节炎、痛风、偏瘫、皮肤病。

【用法用量】捣碎煎汤，水温40℃浸泡全身或患病部位，每日2次，每次20分钟。

5. 热痹沐浴方

【药物组成】桑枝500克，络石藤200克，忍冬藤、鸡血藤、海桐皮各60克，茺草100克，海风藤100克。

【功效主治】本方清热活血、通络止痛、祛风宣痹；主治关节红肿热痛的急性关节炎。

【用法用量】煎水沐浴。

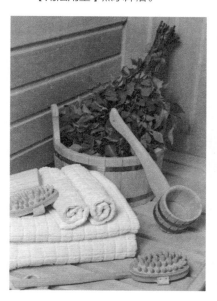

6. 瑶族药浴

【药物组成】透骨草、钩藤、泽兰、淫羊藿、蛇床子、牛膝各50克。

【功效主治】本方温脏壮阳，逐淤通经，利水通淋，祛风除湿；主治肾阳虚证，肝肾不足，跌打损伤，肝肾腰痛，风湿痹痛，久痹腰膝酸痛乏力，妇科经产诸证等。

【用法用量】煎水沐浴。

针灸疗法

针灸可以加强人体对糖、脂肪和蛋白质的合成，让这些物质能更好地被酵解和吸收，进而降低血尿酸；可使血液中尿酸含量降低，抑制血尿酸的合成；有调节生长激素的分子水平的功能，又有调节中枢神经对该部分重新控制的作用；还可以改善血液循环，减轻痛风并发症的发生、发展。但因痛风患者体质

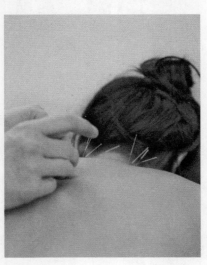

多偏弱，极易并发感染，针灸时可能灼伤皮肤，导致再次感染，且单一运用效果不明显，不能从根本上治疗痛风，所以一般作为治疗痛风的辅助手段。

1. 针灸治疗痛风应注意的问题

（1）针灸治疗痛风有其适应证。

（2）肥胖型痛风患者效果好，而消瘦型效果差，但无论哪种类型的患者都不能依靠单独的针灸治疗。

（3）对各种急性重症并发症应慎用或禁用，对伴有关节、皮肤感染者应禁用。

（4）痛风患者体质多偏弱，正气多不足，极易并发感染，因此针灸部位必须进行严格消毒，以防感染。

（5）针灸宜用悬灸法，以防灼伤皮肤引起感染。

（6）如患者在接受针灸前已经服用降尿酸药，针灸时仍应该按原量服用，待病情改善后，再逐渐减量直到停用药物，切不可以用针灸疗法代替药物疗法。

（7）在针灸治疗期间，应控制饮食，配合食疗，每日坚持体育活动以促进针灸疗效的发挥，使其见效更快。

2. 针灸治疗的方法

一般风寒湿痹宜针灸并用；风寒热痹则宜针不宜灸；正虚久痹以灸为宜。常用取穴，肩痛取肩贞及压痛点；腕痛取阳池、外关、合谷；肘痛取合谷、手三里、曲池；膝痛取膝眼、阳陵泉；踝痛取中封、昆仑、解溪、丘墟等。

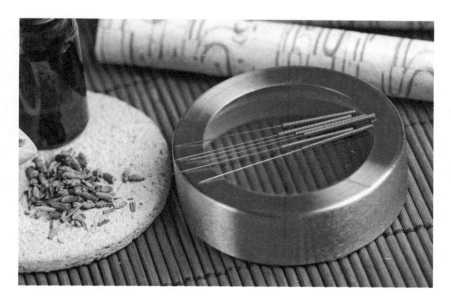

（1）主穴取肾俞、气海俞、膀胱俞、关元、三阴交。配穴取离患部1~2寸的阿是穴。

手法：用平补平泻，中等力量刺激。

（2）主穴取膏肓、胃俞、气海俞、大肠俞、中脘、关元、曲池、三阴交、足三里。配穴取患部周围阿是穴。

手法：用平补平泻或者泻法。

（3）主穴取公孙、曲池、风市、三阴交、外关、阳陵泉、手三里。配穴取局部阿是穴。

手法：用平补平泻或者泻法。

（4）主穴取足三里、三阴交、丰隆。病在掌指或者指关节，配穴加外关、阿是穴；病在第一跖趾关节加大都、太白、太冲。

手法：急性期用提插捻转泻法，恢复期用平补平泻法。

物理疗法

1. 热疗法

热疗是一种最简单便利的理疗方法，它最明显的效果是通过出汗，驱寒祛邪，使患者感觉舒服，因而被一般人理解为是一种"发散"疗法。热疗法分干热、湿热疗法两种。

（1）干热。热灯是一种最普通的热疗方式，在家庭中也能应用。需要一个反光灯罩和250瓦的灯头，垂直照射患处，一般距离45厘米。稍微改变距离和高度，都可以影响能量的吸收。缺点是照射范围较小，有"热点"存在。

电热毯能减轻或缓解患者晨间关节僵直。对较长时间卧床的患者，在夜间或寒冷的日子使用，特别有价值。

电疗有中波电疗法、短波电疗法、

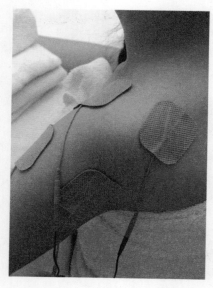

超短波电疗法、间动电流疗法、微波电疗法、直流电药物离子导入疗法、干扰电流疗法等。当高频率的电流或声波通过组织时，能产生热量，集中在深层组织，不会引起皮肤灼伤或变色，热效率高，具有良好的松弛肌肉和止痛作用，因此，可用于深部组织热疗。但这些电疗需要较复杂的设备，以前一般在医院施行，但随着科技的发展，这些设备的集成化程度越来越高，价格也不贵，如痛风患者可以到医药公司购买小型的家用中频治疗仪配合药敷疗法，对于痛风的局部治疗具有消炎、消肿和镇痛的作用。身体内有金属物体，如弹片、金属的人工关节等不能采用各种电疗，因为金属是导电材料，使热量集中在它的周围，会烧伤周围组织。超短波和微波除

了具有热作用外，还能使身体的带电颗粒产生快速震动，这种作用可使身体产生许多特殊变化，调整身体内部的机能，如超短波有增进内脏器官的功能，增加食欲和身体抗病能力，并具有良好的消炎作用。

（2）湿热。热敷用厚毛巾、毛毯或呢绒浸在热水中（约45℃）拧干，包裹在患处，周围可放数个热水袋，再盖干毛毯或厚毛巾，最后包一层蜡纸或塑料布，以防止热的迅速散发，可减少敷料的调换。每日做3次或更多次，每次持续15~60分钟，这种方法对于疼痛肿胀较明显的关节有很大的治疗价值。热敷的方法还有很多，若加用一些对症的中草药，可提高疗效。

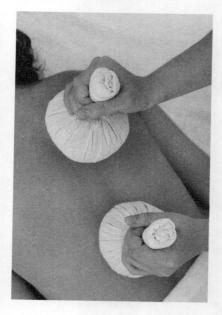

能障碍，如硬皮病。蜡疗能改善皮肤营养，加速上皮生长，促进骨的再生及骨痂形成，有利于皮肤创面溃疡和骨折的愈合。此外，蜡疗还有解痉、止痛作用。

（2）机械压迫作用。由于石蜡具有良好的可塑性及黏稠性，能与皮肤紧密接触。在冷却过程中，其体积缩小，对皮肤及皮下组织可产生柔和的机械压迫作用，既可防止组织内淋巴液和血液渗出，又能促进渗出物的吸收。

蜡疗可以在家中做，将温度在53~56℃的医用石蜡 500 克，装在铝制或搪瓷茶盘内，用小火使蜡完全熔化，让它逐渐降温。为了使蜡块表面和底层差不多同时凝固，可以往盘内加一些凉水，水比蜡重，水就流到盘底。等到表层和底层的蜡差不多凝固后，即成了一个外周已凝固而中心还是熔化状态的"蜡饼"。再把水倒掉、擦干，把"蜡饼"

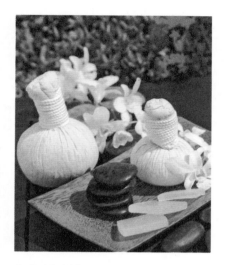

2. 石蜡疗法

石蜡是从石油中蒸馏出来的一种比热较大的副产品，其经过加热后作为导热体，涂敷于患处可以达到治疗目的。蜡疗对于痛风关节炎的慢性治疗期特别有用。

石蜡疗法的治疗作用如下：

（1）温热作用。由于石蜡的比热大，导热系数低，保持时间长，蜡疗区局部皮肤毛细血管扩张，充血明显。蜡疗的热透入作用较深，可达皮下 0.2~1.0 厘米；蜡疗能增加局部甚至全身汗腺分泌，致使局部大量出汗。由于蜡疗具有较强而持久的热透入作用，故有利于血肿的吸收，加速水肿消退，并能增强网状内皮系统的吞噬功能，提高新陈代谢，故有消炎作用。由于石蜡含有油脂，对皮肤有滋润作用，能使皮肤柔软而富有弹性，故适合于由皮肤挛缩引起的关节功

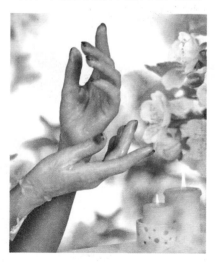

倒在塑料布或橡皮布上，将"蜡饼"迅速裹在需要治疗的部位，外用毛毯保温30~60分钟。石蜡很易剥下。如局部有少许水，应擦干。石蜡可以反复使用。

3. 推拿疗法

推拿是医生运用双手在人体一定部位，施以不同手法治疗疾病的方法。推拿疗法治疗痛风是多方面综合作用的结果。推拿，可以提高患者的新陈代谢，降低血尿酸，活血止痛。可反射性提高人体的免疫功能，达到扶正祛邪的作用，对痛风有较好的防治作用。

但痛风关节炎患者在急性发作时，局部红肿充血十分明显，组织的炎症反应也很剧烈，不适宜再接受外界的刺激性治疗。推拿可使局部的血流量增加及

温度略升，因而加重充血，使炎症疼痛更加严重，所以此方法不可取。

4. 磁疗法

痛风的发生、发展与社会、心理、饮食及活动等因素有关，因此单靠药物治疗难以取得满意疗效，常需配合多种疗法，磁疗也常常被用来治疗痛风，其疗效因人而异。

利用外界磁场作用于人体，以达到治疗疾病和康复的目的，称为"磁疗法"。磁疗法属于理疗方法之一，也是治疗痛风及其并发症的方法之一。例如，用磁盘贴敷于足部脏腑反射区，可以增加局部血流量，促进新陈代谢，使血尿酸下降；磁疗还可改善睡眠状态，延长睡眠时间，使痛风患者保持镇静，以利于控

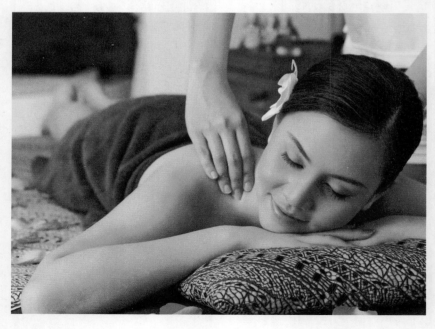

制病情。用电磁按摩器治疗可以疏通经络，调和血气，增加血液循环，促进新陈代谢；还可使硬化的血管软化，止痛，防止或延缓痛风病变。临床上可在医生指导下，针对病情选用磁疗方法，作为辅助治疗。

但痛风患者有关节或皮肤溃烂、出血或体质极度衰弱者不宜用磁疗。

5. 沙疗法

痛风除少部分由遗传缺陷引起外，绝大部分与环境因素、饮食结构及生活方式等后天因素有关，因此痛风患者必须长期不懈地坚持自我保健。于是很多人想到用热沙疗法作为治疗痛风的辅助疗法。

以天然热沙外用促进人体某些疾病康复的方法，称为"热沙疗法"，简称沙疗。它具有日光疗法、空气疗法、热疗与局部按摩疗法及磁疗的综合作用，通过活血化淤、除湿通络、扶助正气而起到康复作用。当痛风患者出现风湿痹阻、筋骨麻木、疼痛、腰痛、皮肤病及脾胃虚弱时，均可应用沙疗法。但沙疗法毕竟属于热疗，凡肝阳上亢、阴虚火旺及心悸怔忡者忌用，以免加重病情。另外，沙疗时也应注意不良反应，皮肤溃烂者忌用。同时沙疗后应注意皮肤卫生，及时洗澡，以免感染。

6. 泡脚疗法

泡脚是运用中草药水高温泡脚，是现代常见的一种保健方式，对痛风初发患者可以使用。对有结石的痛风患者，

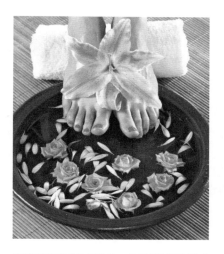

泡脚容易使皮肤软化，容易破溃引起感染，严重的可导致患病部位溃烂，专家建议那些皮肤溃烂、有痛风石的患者不要泡脚。

单方、验方、偏方疗法

痛风是远在古代就有的一种疾病，公元前5世纪，医学之父希波克拉底就有关于痛风临床表现的记载。11世纪人类用 Gutta 一词来表示痛风，Gutta 是拉丁文，为"一滴"之意。当时认为痛风是由体内毒素造成的，Gutta 的意思就是一滴一滴的毒素进入关节导致疾病。13世纪，"Gutta"衍生为"Gout"，而且一直使用至今。

古代的帝王将相、达官显贵，终日山珍海味，吃喝玩乐，致使痛风的发病率很高。所以，当时又把此病称为"帝王贵族病""富贵病"。古人不知道痛风是什么原因造成的，也没有很好的治

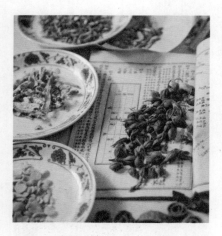

疗方法，只能尝试用禁欲、针刺、放血、冲凉水或泻剂来治疗。后来发现，痛风是欧美各国的一种常见病。据有关专家统计，发病率在 0.31% 左右，相当于癌症的发病率。过去认为，亚洲人患此病比较少，但事实证明，近年来其发病率在逐年上升。痛风正成为一种极为常见的疾病。

我国近年来痛风患者逐年增多，主要是由两方面原因造成的。一方面由于医疗条件的改善及医务人员对痛风认识的提高，使被漏诊和误诊为风湿性关节炎、类风湿关节炎、丹毒、骨关节炎、结核性关节炎、感染性关节炎的痛风能得到及时诊断；另一方面，随着生产方式的改进，体力劳动的强度有所减轻，人民生活水平不断提高，饮食结构发生了改变，由传统的碳水化合物及蛋白质含量较低食品，转变为蛋白质含量较高的食品，加上部分人缺乏适当的体力活动，使体重超过标准，痛风的发病率也

有较显著的增高。在以前，痛风患者多为干部、高管精英、经理、教师、医生、工程师等，现在发现工人、农民患者也不在少数。据我国一组 160 例痛风患者的资料统计，干部、教师等脑力工作者有 120 人，占 75%，工人、农民等体力劳动者 40 人，占 25%。

这里收集了从古至今被人们认为有效的单方、验方、偏方，为大家提供参考。

（1）柳枝 50 克；用水煎服，每日 1 剂。本方有祛风、利尿、止痛、消肿的功效；主治风湿痹痛、淋病、白浊、排尿不通、传染性肝炎、风肿、疔疮、丹毒、齿龋、龈肿。

（2）山慈姑 30 克；水煎服。用于痛风发作期。山慈姑中含有秋水仙碱，对痛风发作期的患者有一定止痛作用。

（3）土茯苓 30 克；水煎服。增加尿酸排泄，降低血尿酸。土茯苓可解

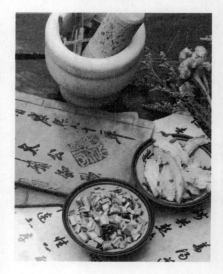

毒除湿，通利关节，用于梅毒及汞中毒所致的肢体拘挛，筋骨疼痛，湿热淋浊，带下，痈肿，瘰疬，疥癣。

（4）威灵仙60克；水煎服。用于痛风缓解期。

（5）威灵仙研成细末，每日2次，每次15克。

（6）鲜生地黄150克，水煎服。服3~5日后停2日，再继续服用，此后间歇交替服用。

（7）虎杖250克，洗净后切碎，浸入低度白酒内，泡半个月左右，每日饮15毫升。

（8）钩藤根250克，加烧酒适量，浸1天后分3天服完，有理气、活血、止痛之功。

（9）凌霄花根（紫葳根）6~10克，浸酒或以酒煎服，有活血止痛之功。

（10）樟木屑1.5~2.5克，入水中煮开，趁热浸洗，每次40分钟，连洗7~10次。主治关节疼痛。

（11）仙茅根洗净后捣烂，外敷于红肿之关节表面，可消肿止痛。

（12）威灵仙根洗净后捣烂，外敷于红肿之关节表面，可消肿止痛。

（13）伸筋草、老鹤草各25克，水煎服。每日1剂。

（14）五加皮、徐长卿各25克，水煎服。每日1剂。本方可祛风湿、强筋骨；主治风湿痹痛、四肢拘挛、腰膝酸软。

（15）鲜五色梅根10~20克，青

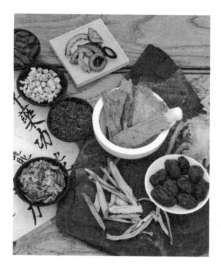

壳鸭蛋1枚，和水酒适量，炖1小时服用，有活血止痛之效。

（16）雷公藤根去皮15克、生甘草5克，煎水服用，每日1剂，14天为1疗程，适用于风寒湿痹者。

（17）稀莶草、臭梧桐各15克，煎水服用，每日1剂，14天为1疗程，适用于风寒湿痹者。

（18）红花、白芷、防风各15克，威灵仙10克，酒煎服。主治痛风、四肢疼痛。

（19）金钱草30克，水煎服。可除湿退黄，通淋排石。

（20）虎杖15克，水煎服。可利胆退黄，活血祛淤，清热解毒，泻下通便。孕妇慎用。

（21）独活5克，水煎服。可祛风湿，止痹痛。对于腰膝、腿足关节疼痛属下部寒湿重者颇有疗效。

（22）制川乌 5 克，水煎 1 小时后饮用。川乌有较强的祛风湿、散寒止痛作用，可治疗诸寒疼痛，但不宜多饮。

（23）蕲蛇研粉温水服用，每次1.0~1.5 克。蕲蛇有毒，但善祛风通络，能"内走内脏，外彻皮肤"，故人体内外风邪皆可用之，入风湿顽痹、麻木拘挛、风中经络口眼歪斜、半身不遂及麻风、疥癣等症。

（24）雷公藤研粉，内服每日1.5~4.5 克。可祛风除湿、活血通络、消肿止痛，主治风湿痹痛。

（25）宣木瓜（皱皮木瓜）8 克；水煎服。可舒筋活络，除湿和胃；主治风湿痹痛、筋脉拘挛、脚气肿痛、吐泻转筋。

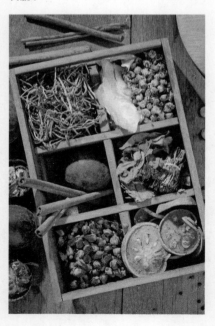

（26）秦艽 10 克、忍冬藤 10 克，水煎服。可祛风湿，主治痛风之关节发热肿痛。

（27）秦艽、独活、桑寄生各 10克，水煎服。可祛风湿，止痹痛；主治风寒湿痹、风邪初中经络。

（28）秦艽、防风、白芷、羌活各10 克，水煎服。可祛风散邪；主治风邪初中经络，口眼歪斜。

（29）秦艽 10 克、防己 5 克，水煎服。可清热除痹，治湿热痹证、骨节烦痛。

（30）防己 10 克、黄芪 15 克，水煎服。可益气祛风，健脾利水，祛风止痛；主治湿热痹证。

（31）五加皮、宣木瓜、松节各10 克，水煎服。本方可舒经活络；主治风湿痹痛、四肢拘挛、腰膝酸软。

（32）桑寄生、独活、秦艽、桂枝各 10 克，水煎服。可祛风湿、益肝肾、强筋骨，主治营血亏虚、肝肾不足之风湿痹痛、腰膝酸软、筋骨无力。

（33）狗脊、川续断、杜仲、桑寄生各 10 克，水煎服。可祛风湿、补肝肾、强筋骨，主治风湿痹痛、腰痛脊强、不能俯仰、足膝软弱等，主要用于治疗脊椎部位的风湿疾病。

（34）千年健 10 克，水煎服。因其有小毒，不宜多服。千年健具有祛风湿、舒筋活络、止痛、消肿等功效；主治风湿痹痛、肢节酸痛、筋骨痿软、跌打损伤、胃痛、痈疽疮肿等。但千年健不能应用于风湿痹痛属热证者；阴虚内热体质者不宜久服该药；阴虚内热者慎服该药。

（35）路路通、秦艽、桑枝、海风藤、橘络、薏苡仁各 10 克，水煎服。本方可祛风活络，利水通经；适用于关节痹痛，麻木拘挛，水肿胀满，乳少经闭。但月经过多者及孕妇忌用。

（36）丝瓜络、桑枝、忍冬藤、薏苡仁、地龙各 10 克，水煎服。本方有通经活络、解毒消肿的功效；主治拘挛、麻木、筋骨酸痛，经闭、睾丸肿痛，便血，崩漏，胸胁胀痛，乳汁不通等。

（37）丝瓜络、丹参各 15 克，橘络、薤白各 10 克，水煎服。本方治胸痹及心气痛。

（38）老丝瓜络烧存性，研细。白糖拌服，每次 2 克，每日 2~3 次，温开水送服。本方治咳嗽多痰，胸胁痛。

（39）丝瓜络、鸡血藤、威灵仙各 15 克，忍冬藤 24 克，水煎服。本方治风湿性关节痛。

（40）丝瓜络 10 克，秦艽 6 克，红花 4.5 克，羌活 3 克，水煎服。本方治手臂痛。

（41）丝瓜络、怀牛膝各 10 克，桑枝、黄芪各 30 克，水煎服。本方治脑卒中后半身不遂。

（42）丝瓜络 150 克，白酒 500毫升，浸泡 7 天，去渣饮酒，每次 20毫升，每日服 2 次。本方治关节疼痛。

（43）丝瓜络切碎，焙成焦黄，研

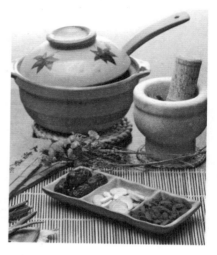

末，每日 1 个，分 2 次服，加黄酒少许冲服。本方治慢性腰痛。

（44）苍术 15 克、黄柏 15 克、蚕沙 12 克、木瓜 10 克、牛膝 6 克、丹参 15 克、白芍 12 克、桑枝 12 克、五灵脂 9 克、元胡 15 克、路路通 15 克、槟榔 10 克、茯苓 15 克、升麻 3 克、甘草 3 克，水煎服。有祛风除湿、活血通络之功。

（45）怀牛膝 15 克，三棱 12 克，海桐皮 15 克，片姜黄 15 克，莪术 12 克，苏木 15 克，大腹皮 12 克，黑丑、白丑各 10 克，生甘草 6 克，水煎服。每日 1 剂。外敷：四虎散（《医宗金鉴》）加玄明粉、白胡椒共研细末，取少许撒在膏药上，敷贴患处。适用于慢性痛风性关节炎及痛风结节患者。

（46）珍珠莲根（或藤）、钻地风根、毛竹根、牛膝各 30~60 克，丹参

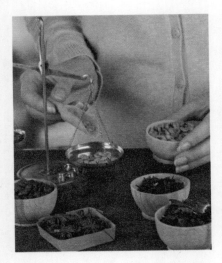

30~120 克，水煎服，兑黄酒。早晚空腹服，有祛风活血、通络止痛之功，主治慢性痛风。

（47）黄柏 6 克、威灵仙 6 克、苍术 10 克、陈皮 6 克、芍药 3 克、甘草 10 克、羌活 6 克，共研为末，以水送服，有清热除湿、活血通络之功，主湿热型痛风。

（48）党参 60 克、白术 60 克、熟地黄 60 克、山药 30 克、海浮石 30 克、黄柏 60 克、锁阳 15 克、南星 30 克、龟板 30 克、干姜 15 克，共研末，粥糊为丸。每次 9 克，每日 3 次。可以补脾益肾、化痰散结，治气血两虚，痰浊痛风。

（49）乳香 6 克、桃仁 10 克、当归 10 克、地龙 12 克、五灵脂 10 克、牛膝 10 克、羌活 10 克、香附 10 克、甘草 6 克，水煎服。每日 2 次。

（50）威灵仙 15 克、羚羊角粉 10

克、苍耳子 6 克、白芥子 6 克，研细，黄酒调好，每日 2 次，每次 5 克。用于痛风缓解期。

（51）知母 18 克，生石膏 30~50 克（先煎），桂枝 9 克，甘草（炙）、大米各 6 克，薏苡仁、防己、黄柏、牛膝各 5 克。水煎服。清热化湿、宣痹止痛，治湿热阻痹型痛风。

（52）凉血四物汤。当归、黄连、山栀、香附、槐花、川芎各 3 克，白芍、生地各 6 克，灯心草 30 茎。本方清热化淤通络，治淤热内郁型痛风。

（53）药用六君子汤。人参 9 克、白术 9 克、茯苓 9 克、炙甘草 6 克、陈皮 3 克、半夏 4.5 克。本方可化痰除湿、舒筋通络，治痰湿阻滞型痛风。

（54）熟地 24 克，山萸肉、干山药各 12 克，泽泻、牡丹皮、茯苓、枸杞子、菊花各 10 克；加减；水煎服。可滋补肝肾、舒筋通络，治疗肝肾阴虚型痛风。

（55）当归、炒芍药、薏苡仁、麻黄、肉桂、甘草各 10 克，苍术（米泔浸，炒）20 克，羌活、独活、防风、川乌、桂枝、川芎各 5 克，水煎服。本品祛风散寒，除湿通络，治疗风寒湿痹型痛风。

（56）当归、炒芍药、薏苡仁、麻黄、肉桂、甘草、姜黄各 10 克，苍术（米泔浸，炒）、羌活、桑枝各 20 克，水煎服。本品祛风胜湿，治疗以上肢游走痛为主的风寒湿痹型痛风。

（57）当归、炒芍药、薏苡仁、麻黄、肉桂、甘草、草乌各 10 克，苍术（米泔浸，炒）20克，细辛3克，水煎服。主治寒邪偏胜，痛处不移的风寒湿痹型痛风。

（58）当归、甘草、防己、炒芍药、薏苡仁、麻黄、肉桂、木瓜各10克，苍术（米泔浸，炒）、土茯苓、萆薢各20克，治湿邪偏胜，关节肿胀，重着不利，以下肢为主的风寒湿痹型痛风。

（59）生石膏30克（先煎），功劳叶、知母、青蒿、秦艽各10克，甘草（炙）、大米各6克，桂枝9克，水煎服。本品养阴清热，疏通经络；治疗风湿热痹型痛风兼见低热、口干、五心烦热。

（60）生石膏30克（先煎），知母、丹皮、生地、赤芍各10克，甘草（炙）、大米各6克，桂枝9克，水煎服。本品

凉血解毒，祛风除湿；治风湿热痹型痛风兼见关节周围出现红斑。

（61）知母18克，生石膏30克（先煎），银花、连翘、黄柏各10克，甘草（炙）、大米各6克，桂枝9克，水煎服。本品清热解毒，祛风胜湿；治风湿热痹型痛风兼见发热、口渴、苔黄、脉数。

（62）知母18克，生石膏30克（先煎），甘草（炙）、大米各6克，桂枝9克，水煎服。本方清热通络，祛风胜湿；治疗风湿热痹型痛风。

（63）知母18克，桑枝、生石膏（先煎）各30克，姜黄、威灵仙各10克，甘草（炙）、大米各6克，桂枝9克，水煎服。本品活血通络，祛风除湿；主治风湿热痹型痛风，兼见关节肿大。

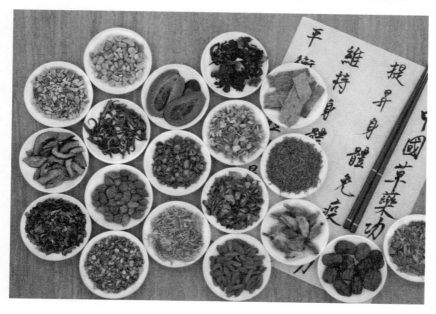

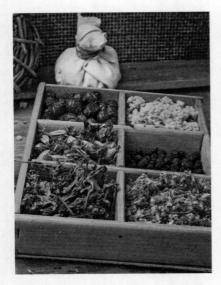

（64）桃仁、红花、川芎、当归尾、威灵仙各 5 克，煎好，加麝香少许冲服。本品养血活血，祛风化湿；治疗痰淤痹阻型痛风。

（65）白芥子、僵蚕各 10 克，当归尾、桃仁、红花、川芎、威灵仙各 5 克，煎好，加麝香少许冲服。本品祛痰散结，祛风化湿；治疗痰淤痹阻型痛风兼有皮下结节。

（67）乌梢蛇、全蝎、桃仁、红花、川芎、当归尾、威灵仙各 5 克，煎好，加麝香少许冲服。本品祛淤搜风；治疗痰淤痹阻型痛风兼见痰淤久留。

（68）独活 9 克，桑寄生、杜仲、牛膝、细辛、秦艽、茯苓、肉桂心、防风、川芎、人参、甘草、当归、芍药、干地黄各 6 克，水煎服。本品祛风散寒，除湿蠲痹；治疗肝肾亏损型痛风。

（69）黄芪 30 克，川续断 15 克，独活 9 克，桑寄生、杜仲、牛膝、细辛、秦艽、茯苓、肉桂心、防风、川芎、人参、甘草、当归、芍药、干地黄各 6 克，水煎服。本品益气补肾，祛风散寒；辅助治疗肝肾亏损型痛风兼见腰膝酸软无力甚者。

（70）独活 9 克，桑寄生、杜仲、牛膝、细辛、秦艽、茯苓、肉桂、附子、防风、川芎、人参、甘草、当归、芍药、干地黄各 6 克，水煎服。本品温阳散寒，祛风除湿；治疗肝肾亏损型痛风兼见关节冷痛明显者。

（71）鸡血藤、络石藤各 20 克，独活 9 克，桑寄生、杜仲、牛膝、细辛、秦艽、茯苓、肉桂心、防风、川芎、人参、甘草、当归、芍药、干地黄各 6 克，水煎服。本品养血通络，祛风除湿；治疗肝肾亏损型痛风兼见肌肤不仁。

（72）车前子 15 克、秦艽 12 克、威灵仙 12 克、川牛膝 12 克、忍冬藤 15 克、地龙 10 克、黄柏 10 克、山慈姑 12 克、甘草 6 克，水煎服。每日 1 剂，随症加减。适用于痛风急性发作者。

（73）忍冬藤 12 克、当归 12 克、牛膝 12 克、赤芍 10 克、丹皮 10 克、防风 10 克、松节 15 克、苍术 10 克、茯苓 10 克、桂枝 10 克、枳壳 10 克、党参 30 克、甘草 6 克，水煎服。每日 1 剂，随症加减。适用于急性痛风伴气虚者。

（74）金钱草 20 克、泽泻 10 克、薏苡仁 30 克、生石膏 20 克、车前子

15克、知母10克、黄柏10克、防己12克、地龙15克、赤芍10克、生地黄10克，水煎服。每日1剂，随症加减。适用于急性痛风湿热偏盛者。

（75）羌活10克、独活10克、防风10克、防己12克、松节12克、赤芍10克、炒白术15克、猪苓15克、葛根15克、茵陈20克、虎杖15克、当归15克、生甘草6克，水煎服。每日1剂，随症加减。适用于湿热痛风湿邪偏重者。

（76）秦艽12克、茯苓15克、熟地黄20克、归尾10克、丹皮10克、怀牛膝15克、防己12克、木瓜15克、续断12克、桑寄生12克，水煎服。每日1剂，随症加减。适用于痛风肝肾亏损者。

（77）苍术12克，黄柏12克，薏苡仁30克，土茯苓10克，羌活、独活各10克，川乌、草乌各12克，木通10克，生地黄15克，甘草6克，水煎服。每日1剂，随症加减。适用于痛风剧痛偏寒湿盛者。

（78）当归15克、牛膝12克、防风10克、防己12克、泽泻10克、钩藤12克、忍冬藤15克、赤芍12克、木瓜30克、老桑枝30克、甘草6克，水煎服。每日1剂，随症加减。适用于急性、慢性痛风性关节炎屈伸不利者。

（79）防己12克、黄柏10克、赤小豆30克、苍术10克、怀牛膝15克、地龙15克、薏苡仁30克、连翘12克、

甘草6克，水煎服，每日1剂；外用：黄柏粉、大黄粉、黄芩粉各等份，用蜜水调匀，外敷患处关节。适用于痛风急性关节炎发作者。

（80）苍术10克、黄柏10克、防己12克、金钱草20克、地龙15克、薏苡仁30克、丹皮10克、乳香12克、没药12克、槟榔15克，水煎服。每日1剂。配合局部消毒后，以三棱针或7号注射针头深刺肿痛处，放血数滴。适用于急性痛风性关节炎关节肿痛者。

（81）苍术10克、厚朴12克、薏苡仁30克、牛膝12克、土茯苓20克、生地黄12克、生石膏20克、野菊花12克、山甲片15克，水煎服。每日1剂；外用：黄柏、大黄、山栀子各等份研末，水调后贴敷肿痛处。适用于急性痛风关节肿痛者。

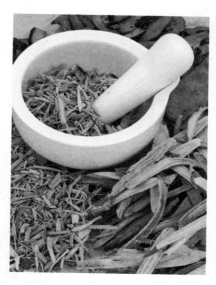

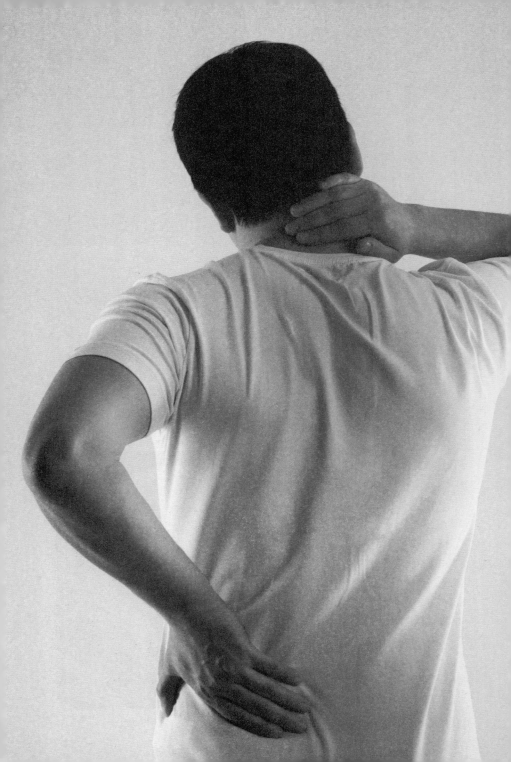

第三章

不可忽视的痛风并发症

　　痛风并发症，很容易就会被误认为是痛风病症状，甚至忽略不顾。痛风病如果治疗不及时或医治时间长就会产生并发症而难以治愈，所以对于痛风的治疗务必要及时。

　　本章节详细介绍了痛风并发症的预防与治疗，从痛风并发高血压、痛风并发高脂血症、痛风并发冠心病、痛风并发单纯性肥胖、痛风并发糖尿病、痛风并发肾病等六个较为易发的并发症入手，讲述了其中的症状概述、饮食原则、用药注意事项、调养食谱，为患者提供更多有效的健康信息，使其早日恢复健康。

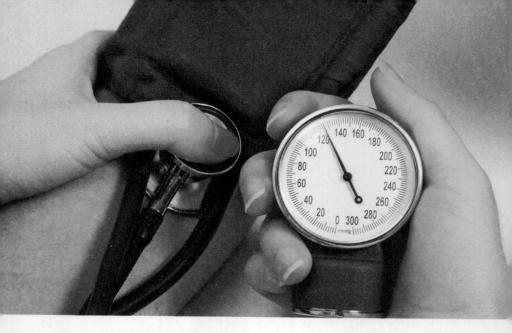

痛风并发高血压

　　痛风和高血压两者之间的联系至今还存在争议，也就是说痛风是否会引发高血压，或高血压是否会引起痛风还没有定论。可以确定的是，就目前临床资料来看，两者存在着一定关系。

什么是痛风并发高血压

　　痛风患者常伴高血压病，有资料显示痛风合并高血压的患者在痛风患者中占58.8%，比例相对较高。痛风与高血压病有相关性，是互为因果、互相促进的，有痛风的患者易患高血压病，有高血压病的患者也易患痛风，痛风是高血压的一个危险因子。有数据显示，痛风病在高血压患者中的发病率为12%~20%。有些学者认为痛风与高血压的联系主要是高尿酸血症与高血压可能有相关性，认为高尿酸血症是导致血压的一个重要因素，具体原因尚不清楚，可能是痛风体质的一种反应，也可能是因为痛风患者体内的血尿素。由于血尿酸浓度相对较高，又因患者体内代谢障碍，易使尿酸盐在体内堆积，一旦尿酸盐在血管壁上沉积，如肾小管等，就会造成肾功能下降，使得体内水液代谢排泄障碍，从而使血压升高。痛风患者如合并高血压，可影响尿酸排泄，使痛风症状更加明显。其机制可能是高血压本身有引起肾功能减退的趋向，进而影响肾排泄尿酸的功能。高血压患者如并发痛风，其血尿酸水平常和肾血流动力学有关，能反映高血压病引起的肾血管损害的程度，并可作为肾硬化的一个血流动力学指标。即病程愈长，血尿酸值愈高，病情愈重，肾血流损害愈重。其机制尚不清楚，可能是通过尿酸钠结晶直接沉积于小动脉壁而损害动脉内膜引起动脉硬化从而加重高血压的。高血压时血管紧张素儿茶酚胺浓度升高，使肾血流量减少，肾小管缺氧，乳酸生成增多，后者对尿酸排泄有竞争性抑制作用，使尿酸分泌减少，影响肾排泄尿酸，造成尿酸潴留，诱发痛风。另外，高血压患者长期使用某些利尿剂如噻嗪类、氨苯蝶啶等，因为其利尿而使得细胞外液丢失，导致肾小管对尿酸盐的重吸收增加，而且长期的高血压造成肾动脉硬化，又会导致肾功能下降，使尿酸排泄减少，从而使血尿酸浓度相对增加诱发痛风。

日常饮食原则

适量摄入蛋白质

蛋白质摄入量过多会使嘌呤合成增加，并且蛋白质代谢产生含氮物质，可引起血压波动。牛奶、鸡蛋不含核蛋白，含嘌呤很少，可作为首选蛋白质的来源。应减少摄入含脂肪高的猪肉，增加含蛋白质较高而脂肪较少的禽类及鱼类。每周选择吃鱼 2~3 次，因为鱼含有丰富的蛋氨酸和牛磺酸，能影响血压的调节作用，使尿液钠排出量增加，从而降低血压。

限制脂肪及高胆固醇食物的摄入

高脂肪、高胆固醇饮食容易导致动脉硬化，高脂肪还有阻碍肝、肾脏器排泄尿酸的作用，使尿酸升高。在食物烹调时食用油应以植物油为主，因植物油含维生素 E 和较多的亚油酸，对预防血管破裂有一定的作用，如菜油、橄榄油、茶油或芝麻香油、玉米油、红花油等。少吃胆固醇高的食物，如动物内脏（如心、肝、肠、肾、脑等）、各种蛋黄（如鸡蛋黄、鸭蛋黄等）、虾、肥肉、鱿鱼、墨鱼、牛油、奶油等，因为高胆固醇食物易导致心脑血管疾病的发生，同样会阻碍体内尿酸的排泄。建议每日脂肪摄入总量控制在 50 克左右，其中包括烹调油 20 毫升。

限制盐的摄入量

食盐摄入过多，会使小动脉痉挛，使血浆浓度升高，血压升高，促使肾小动脉硬化过程加快，从而使得尿酸排泄减少。适当减少钠盐摄入，有助于降低

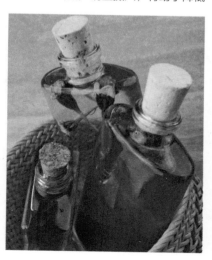

血压，减少体内水钠潴留。每天摄盐量应控制在 2~3 克，1 克盐相当于中等牙膏盖所装的量。食盐量还应减去烹调用酱油中所含的钠，3 毫升酱油相当于 1 克盐。咸（酱）菜、腐乳、咸肉（蛋）、腌制品、蛤贝类、皮蛋，以及茼蒿等蔬菜含钠均较高，应尽量少吃或不吃。

增加含钾丰富的食物的摄入

富含钾的食物进入人体，有对抗钠引起的血压升高和血管损伤的作用，还能促进尿液中的尿酸溶解，减少尿酸沉淀，增加尿酸排出量，防止尿酸性结石形成。

含钾丰富的食物有：动物肉类，包括瘦肉、鱼、禽类等；水果类，包括香蕉、猕猴桃、枣、桃、梨、柿子、菠萝、橘子、柑橙、苹果、杏、葡萄、西瓜等；蔬菜类，包括土豆、西蓝花、西芹、茄子、芥菜、蒜苗、苋菜、白菜等。

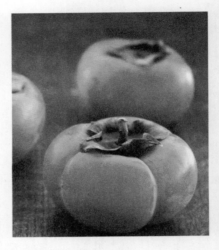

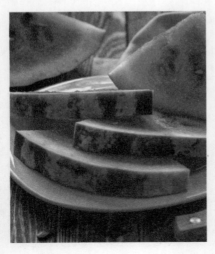

多吃碱性食物

多吃碱性食物，能使尿液偏碱性，有利于酸性结石的溶解，防止再生。碱性食物主要有新鲜蔬菜、水果、牛奶、蛋清等。

摄入具有降压作用的食物

一般来说，具有降压作用的食物大致上也具有利尿、补益肝肾、润肠通便等作用，如核桃、香菜、大蒜、芹菜、荠菜、玉米、胡萝卜、菊花、葫芦、冬瓜、黄瓜、茄子、萝卜、马蹄、洋葱、番茄、苹果、香蕉、山楂、柿子、西瓜、红枣、桑葚、柠檬、橘子等。

多喝水

每日喝水 2000 毫升以上，多饮白开水可以稀释尿酸，加速排泄，使尿酸水平下降。同时应少喝肉汤、鱼汤、鸡汤、火锅汤等滋补或辛辣汤料，因为这些汤中含有大量嘌呤成分。

宜吃低嘌呤类食物，少吃中嘌呤类食物，禁吃高嘌呤类食物

无论是处于急性期还是缓解期的痛风患者，均应禁食含嘌呤高的食物。缓解期的痛风患者，应给予平衡饮食，适当放宽嘌呤摄入的限制，自由选食含嘌呤少的食物，维持理想的体重。禁酒戒烟，少饮咖啡、茶等提神类饮品。因为高浓度的酒精会导致动脉硬化，加重高血压，同时酒精容易使体内乳酸堆积，对尿酸排出有抑制作用，易诱发痛风。饮酒过多，还会使血脂升高。痛风患者即使喝咖啡、茶、可可时，也不可冲得太浓、喝得太多。香烟中的尼古丁会刺激心脏和血管，使血压升高，加速动脉粥样硬化的形成。

调理食谱推荐

菜品推荐1——清炒白菜

白菜250克，食用油20毫升，盐少许，味精适量。将白菜择洗干净；净锅上火，倒入适量的食用油，油锅烧热后，下入白菜翻炒至软，再加入调料炒至熟即可。可经常食用，适用于痛风合并高血压者。

菜品推荐2——蒸茄子条

茄子250克，酱油、香油、味精、大蒜泥各适量，盐少许。将茄子洗净后，入锅隔水蒸熟，然后切成条，稍加酱油、香油、盐、大蒜泥、味精拌匀后食用。宜隔日服食，适用于痛风并发高血压者。

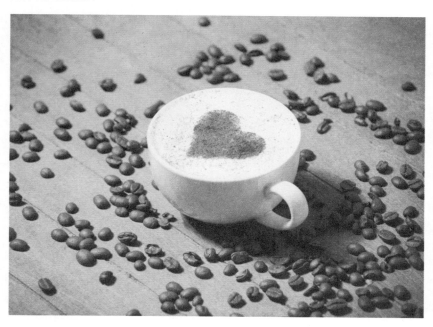

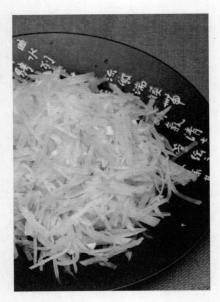

菜品推荐 3——清炒土豆丝

土豆 250 克，食用油 30 毫升，酱油 15 毫升，盐适量。将土豆去皮洗净，切成细丝，然后用清水浸泡一会儿；净锅上火，加入适量的油，烧热后下入土豆丝滑炒，再加入酱油、盐炒熟后食用。适用于痛风并发高血压者。

主食推荐 1——芹菜大米粥

芹菜 100 克（连根须），大米 30 克。将芹菜择洗干净后切碎；大米淘洗干净，与芹菜同入锅，加水 750 毫升同煮至粥熟，加入少量盐、味精。可经常食用，适用于痛风并发高血压者。

主食推荐 2——马齿苋大米粥

马齿苋、薏苡仁各 30 克，大米 100 克，白糖适量。将马齿苋用清水泡一会后洗净，薏苡仁泡发洗净，大米淘洗干净；将马齿苋、薏苡仁与大米同入锅煮粥，熟后加入适量白糖调匀即可。分 2 次服用，1 日服完。可经常食用，适用于痛风并发高血压者。

药茶推荐 1——桑寄生桑枝茶

桑寄生 5 克，冬桑枝 3 克。将桑寄生、冬桑枝洗净后切成碎片，加沸水冲泡后加盖闷 10 分钟即可。代茶频饮。一般可连续冲泡多次，每日 1 剂，适用于痛风并发高血压者。

药茶推荐 2——车前草汁

车前草 30 克（鲜品加倍）。将车前草用清水洗净，入锅煎汁，水煎 2 次服用，每日 1 剂，可不拘次数饮用，适用于痛风并发高血压者。

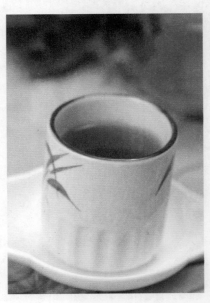

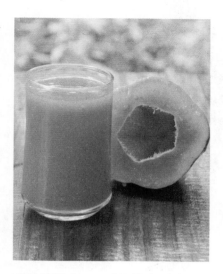

药茶推荐 3——威灵仙木瓜汁

　　威灵仙 15 克，木瓜 12 克，白糖适量。将威灵仙、木瓜用清水洗净，同入砂锅中加水煎汤约 300 毫升，加白糖适量拌匀。每日分 2 次服用，1 日服完，适用于痛风并发高血压者。

用药注意事项

　　痛风合并高血压病患者应在治疗原发病的同时，积极进行降压治疗。选择降压药物要充分考虑某些药物对血尿酸的影响。如使用不当可导致痛风性关节炎的发作。

适宜使用的降压药物

　　血管紧张素受体阻滞剂，如科素亚、海捷亚、代文等，是痛风合并高血压病患者良好的降压药物，它不仅有可靠的降压效果，而且有抑制肾小管对尿酸重吸收的作用，从而在降低血压的同时，

可降低血尿酸，且其不良反应发生率远低于血管紧张素转化酶抑制剂（ACEI），故可作为痛风伴高血压病患者的首选降压药物。

不宜使用的降压药物

　　噻嗪类利尿剂、利尿酸、速尿、安体舒通等均可降低尿酸的排泄，甚至会使血尿酸明显升高而导致关节炎发作，故不宜使用；β 肾上腺能受体阻滞剂和钙离子阻滞剂可使肾血流量减少，不利于尿酸的排泄，也不宜使用；血管紧张素转换酶抑制剂，如卡托普利等口服后，约 40% 患者会出现血尿酸轻度至中度升高，老年患者血尿酸升高的发生率可达 70% 以上，故痛风合并高血压病患者应慎用卡托普利等药，对接受卡托普利治疗的患者，需监测血尿酸变化，如有明显升高，应改用其他降压药物，以免诱发痛风性关节炎。

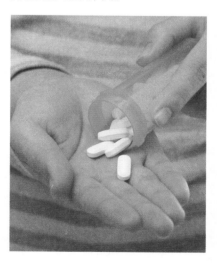

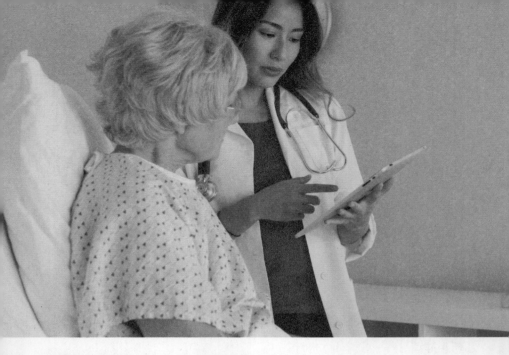

痛风并发高脂血症

多数学者认为，痛风与"三高"有着不可分割的联系，其中与高脂血症的关系最为密切，因为高脂血症和痛风都与体内的胰岛素抵抗有一定关系。

什么是痛风并发高脂血症

痛风易并发高脂血症，高脂血症顾名思义就是体内血脂过高。痛风与高脂血症是相辅相成、互相促进的关系，即患有痛风的患者易出现高脂血症，有高脂血症的患者易出现痛风。

研究人员发现，有 75%~84% 的痛风患者有高甘油三酯血症。临床表现主要是甘油三酯升高，低密度脂蛋白升高，高密度脂蛋白减少，二者的比值出现异常，还有少数痛风患者表现为单纯的只有胆固醇升高的现象。到目前为止痛风与高脂血症之间的因果关系一直不

太明确。有些学者认为痛风患者合并高脂血症主要是痛风患者的脂质代谢紊乱，而脂质代谢紊乱的发生机制主要与胰岛素抵抗有关，由于胰岛素抵抗导致胰岛素对靶器官的敏感性降低，使得胰岛素相对不足，从而使脂肪的消耗减少，使血液中的脂肪酸含量升高。

另外，痛风的发生往往与大量饮酒有关，而大量饮酒最容易引起血脂代谢出现紊乱，表现为甘油三酯升高，时间久了还会出现动脉粥样硬化的病理现象。再者，痛风是吃出来的"富贵病"，与个人饮食有很大的关系，通常患有痛

风的人群喜欢高脂肪、高能量的饮食，这也是导致痛风并发高脂血症的一个重要因素。反过来，高脂血症也会引发痛风，其原因目前也尚不清楚，有学者认为其主要发病机理是由于体内的血脂过高，高脂血症患者的脂质代谢或多或少有紊乱的情况，久而久之就容易出现动脉硬化的现象，若该类现象出现在肾小管等排泄器官上，就会导致机体代谢、排泄障碍，使得体内的尿酸排出减少，从而引发痛风。

痛风并发高脂血症的患者想减轻病情，就应该控制高脂血症，而控制高脂血症的第一步就是要减轻体重，控制饮食，使血脂降到正常水平。

日常饮食原则

保持能量均衡分配：饥饱不宜过度，不要偏食，切忌暴饮暴食或塞饱式进餐，改变晚餐过于丰盛和入睡前吃夜宵的习惯，保持理想体重。

主食应以谷类为主，粗细搭配

粗粮中可适量增加玉米、莜面、燕麦等成分，保持碳水化合物所供能量占总能量的 55% 以上；适当增加豆类食品的摄入，提高蛋白质利用率。

食用降低血脂的食物

可以食用如黑木耳、大蒜、洋葱等食物，能降低血脂和防治动脉粥样硬化，可以常吃。

限制动物性油脂的食用

限制动物性脂肪，适当增加食用油，少吃或忌吃肥肉，烹调时不用动物油，食用油每人每日用量以 25~30 毫升比较合适。

调节脂肪酸的摄入与吸收

膳食成分中应减少饱和脂肪酸，增加不饱和脂肪酸（以人造奶油代替黄油，以脱脂奶代替全脂奶），使饱和脂肪酸所供能量不超过总能量的 10%，单不饱和脂肪酸占总能量的 10%~15%，多不饱和脂肪酸占总能量的 7%~10%。提高多不饱和脂肪酸与饱和脂肪酸的比值。

限制胆固醇的摄入量

每日的胆固醇摄入量不超过 300 毫克，同时高胆固醇的食物要禁止食用，如蛋黄、肉类（特别是肥肉）、动物内脏、

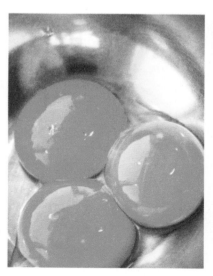

鸡皮、鸭皮、虾皮、鱼子、脑等。应多进食纤维素和维生素 C 含量高的食物，如粗粮、蔬菜、瓜果，以促进胆固醇从粪便中排出；多摄入一些有降胆固醇作用的食物，如洋葱、大蒜、黑木耳等。

禁止饮酒，可适当饮茶

因为饮酒对甘油三酯升高者不利，酒精除供给较高的能量外，还使甘油三酯在体内合成增加。同时酒精的代谢产物乳酸，能竞争性的抑制尿酸的排出，从而引发痛风。茶叶中所含的茶色素可降低血总胆固醇，防止动脉粥样硬化与血栓形成，绿茶比红茶更好。

限制蛋白质的摄入

因为过多食用高蛋白质的食物后，蛋白质经过代谢易生成尿酸，从而引发痛风。蛋白质可根据体重，按照比例来

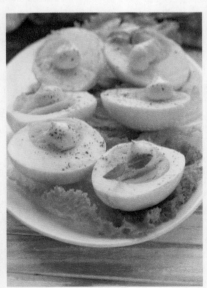

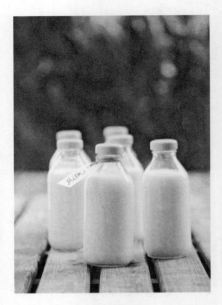

摄取，1 千克体重应摄取 0.8~1.0 克的蛋白质，并以牛奶、鸡蛋为主。如果是瘦肉、鸡鸭肉等，应该煮沸后去汤食用，避免吃炖肉或卤肉。

限制嘌呤的摄入量

嘌呤是细胞核中的一种成分，只要含有细胞的食物就含有嘌呤，动物性食品中嘌呤含量较多。应禁食内脏、骨髓、海味及发酵食物等。

食用促进尿酸排出的食物

碳水化合物可促进尿酸排出，患者可食用富含碳水化合物的食物，如米饭、馒头、面食等。限制盐的摄入量，每天应该控制在 2~5 克。要多喝水，以稀释血尿酸的浓度。

调理食谱推荐

菜品推荐 1——素炒洋葱

洋葱 100 克，盐少许，食用油适量。将洋葱先用水浸一下洗净，然后切成片；锅内注油烧热，下入洋葱片，翻炒后加入少量的盐调味即可。本品能祛湿降浊，健脾降脂，适用于痛风并发高脂血症者。

菜品推荐 2——素烩三菇

冬菇、秀珍菇、草菇各 25 克，玉米笋片 50 克，素汤、食用油各适量，水淀粉、盐、味精各少许。将冬菇、秀珍菇、草菇用清水泡发洗净，入油锅煸炒，然后加入素汤、玉米笋片同煮，待熟后加入水淀粉、盐、味精拌匀，稍煮即可。本品能滋阴润燥，降脂降压，适用于痛风并发高脂血症者。

主食推荐——麦麸山楂糕

麦麸、茯苓粉、糯米粉各 50 克，山楂 30 克，粟米粉 100 克，红糖 10 克。麦麸去渣，研成细末；山楂去杂去核，切碎，晒干或烘干。将麦麸、山楂与茯苓粉、糯米粉、粟米粉、红糖一起拌匀，加适量清水，用竹筷搅和成粗粉粒状，分装入 8 个蛋糕模具内，轻轻摇实，放入笼屉，上笼用大火蒸 30 分钟，蒸熟后取出即可食用。本品能补虚和血，散淤降脂，适用于痛风并发高脂血症者。

药茶推荐 1——山楂菊花饮

鲜山楂片 250 克，香蕉皮 100 克，陈皮、菊花各 50 克。香蕉皮、陈皮洗净切丝，菊花去杂质；将原料混匀，置通风干燥处，每次取 25 克，用沸水冲泡，加盖闷 10 分钟，代茶饮用。本品能活血化淤，适用于痛风并发高脂血症者。

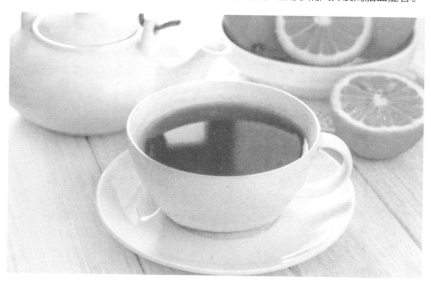

药茶推荐 2——陈皮山楂乌龙茶

陈皮10克，山楂20克，乌龙茶5克。将陈皮、山楂洗净，同入锅，加适量水煎煮30分钟，去渣取汁；用药汁冲泡乌龙茶，加盖闷10分钟即可。本品能减肥降脂，适用于痛风并发高脂血症者。

药茶推荐 3——胖大海桑叶饮

胖大海1个，冬桑叶10克。将冬桑叶切成丝，用清水浸泡去杂，然后入锅加水煎汁，煎煮好后用药汁冲泡胖大海，泡发即可。本品能利咽止咳，降脂降糖，适用于痛风并发高脂血症者。

药茶推荐 4——荷叶二皮饮

干荷叶30克，丝瓜皮6克，西瓜皮5克，乌龙茶5克。将除乌龙茶以外的其他原料用纱布包住，放入清水中浸泡清洗后备用；砂锅加水，放入药包煎汁，煎煮好后取汁冲泡乌龙茶，加盖闷10分钟即可。本品有清热利水，减肥降脂的功效，适用于痛风并发高脂血症者。

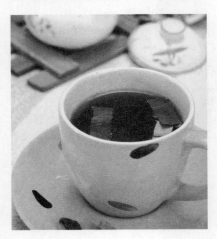

用药注意事项

痛风合并高脂血症的治疗原则为饮食控制、合理运动。单纯依靠降血尿酸药，虽可使血尿酸值降至正常，但高脂血症不会随血尿酸下降而改善。因此，饮食控制、合理运动仍是治疗高脂血症的基础，二者不能奏效时，则可使用降脂药。降脂药物的选用依高脂血症的类型而定。

高甘油三酯血症

是痛风患者最常见的并发症，宜选用纤维酸类（贝丁酸类）药物，如吉非罗齐（诺衡）、非罗贝特（力平之）等。

高胆固醇血症

宜选用羟甲基戊二酸单酰辅酶 A 还原酶抑制剂，即他汀类，如辛伐他汀（舒降之）、洛伐他汀（美降脂）、普伐他汀等。

混合性高脂血症

宜采用上述药物联合治疗，但一般不主张两类降脂药同时服用，因为这将大大增加药物不良反应的发生率，尤其是肝脏受损、肝酶升高及肌肉病变，如肌炎的发生率明显升高，故宜两类降脂药物周期性交换使用。

降脂中药

品种比较多，不良反应小，但降脂效果参差不齐，常用的制剂有血脂康胶囊、绞股蓝皂苷、月见草油丸、心血康、毛冬青片、复方丹参片、生脉饮等，均可随症选用。

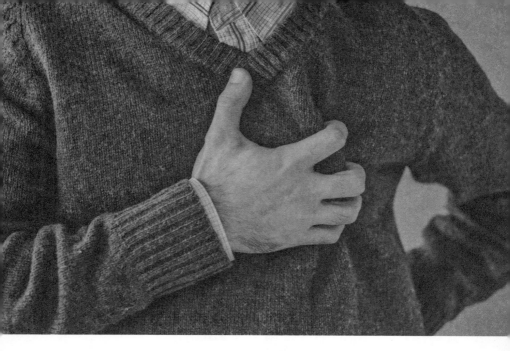

痛风并发冠心病

痛风和冠心病在临床上有着密切的关系，因为痛风的最直接原因是血尿酸高，而冠心病经过一段时间后同样存在着尿酸代谢异常、尿酸较高的症状。

什么是痛风并发冠心病

痛风主要发病诱因是高尿酸血症，所以痛风在某种程度上也可称之为高尿酸血症。而长期患高尿酸血症的人，不仅仅意味着诱发痛风，还是许多疾病的危险指征。现代医学认为，高尿酸血症的损害不只局限于关节、肾脏，高尿酸血症作为代谢综合征的一个组成部分，它所代表的是一种炎症状态，是发生动脉硬化的危险信号。因此高尿酸血症已经被看作是预测动脉硬化和心脑血管病死亡的独立危险因素，也就是说可以用血尿酸水平来预测心脑血管疾病发病率。

但另有学者认为血尿酸与冠心病的发生、心血管病病死率并无因果关系。高尿酸血症是否可以作为冠心病的危险因素还存在争论。痛风易并发冠心病，据数据显示，高尿酸血症人群，患冠心病死亡的概率是尿酸正常人群的5倍，因此痛风患者的死亡原因往往是心血管疾病。有学者将高尿酸血症视为冠心病的危险因素之一，甚至有人称之为"痛风性"心脏病；反过来，冠心病患者可存在尿酸代谢异常，常合并有血尿酸增高，其原因尚不清楚。虽有研究发现冠心病患者血胰岛素抵抗指数明显增高，

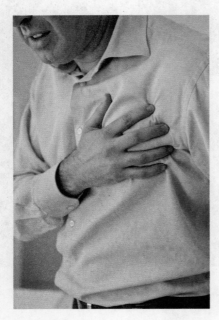

但胰岛素抵抗指数与血尿酸相关性并不明显。

医学专家指出，冠心病的病理生理基础是代谢异常，其中包括嘌呤代谢异常，而嘌呤代谢异常的临床指标就是血尿酸增高。所以，血尿酸增高可反映机体代谢的异常，并且是冠心病的重要发病危险因素之一。至于痛风引发冠心病，有研究结果显示，血尿酸增高可引起尿酸结晶在冠状动脉发生沉积，从而引起冠状动脉损伤，促进冠状动脉粥样硬化的发生与发展。此外，血尿酸增高还可促进血小板的黏附和聚集，使冠状动脉血栓形成的概率增加，导致急性冠脉事件发生率增高。痛风患者合并冠心病、脑卒中等病的概率明显高于正常人群。

日常饮食原则

饮食宜清淡

痛风并发冠心病患者每日摄入食盐量应控制在 5 克以下。同时保持少量多餐，对预防冠心病的发作大有好处。

控制能量

糖类在总能量中的比例应控制在 60%~70%。应选用多糖类食物，如食物纤维、谷固醇、果胶等，少吃或不吃单糖或双糖的糖类食物，如蔗糖或葡萄糖，以降低体内的胆固醇。应限制主食，宜多吃些粗粮、蔬菜、水果等食物纤维含量高的食物。

控制脂肪的摄入量

饮食脂肪总量是影响血中胆固醇浓度的主要因素，因此，脂肪的过量摄入是导致冠心病发生的重要因素。冠心病患者每日的脂肪摄入量应占总能量的 30% 以下。不宜食用富含脂肪的食物，如肉类、蛋类、奶类、食用油等。

限制胆固醇的摄入

高胆固醇是诱发冠心病的重要因素，如果不限制饮食胆固醇的含量，不但会加重症状，还会诱发其他疾病。若想补充营养可以适当食用河鱼，河鱼含胆固醇都较低，如青鱼、草鱼、鲤鱼等。

供给充足的矿物质

冠心病患者应多吃含镁、铬、锌、钙、硒元素等矿物质的食物。镁可以影响血脂代谢和血栓形成，防止血小板凝聚，含镁丰富的食物有小米、玉米、香蕉等；铬可以增加胆固醇的分解和排泄，含铬丰富的食品主要为谷类；补硒能够抗动脉粥样硬化，降低血黏度、血浆黏度、增加冠脉血流量，减少心肌的损伤程度，含硒较多的食物有牡蛎、鲜贝、虾皮、海虾等。

补充充足的维生素

蔬菜和水果是冠心病患者饮食中不可缺少的食物。绿色蔬菜含有较多的胡萝卜素，而胡萝卜素具有抗氧化的作用。水果中富含的维生素 C 能够影响心肌代谢，增加血管韧性，使血管弹性增加。大剂量维生素 C 可使胆固醇氧化为胆酸从而排出体外。

科学食用含嘌呤的蛋白质食物

科学研究证明，嘌呤是亲水性物质，即使含嘌呤多的食品，只要经过水的浸渍、煮沸，嘌呤即可溶出。如黄豆含嘌呤较多，属于高嘌呤食物，痛风患者不宜食用，但制成豆腐后，嘌呤即大量流失，可以适当食用。同样道理，经烹调加工后的香肠、火腿、腊肉、鱼肉罐头等已不再属于高嘌呤食品。再有，肉类经烹煮后食其肉而不喝其汤，也是痛风患者的安全食品，但不宜过多食用，应保持适量摄取。

采用平衡膳食

蛋白质供给量按每千克体重 1 克来计算；糖类和脂类可定量供给。多食用富含维生素 B_1 及维生素 C 的食物。一般来说，可食用大米、面粉、挂面、牛奶、鸡蛋、乳酪、水果、蔬菜（龙须菜、芹菜、菜花、菠菜除外）以及各种食用油，禁止食用动物性脂肪。痛风患者的饮食中生每天均应有水果和不含嘌呤的蔬菜，这样既可以供给丰富的 B 族维生素及维生素 C，果蔬中的充分水分还有利于将食物中有害的嘌呤代谢物从尿中排出。

严格遵守急性发作期的饮食禁忌

患者在疼痛剧烈时，应该戒食含嘌呤的食物如动物的脏腑类（肝、腰、心、脑）、蛤蜊、螃蟹、沙丁鱼、浓肉汤、汽水、肉、鸡汤、豌豆、扁豆及各种化学合成的调味品。另外，浓茶、浓咖啡、酒、巧克力及刺激性饮料等均不宜饮用。因为这些诱发神经兴奋性的食物也是诱发痛风急性发作的重要因素。急性发作期的饮食应易消化，烹调方法宜用烩、煮、熬、蒸，不用煎、炒、炸的方法。少吃糖可减低机体对嘌呤的敏感性。

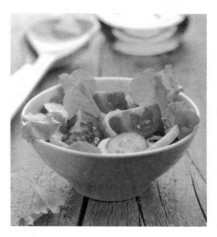

调理食谱推荐

菜品推荐 1——素拌茄子

茄子 250 克,芝麻酱 10 克,蒜蓉、酱油、香油、鸡精各适量,盐少许。将茄子洗净,削皮后切成两半,盛在碗中或盘子里,然后上蒸笼蒸至熟烂,待凉透后加入蒜蓉、芝麻酱、盐、鸡精、酱油及香油拌匀即可。本品能活血化淤、祛风通络,适用于痛风并发冠心病者。

菜品推荐 2——山楂马蹄

山楂糕 250 克,鲜马蹄 400 克,白糖 30 克。将马蹄去皮洗净,切成大小相似的椭圆形状,从当中挖一小洞,加白糖拌匀,腌渍 5 分钟;将山楂糕切成丁,塞入马蹄的小洞内;将白糖熬成糖汁淋在上面即可。本方能健胃消食、降脂降压,适用于痛风并发冠心病者。

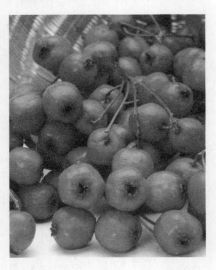

菜品推荐 3——山楂嚼食

新鲜山楂果 500 克。将山楂果洗净,晾干后切成两半,可随意嚼食,一般每次在 50 克左右,每日 2 次,饭后 1 小时嚼服。本方能活血化淤、消脂通脉,适用于痛风并发冠心病者。

菜品推荐 4——清炒黑木耳白菜

水发黑木耳 150 克,大白菜 250 克,食用油 25 毫升,盐少许,鸡精、花椒粉、葱花、水淀粉、酱油各适量。将泡好的黑木耳择洗干净,白菜洗净切成片;锅置火上,注油烧热,下入花椒粉、葱花炝锅,倒入白菜片煸炒,炒至白菜油润明亮松软时放入黑木耳煸炒,加酱油、盐及鸡精,翻炒均匀后用水淀粉勾芡即可食用。本方能降压、利肠,适用于痛风并发冠心病者。

菜品推荐 5——山楂菜心

山楂糕 200 克,白菜心 200 克,白糖适量。将白菜心用清水洗净,切成细丝;山楂糕切成小细片;将白菜丝和山楂糕同入盘中,加入白糖拌匀即可食用。本方能化浊去淤、清心安神,适用于痛风并发冠心病者。

菜品推荐 6——黑木耳烧豆腐

黑木耳 15 克,豆腐 60 克,葱、蒜、味精、花椒、辣椒、食用油各适量,盐少许。将黑木耳用清水泡发洗净撕小朵,豆腐洗净切成块;炒锅置火上,下食用油和豆腐煸炒约 10 分钟,然后下入黑木耳翻炒，至菜熟时调入辣椒、花椒、葱、味精、蒜等，炒匀入味即可。本方适用于痛风并发冠心病者。

主食推荐——大麦糯米粥

大麦仁250克，糯米、红糖各30克。将大麦仁泡发淘洗干净，泡约2小时；糯米洗净；锅置火上，加适量水，下入大麦仁用大火熬煮，待大麦仁煮至开花后放入糯米，煮开后，转以小火熬煮至米烂粥成，加入红糖拌匀即可。本品能健脾养胃，适用于痛风并发冠心病者。

药茶推荐1——菊花山楂茶

菊花10克，山楂10克，茶叶少许。将菊花、山楂、茶叶用清水泡一会儿，去除杂质，然后装入杯中用沸水冲泡，加盖闷10分钟即可。本品能清肝明目、降压降脂，适用于痛风并发冠心病者。

药茶推荐2——山楂陈皮饮

鲜山楂30克，陈皮15克，白糖适量。将鲜山楂、陈皮用清水泡一会儿，去除杂质并洗净，然后将其同入锅，加水适量煎汁，煎煮好后去渣取汁，加入白糖拌匀即可。本品能行气散淤、降脂降压，适用于痛风并发冠心病者。

药茶推荐3——甘菊饮

菊花8克，甘草4克，白糖适量。将菊花、甘草用清水泡一会儿，去除杂质，然后同入锅加水适量煎汁，煎煮好后去渣取汁，加白糖拌匀即可。本品能养肝明目，适用于痛风并发冠心病者。

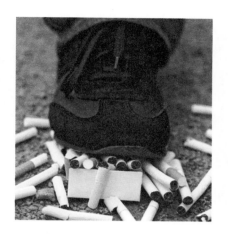

用药注意事项

积极治疗同时存在的冠心病，戒烟、酒并进行适当锻炼，并有针对性的扩张血管，解除痉挛，改善血液循环，以预防和减少心绞痛和心肌梗死的发作。扩张血管药物可选用硝酸酯类，常用硝酸甘油和消心痛等。此类药物能有效地扩张冠状动脉，缓解血管痉挛，增加侧支循环血流，改善供血状况，同时又可扩张周围小动脉和小静脉，减少回心血量，减轻左心室前负荷及室壁张力，改善心肌血液供应。β-肾上腺能受体阻滞剂、血管紧张素转换酶抑制剂及钙拮抗剂，虽然也可扩张血管，在冠心病治疗中常用，但因其使肾血流量减少，不利于尿酸排泄，故痛风患者应慎用或最好不用。

此外，痛风合并动脉硬化的患者还可选用中成药制剂，如复方丹参滴丸、地奥心血康等药，其扩张血管作用持久，不良反应小，便于使用。

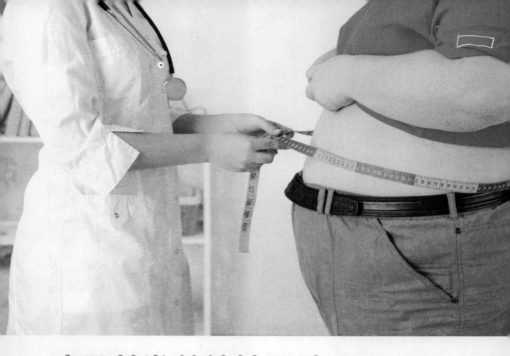

痛风并发单纯性肥胖

早在 20 世纪 70 年代，就有人发现体重与血清尿酸有关，认为肥胖会降低体内尿酸的清除率并增加其产生量；体重指数的增加也与血尿酸升高有一定的关系。

什么是痛风并发单纯性肥胖

国外研究人员发现血尿酸浓度与体重指数成正相关，与腰臀比值和腰骨比值成正相关。国内研究报道，痛风合并肥胖者占 51%，即痛风患者中肥胖人群占到一半之多。最近研究也表明，人在青年时期体重增加越多，其将来发生痛风的风险就越大，35 岁时的体重指数与痛风的发病有明显的相关性，较瘦的人群的累积发病率较低，而肥胖人群较高。

从对 50 岁以上的 494 名受检者的血尿酸进行的测定发现，肥胖者较非肥胖者高尿酸血症的患病率要高 3 倍。据专家调查发现，超重或肥胖者血尿酸均值及高尿酸血症检出率均显著高于体重正常或偏低者，所以肥胖的人更容易引起痛风。可见，肥胖度越高，血尿酸水平越高，痛风的患病率也越高。这表明体重增加是痛风发生的危险因素，如能控制富含嘌呤食物的摄入，节制饮食量，减轻体重，则可降低血尿酸水平，亦可减少痛风的发作。肥胖易引发痛风究其原因，大多数学者认为，肥胖者饮食过多，常进食高能量、高嘌呤饮食和饮酒，引起痛风的症状可能与体内内分泌系统紊乱，如雄激素和促肾上腺皮质激素水平下降或酮类生成过多，从而抑制尿酸排泄有关。

另外，肥胖者对能量摄入增多，嘌呤代谢加速也可导致血尿酸浓度增高，久而久之，就出现了痛风的症状。因此，在缓解痛风的同时，一定要注意减肥。

日常饮食原则

痛风合并肥胖患者的饮食应通过限制能量的摄取而达到减肥的目的。从长远的观点看，只要将摄入的能量降低到能量消耗水平以下，或同时增加运动以消耗能量，体重必然减轻。

在此过程中，机体将储存的脂肪用来产生能量，以达到能量平衡。控制饮食的原则要依据患者的年龄、劳动强度、饮食的能量及病情的程度而定。

饮食定时定量

一日三餐定时定量、自我控制是防止饮食过量的有效方法。根据身高和年龄确定每日摄入的食物量，依照食物交换份法和宜吃食物制定餐表，并严格执行。坚持一段时间后即可看到效果，必要时可根据自身情况进行调整，但不能无规律的随意改变定量。

合理控制能量

对于能量的控制，儿童要考虑其生长发育的需要，老年人则要注意有无并发症存在。所以控制能量一定要循序渐进，逐步增加其消耗。对正处于发育期的青少年来说，应以强化日常体育锻炼

为主，千万不可盲目控制饮食，以免发生神经性厌食。在低能量饮食中，蛋白质供给量不可过高，其食物蛋白质的供给量应当占饮食总能量的 20%~30%，即每天供给蛋白质 50~75 克为宜。

限制脂肪

过多摄入脂肪可引起酮症，加重痛风和高尿酸血症的病情。肥胖者饮食中脂肪应控制在总能量的 25%~30%。

限制糖类

在饮食中糖类供给应占总能量的 40%~55%为宜。含单糖食品，如蔗糖、麦芽糖、果糖、蜜饯及甜点心等，应尽量少吃或不吃，含纤维多的食物可适当食用。

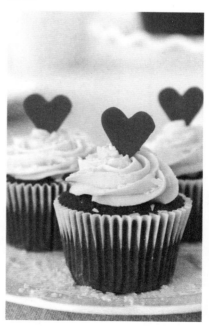

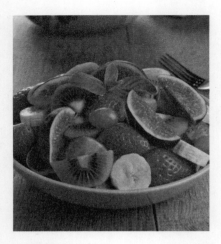

饮食清淡

　　肥胖者中患高脂血症、高血压的比例非常高，因而要限制盐的摄入。另外烹调宜使用橄榄油等食用油，少吃或不吃动物性油脂，每日烹调用油控制在20毫升以下。

　　补充维生素、无机盐和膳食纤维：蔬菜和水果不仅能量、嘌呤的含量都很低，而且富含维生素、无机盐和膳食纤维，是肥胖者较为理想的食物。适合减肥者食用的蔬菜有西葫芦、黄瓜、冬瓜、萝卜、芹菜、韭菜、白菜、洋葱、菜花、生菜、黑木耳等，水果有西瓜、柚子、草莓、桃、苹果、橙子等。

　　限制盐的摄入量：食盐能引起口渴并能刺激食欲、升高血压，所以要限制食盐的摄取量。每天的食盐量应该控制在3~5克。

　　选择适宜的食物烹调方法：菜肴在烹调时主要以易消化为主，宜采用蒸、煮、烧、烤等烹调方法，忌用油煎、炸的方法，因为煎炸食物含脂肪较多，不利于减肥。

调理食谱推荐

菜品推荐 1——凉拌藕片

　　鲜嫩藕300克，花椒10粒，生姜、鸡精、香油、醋各适量，盐少许。生姜洗净切成碎末；鲜嫩藕洗净去皮，切成薄片，然后放入沸水锅中焯一下捞出，沥干水分，放入盘中，加入花椒粒、盐、鸡精、生姜末、醋、香油拌匀即可食用。本品能消暑开胃、降脂减肥，适用于痛风并发肥胖者。

菜品推荐 2——凉拌莴笋

　　莴笋200克，胡萝卜50克，红甜椒50克，盐、糖、香油各适量。将莴笋、胡萝卜洗净去皮，与红甜椒分别切丝，稍焯烫沥干放入碗中，加盐、糖、香油拌匀即可食用。本品有滋阴润燥、生津止渴、利尿解毒的作用，有助于降血压、血脂，适于痛风并发肥胖症者食用。

菜品推荐 3——番茄藕丁

　　新鲜莲藕400克，番茄1个，盐、味精各适量。将番茄切碎，莲藕切丁；锅内放少许底油，倒入番茄炒出汁，放入藕丁翻炒，加盐、味精调味即可。本品可消暑、开胃，适于痛风并发肥胖者食用。

菜品推荐 4——腐竹炒苋菜

　　腐竹100克，苋菜200克，葱丝、

鸡精、食用油、淀粉各适量，盐少许。将腐竹切成段后泡发洗净；苋菜择洗干净；锅内注油烧热，下入葱丝爆香，放入腐竹炒至将熟时下入苋菜，加入鸡精、盐炒拌均匀，最后用水淀粉勾芡即可食用。本品能清热利湿，适用于痛风并发肥胖者。

菜品推荐 5——凉拌黄瓜

黄瓜 3 根，大蒜、酱油、香油各适量，盐少许。将黄瓜洗净，放入沸水锅中焯一下，捞出，用刀顺剖为两半，去皮，斜切成片；大蒜剥皮捣成蓉，放入碗中，加入盐、酱油、香油调成味汁，淋在盛装黄瓜的容器中搅拌均匀即可食用。本品能清热解毒、减肥瘦身，适用于痛风并发肥胖者。

菜品推荐 6——茄汁玉米笋

罐头玉米笋 200 克，鸡精、白糖、番茄酱、水淀粉、食用油、香油各适量，盐少许。将玉米笋切碎；炒锅置火上，注油烧热，下入番茄酱先炒，然后加入玉米笋、盐、鸡精、白糖等调料炒拌均匀，最后用水淀粉勾芡，淋上香油即可。本品能健脾益胃、减肥瘦身，适用于痛风并发肥胖者。

主食推荐 1——玉米粉粥

玉米粉 50 克，大米 50 克。将玉米粉用适量冷开水调匀，大米淘洗干净，放入锅中，加入适量清水，用大火烧开后调入玉米粉，再转小火熬煮成粥。本品能降脂降压、减肥瘦身，适用于痛风并发单纯性肥胖症者。

主食推荐 2——山药扁豆粥

鲜山药、大米各 30 克，白扁豆 50 克。将山药去皮洗净，大米、白扁豆下入锅中，加入适量清水，煮至八成熟时下入山药，待山药熟烂即可。本品能益气养阴、补肺止渴，适用于痛风并发单纯性肥胖症者。

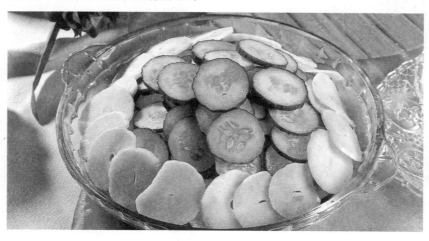

药茶推荐 1——山楂荷叶茶

山楂 10 克,薏苡仁 10 克,干荷叶 30 克,橘皮 3 克。将以上原料用清水洗净,去除杂质,然后共同入锅,加水适量煎汁,煎煮好后去渣留汁,可不拘时饮用。本品能降脂化浊,适用于痛风并发单纯性肥胖者。

药茶推荐 2——桑白皮茶

桑白皮 20 克。将桑白皮用清水洗净,放入锅中加水煎汁,煎煮好后去渣留汁,可以加少许白糖拌匀后,代茶饮用。本品能利水消痰,适用于痛风并发肥胖者。

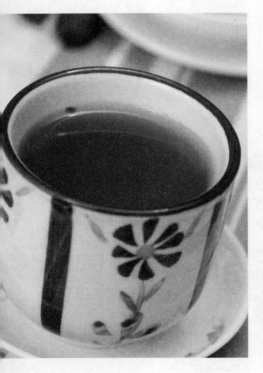

药茶推荐 3——泽泻乌龙茶

泽泻 15 克,乌龙茶 3 克。将泽泻用清水洗净,乌龙茶去除杂质;将泽泻入锅加水煎汁,去渣取汁,用药汁冲泡乌龙茶即可。每日 1 剂,可不拘时饮用。本品能护肝、消脂、减肥,适用于痛风并发肥胖者。

药茶推荐 4——三花茶

玫瑰花、茉莉花、代代花、川芎各 5 克。将以上原料用清水洗净,去除杂质,装入杯中,用沸水冲泡,加盖闷 10 分钟即可饮用。本品能化痰除湿、减肥降脂,适用于痛风并发肥胖者。

用药注意事项

痛风并发肥胖症的治疗原则为控制饮食、合理运动、减轻体重。在基础治疗不能奏效时,可联合应用降尿酸药和减肥药。

非中枢性减肥药奥利斯他(赛尼可)是目前的唯一非中枢性减肥药。它主要通过抑制胃肠道的脂肪酶而阻断脂肪水解,从而减少机体对脂肪的吸收,也使得脂肪在体内的储存量相应减少,从而达到减肥的目的。数据显示,服用奥利斯他可使膳食中的脂肪吸收量减少30%。另外,就其不良反应而言,口服奥利斯他后仅有 1% 被人体吸收,其不良反应相当小。奥利斯他除了具有减肥的作用外,对高脂血症也有良好的治疗作用,还可改善糖类代谢。

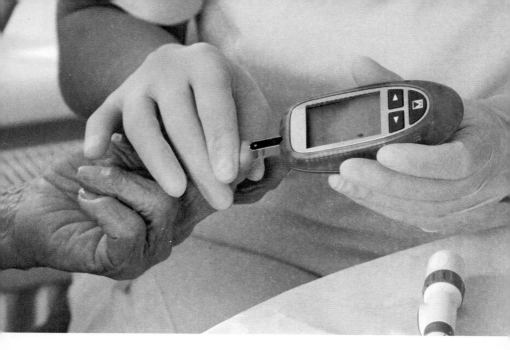

痛风并发糖尿病

痛风和糖尿病都是难缠的病症，不幸患有痛风并发糖尿病，也请不要着急，本节为你详细介绍该症的注意事项以及调养食谱，让你吃出健康。

什么是痛风并发糖尿病

痛风患者并发糖尿病的概率比一般正常人高 2~3 倍。痛风和糖尿病均为代谢性疾病，其发生都与体内糖、脂肪、蛋白质等的代谢紊乱有关。痛风患者易患糖尿病的原因还与遗传缺陷、肥胖及缺乏运动等有直接关系。此外，有报道称，血尿酸升高可能与直接损害胰岛细胞，影响胰岛素分泌而导致糖尿病有关。糖尿病与痛风两者都是因为体内代谢异常所引起的疾病，很容易并发于患者身上，而血尿酸值与血糖值之间关系密切，通常血尿酸值高者，血糖值也会比较高。

痛风和糖尿病都属于代谢异常所引起的疾病，糖尿病是由于体内缺乏胰岛素而不能有效地利用糖，使糖直接排到尿液里的一种疾病。如果置之不理，就会给神经或视网膜、肾脏等器官带来损害。其原因是体内胰岛素的绝对或相对不足，进食后进入血液中的葡萄糖不能进入细胞中进一步代谢，导致血糖升高，并有部分糖经肾脏从尿中排出。痛风是由于嘌呤代谢紊乱使血液中尿酸增多而引起的一种表现为关节炎反复急性发作的代谢性疾病。高尿酸血症是痛风的病根所在。临床上很容易并发于患者身上。

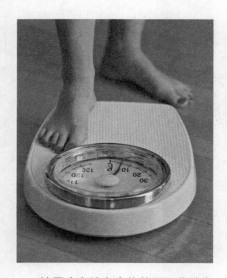

糖尿病有胰岛素依赖型和非胰岛素依赖型，其中与痛风相关的是非胰岛素依赖型。这种类型的糖尿病，虽然有其遗传因素，但同时也受过饱、运动量不足等后天因素的影响。肥胖会引起细胞的肥大，使其对胰岛素的感受能力降低，因此，这种人的胰岛素比普通人分泌得多。如果长期处于这种胰岛素的过剩分泌状态，那么胰岛分泌细胞就会疲软，进而不能分泌处理糖分所必需的胰岛素，使得尿液中出现糖分。然而，这种情况下，只要控制好体重，还是可以治疗好的。

日常饮食原则

控制糖类食物的摄取

对正常体重，单纯采用饮食治疗的糖尿病患者，开始时糖类食物要严格控制，每日进食主食 250 克；经过一段时间治疗，如血糖下降，尿糖消失，可逐渐增至 300 克。

应用药物治疗限制含有饱和脂肪酸的动物性脂肪的摄入量：肥胖症患者、血脂过高者，应尽量减少进食富含胆固醇的食物，如动物内脏、蛋黄等。糖尿病患者的脂肪摄入量应控制在总能量的30%以下，一般为 25%左右。

蛋白质摄入量

蛋白质摄入量应控制在总能量的15%，其中至少有 1/3 为动物性蛋白。儿童患者的蛋白质需要量为每日每千克体重 2 克左右。合并糖尿病性肾病而无氮质潴留者，尿蛋白丢失多，则应适当增加蛋白质的摄入量；若伴有肝、肾功能衰竭者，则需要减少蛋白质的摄入量。

膳食纤维

膳食纤维可增强糖尿病患者的胰岛素敏感性，有降低空腹血糖、餐后血糖和改善糖耐量的作用。高纤维素饮食还可使糖尿病患者高胆固醇、高甘油三酯血症显著改善，因而能预防动脉硬化和心脑血管病的发生，其作用机制可能与纤维的吸水性及其改善食物在胃肠道中的传送时间等有关。纤维素还可在结肠中清除自由基，预防肠内有害物质的形成。所以，糖尿病患者在饮食中，应适当增加富含膳食纤维食物的供给量，如果胶、瓜胶以及粗杂粮、荞麦、豆类、硬果类和蔬菜类等。

维生素和无机盐

维生素可改善患者的神经功能，维生素 B_1 是糖代谢所必需的。维生素 C 可防止因微血管病变引起的坏血病的发生。酮症酸中毒时要补充钠、钾、镁，以纠正电解质紊乱，但平时钠盐摄入量不宜过高，钙的摄入量应提高。因代谢紊乱，糖尿病患者易出现骨质疏松。含钙较多的食物有牛奶、乳制品、海藻类及豆腐等。此外，三价铬是葡萄糖耐量因子的组成成分，能够促进葡萄糖进入细胞内。实验证明，三价铬具有改善葡萄糖耐量的作用。为减轻胰岛 B 细胞的负担，使之合理的分泌胰岛素，糖尿病患者每日应至少进食三餐，并应定时定量。应用胰岛素治疗的患者，或易出现低血糖的患者还可加餐 2~3 次，即在每日固定的能量中抽出一部分用于加餐，三餐食谱内容应搭配均匀。

调理食谱推荐

菜品推荐 1——苦瓜丝

苦瓜 200 克，盐、鸡精、香油各适量。将苦瓜洗净，去子，切成丝，放进沸水中略焯，捞出沥水，调入盐、鸡精和香油，拌匀即可食用。本品能清热降压、降脂减肥，适用于痛风并发糖尿病者。

菜品推荐 2——家常南瓜丝

嫩南瓜 500 克，食用油 10 毫升，葱白、豆瓣、泡椒、盐、酱油各适量。将嫩南瓜洗净，去皮，切成 5 厘米长的丝，放入少许盐拌匀；将泡椒和葱白切成丝，豆瓣剁细；锅置于火上，放入食用油，烧至七成热，放入豆瓣炒香，再放入南瓜丝、葱白丝、泡椒炒匀，调入盐、酱油，汁浓起锅即成。本品能滋阴清热，适合痛风患者食用。

菜品推荐 3——萝卜拌梨丝

白萝卜 250 克，梨 100 克，生姜末少许，香油、盐、鸡精各适量。将白萝卜洗净，去皮，切成丝；梨洗净去核去皮，切成丝；把萝卜丝下入锅中煮 2 分钟，捞出后与梨丝拌匀，加入香油、盐、鸡精和姜末调匀即可。本品能生津润燥、清热化痰，适用于痛风并发糖尿病者。

主食推荐 1——薄荷粥

鲜薄荷 30 克或干薄荷 10 克，大米 50 克，冰糖少量。将薄荷洗净，入锅中煮 5 分钟，取汁去渣；把大米煮成粥，将熟时下入薄荷汁，稍煮后加入少量冰糖即可。本品能滋阴生津、健脾益肝，适用于痛风并发糖尿病者。

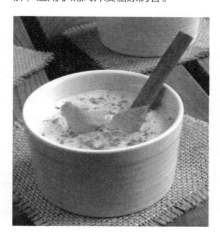

主食推荐 2——山药桂圆粥

鲜山药 100 克，桂圆 15 克，荔枝肉 3~5 枚，五味子 3 克。将山药洗净，去皮，切成薄片；其他材料分别洗净，与山药一起放进锅中，加适量水，大火煮沸，小火煮至成粥。早起或睡前食用。本品具有补心养脾、降血糖的功效，适用于痛风并发糖尿病者。

主食推荐 3——燕麦糯米粥

燕麦片 100 克，糯米 50 克。将糯米洗净，去杂，放进锅中，加适量水，大火煮沸，小火煮至糯米熟烂，加入燕麦片，搅拌均匀，稍煮即可食用。本品可益肝和脾、宽肠利湿，适用于痛风并发糖尿病者。

药茶推荐 1——胡萝卜决明子茶

新鲜胡萝卜 150 克，决明子 30 克。将胡萝卜洗净，去皮，放进沸水中焯一下，捞出后切碎，放进榨汁机中加上适量温开水榨成汁，用纱布过滤，盛入杯中备用。将决明子去杂，洗净后放进锅中，加适量水，大火煮沸，改小火煮30 分钟，调入胡萝卜汁，再煮至沸即成。本品可补肾明目、润燥降糖，适用于痛风并发糖尿病者。

药茶推荐 2——石榴茶

石榴叶 60 克，生姜片 15 克，盐 4克。将石榴叶、生姜片下入锅中，加入盐炒至发黑，取出，放进煎锅中，加适量水，大火煮沸，小火煎成汁。代茶饮，每天 1 剂。本品能健脾益胃、涩肠止泻，适用于痛风并发糖尿病者。

药茶推荐 3——红腰豆冬瓜茶

红腰豆 60 克，冬瓜 500 克。将冬瓜洗净，去皮，去瓤，切成小段，与淘洗干净的红腰豆一起放进锅中，加入适

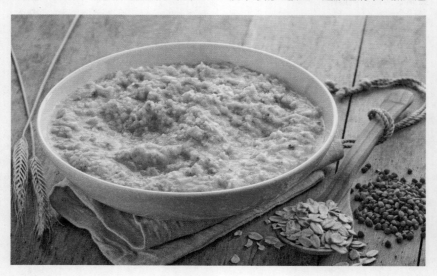

量清水，用大火烧开后转用小火熬煮成汤，可加入盐调味。代茶饮用。本品可利排尿、消水肿、解热毒、止消渴，适用于痛风并发糖尿病者。

用药注意事项

痛风并发糖尿病时，除需要注意控制饮食、减轻体重、适当运动及改变不良生活方式外，其治疗与非痛风患者基本相同，各类降血糖药对血尿酸并无不良影响，一般不会引起痛风性关节炎的发作。

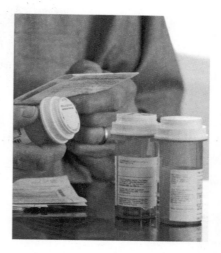

有人认为，胰岛素可使血尿酸升高，甚至是引起痛风性关节炎急性发作，但在临床上这种情况极为少见，故痛风并发糖尿病患者如果有需要胰岛素控制的症状，应该及时采用胰岛素，以便有效地控制血糖。持续的高血糖状态，尤其是在出现酮症酸中毒及血乳酸增高的情况下，反而会使肾脏排泄尿酸的能力下降，血尿酸进一步升高，甚至引起痛风性关节炎发作。

值得注意的是，在口服降血糖药中，第一代磺脲类药，如乙酰苯磺酰环己脲，具有降低血糖与血尿酸的双重作用，但由于其半衰期长，易蓄积而致低血糖，不良反应又较第二、第三代磺脲类药物多，故临床并不采用。

痛风性关节炎急性发作时，患者关节局部的红、肿、热、痛是由尿酸盐沉积造成的无菌性炎症，使用抗生素治疗并无作用，此时只需用秋水仙碱治疗即可缓解。如果关节附近有痛风结节破溃，

同时伴有急性关节炎发作，为了预防可能出现的细菌感染，可以酌情给予抗生素治疗；如果关节周围的痛风结节破溃后发生了化脓性细菌感染，也会引起关节周围红肿与疼痛，而不一定属于痛风性关节炎急性发作，此时必须使用抗生素治疗，而无须使用秋水仙碱。

一般情况下，痛风患者伴有发热及细菌感染，如果只有关节炎及痛风结节而确实无肾脏病变，尿常规及肾功能检查正常，则抗生素的选择及使用剂量与一般患者基本相同。痛风患者往往存在潜在性肾脏病变，临床无明显症状体征，因此痛风患者在选择抗生素时应尽量使用没有肾毒性或肾毒性较小的抗生素制剂，如青霉素类、红霉素、螺旋霉素、林可霉素、麦迪霉素、头孢菌素类、磷霉素、黄连素等。对肾脏有损害的抗生素，如庆大霉素、卡那霉素、链霉素、磺胺类药物等，不宜选用。

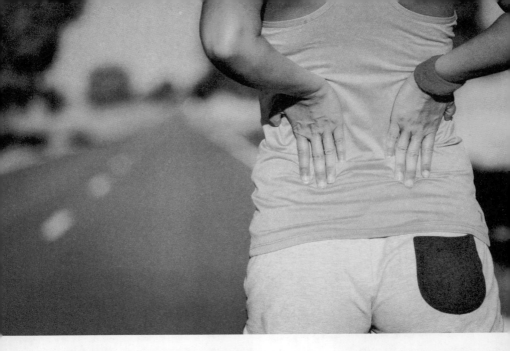

痛风并发肾病

对于痛风并发肾病会出现的一系列症状，你了解多少？本节详细介绍了本病的用药注意事项以及调养食谱，相信可以对你有所帮助。

什么是痛风并发肾病

对于痛风患者来说，不但要对痛风本身进行积极治疗，同时还需要预防并发症的发生，其中由于痛风引起的肾病给患者造成的伤害很大，应该进行及时的治疗。痛风性肾病是决定痛风预后的重要并发症。从各年龄段痛风患者痛风性肾病发病率显示，随着年龄的增大，痛风性肾病有增加的趋势。痛风性肾损害主要表现为痛风性肾病、急性肾功能衰竭和尿路结石。痛风患者最易受损害的内脏器官就是肾脏。临床历时较久的痛风患者约 1/3 有肾损害，有时也会因

高血压病、糖尿病、高脂血症等诱因，引起肾功能不全。

肾功能不全在初期几乎没有症状，稍有发展，就会出现排尿次数增加，夜间多次起夜。若对肾功能不全不能有效控制，往往会使其慢性化，引发尿毒症，即在肾功能极端低下的状态下，本应在尿中排泄的物质都沉积在体内，给全身脏器带来各种损害。继续发展下去，就会呈现出全身乏力、头晕、头痛、恶心、呕吐、食欲不振、贫血等各种症状。病情若进一步加重，还会出现痉挛、昏迷、幻觉等症状，甚至导致死亡。所以，痛

风患者尤其是病程较长的患者，必须有预防痛风肾损害的意识，积极地采取有效措施保护肾脏。

现在人们对痛风药的认识是，痛风药对于一般人并没有严重的不良反应，但也有例外的时候。痛风病本身不会导致尿毒症、肾衰竭，可是痛风药物会对肝肾造成严重的损害，引发尿毒症和肾衰竭。由于痛风药物存在不良反应，因此我们不得不防止其毒副作用。

早期常表现为间歇性的蛋白尿，一般病程进展较为缓慢。随着病情的发展，蛋白尿逐渐转变为持续性，肾脏浓缩功能受损，出现夜尿增多、涨尿等。晚期则可发生慢性肾功能不全，表现为水肿、高血压、血尿素氮和肌酐升高，最终患者可因肾功能衰竭而死亡。少数患者以痛风性肾病为主要临床表现，而关节炎症状不明显。由于肾脏滤过功能不全时，尿酸的排泄减少，可引起血尿酸水平的升高。故对于慢性肾功能不全伴高尿酸血症的患者，很难判断其高尿酸血症与肾病之间的因果关系。痛风患者在服药过程中，如果发现身体某些部位有异常症状，要及时与医生沟通，必要时要立即停药，避免造成更大的伤害。

研究表明，尿酸盐肾病与痛风性关节炎的严重程度无关，即轻度的关节炎患者也可有肾病变，而严重的关节炎患者不一定有肾脏异常。早期有轻度单侧或双侧腰痛，嗣后出现轻度水肿和中度血压升高。尿呈酸性，有间歇或持续蛋白尿，一般不超过 ++。几乎均有肾小管浓缩功能下降，出现夜尿、多尿、尿相对密度偏低。一般 5~10 年后肾病加重，进而有可能发展为尿毒症，17%~25% 死于肾功能衰竭。痛风性肾病有持续性高尿酸血症，20% 在临床上有肾病变表现，经过数年或更长时间可先后出现肾小管和肾小球受损，少部分发展至尿毒症。尿酸盐肾病的发生率仅次于痛风性关节损害，并且与病程和治疗有密切关系。

痛风性肾病是由尿酸盐结晶、沉积于肾组织引起的慢性间质性炎症，患者病情进展缓慢，根据患者临床表现症状

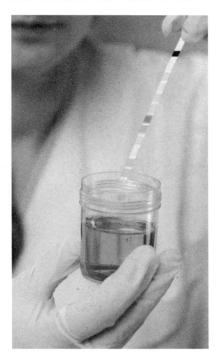

及相关检查内容，痛风性肾病可分三个发展时期。也可以从三个发展时期中看出其症状。

早期痛风性肾病

这一时期患者会出现高血压和氮质血症，在病程中有 25% 患者会夹杂尿路感染，一般来说痛风性肾病多在不知不觉中发病，而且进展很缓慢，常经历10~20 年才发生肾功能衰竭。还有约20% 的患者并发尿酸性结石，可出现肾绞痛、血尿或尿中排出尿酸石。

中期痛风性肾病

随着病情进展，痛风性肾病发展到中期后，患者可出现轻度水肿，尿常规检查出现明显改变，如持续性蛋白尿；肾脏浓缩功能受损明显，出现夜尿增多、

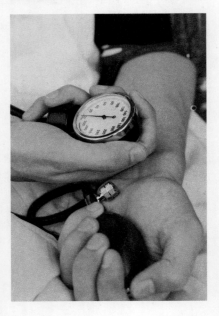

渗尿等表现，部分患者还可有血压高、腰酸、乏力、头昏、头痛等症状。进行肌酐清除率、酚红排泄试验、肾小球滤过率测定等肾功能检查，可发现轻中度肾功能减退，但血中尿素氮与肌酐多无显著升高。

晚期痛风性肾病

这一时期患者的水肿、高血压、低蛋白血症等更加明显，并可出现贫血。最突出的表现是肾功能不全的加重，尿量逐渐减少，尿素氮、肌酐进行性升高，出现明显的氮质血症。最后发展为尿毒症、肾功能衰竭，只能依靠人工肾维持生命，若不及时治疗，会危及患者生命。

由于痛风性肾病是痛风病的并发症，因此，在日常生活中要积极的预防痛风的发作，患上痛风病后，要及时治疗，并进行相关的饮食调理。

日常饮食原则

饮食调养是治疗肾脏疾病的重要手段之一。通过合理的饮食调养，可改善肾病的症状，控制病情的发展，从而达到促进康复的目的。对于痛风并发肾病的患者，饮食调养应在痛风患者饮食基础上注意以下几点：

限制蛋白质的供应量

如果蛋白质供应太多，在体内代谢后，产生的含氮废物也多，排泄时会加重肾脏的负担。如果尿量很少，这些废物排泄不出去，就会在体内积存，从而引起一系列的中毒症状。因此，饮食中

应该避免食用含丰富蛋白质的食品，如肉类、蛋类和豆制品等。当病情好转的时候，才可逐渐增加蛋白质的供应量。

限制食盐和水分

有严重水肿、高血压、少尿的患者，应该无盐饮食。每日进入体内的水分不宜超过 1200 毫升。同时，忌食咸菜、酱菜、咸蛋、酱豆腐、榨菜等含钠多的食品。如水肿消退、血压下降、尿量增多，可改用少盐饮食，每日食盐量应限制在 2~3 克。

多食清淡而有利尿作用的食品

此类食物有鲤鱼、鲫鱼、西瓜、冬瓜等。

多吃一些含丰富维生素的食品

新鲜蔬菜和水果是碱性食物，既能供给多种维生素，还能促进肾脏功能的恢复。

控制膳食脂肪

减少动物脂肪的摄取，并减少摄取含丰富胆固醇的食物，如蛋黄、肥肉、动物内脏等，对防治痛风并发肾病有着重要的意义。

调理食谱推荐

菜品推荐 1——西瓜皮汤

西瓜皮适量。将西瓜皮洗净切块，放入锅中，加入适量清水，大火煮沸，小火煮成汤，煮至汤色碧绿纯清时，即可离火，待温时饮汤。本品能清热解毒、利水消肿，适用于痛风并发尿毒症者。

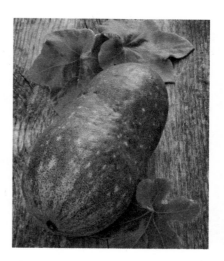

菜品推荐 2——花生蚕豆汤

花生仁 120 克，蚕豆 200 克，红糖适量。将花生仁、蚕豆放进锅中，加适量的水，大火煮沸，转为小火熬煮，待汤色呈棕红色并浑浊时，调入红糖即成。本品可益气、除湿、化浊，适用于痛风并发慢性肾炎者。

菜品推荐 3——蜜制萝卜

萝卜 1 个，蜂蜜适量。将萝卜切成片，用蜂蜜腌渍 4 小时后，反复 2 次。加水送服。本品可利尿排石，适用于痛风并发肾结石者。

主食推荐 1——竹叶薏苡仁粥

竹叶 30 克，薏苡仁 20 克，石膏 50 克，大米 50 克，白糖适量。将竹叶、石膏水煎取汁，与薏苡仁、大米一起倒进锅中，大火煮沸，小火煮至成粥，加白糖调味拌匀即可食用。本品能清热去火，适用于痛风并发肾盂肾炎者。

主食推荐 2——玉米面山药粥

玉米面 150 克，山药 100 克。将山药洗净，去皮，切成块，放进碗中，上蒸笼蒸熟；将玉米面用沸水调成厚糊，砂锅内加入清水，大火烧开，用竹筷拨入玉米糊，小火熬煮至熟，加入山药，一同煮成粥即成。本品能调中开胃，利水消肿，适用于痛风并发慢性肾炎者。

主食推荐 3——芡实桂花粥

芡实 20 克，桂花、白糖各适量。将芡实洗净，放进沸水中，煮成白色透明状，加入桂花、白糖即可。当成点心食用，每天 1 次，连服 15 天为 1 个疗程。本品具有养血益肝、固肾益精的功效，适用于痛风并发间质性肾炎者。

药茶推荐 1——西瓜藕汁

西瓜 300 克，鲜藕 200 克，蜂蜜适量。将西瓜洗净，切成块；鲜藕洗净，去皮，切成块，放进榨汁机中榨成汁，调入适量蜂蜜，搅拌均匀，每日服用 2 次。本品可除湿健脾、利水消肿、适用于痛风并发肾结石者。

药茶推荐 2——蚕豆壳冬瓜皮茶

蚕豆壳 30 克，冬瓜皮 50 克，红茶 20 克。将蚕豆壳、西瓜皮、红茶洗净，一起放进锅中，加入 3 碗水煮至剩余 1 碗水，去渣取汁即成。本品具有健脾利湿、利水消肿的功效，适用于痛风并发肾炎水肿者。

药茶推荐 3——蜂蜜二汁饮

空心菜 200 克，马蹄 200 克，蜂蜜适量。将空心菜洗净，去杂，切成段；马蹄洗净，去皮切块，再将两者放进榨汁机中榨成汁，调入适量的蜂蜜搅拌均匀即可饮用。每日 2 次。本品具有通淋排石的功效，适用于痛风并发肾结石患者。

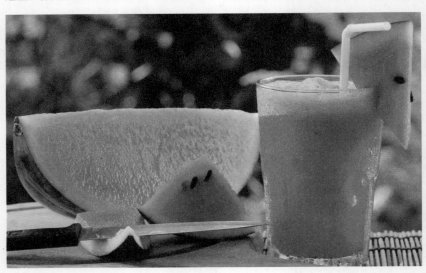

用药注意事项

长期服用利尿剂、阿司匹林、青霉素、抗结核等药物者，应定期检测血尿酸，因为上述药物有抑制肾小管排泄尿酸的作用。血尿酸升高不但会引起痛风发作，而且血中过饱和尿酸盐沉积在各主要脏器，可引起器质性病变，尤其是肾脏病变，高浓度尿酸盐长期在肾组织内沉积，可使肾小管尿酸排泄率降低，引起高尿酸血症。因此，既要预防高尿酸血症引起的肾功能障碍，积极控制血尿酸水平，又要预防肾功能不全引起的高尿酸血症。

痛风中肾结石的发生与尿酸的排泄有关，尿酸浓度越高，肾结石的发生率越高。因此，除了大量饮水、碱化尿液外，高尿酸排泄性患者不宜再用促进尿酸排泄的药物，避免结石的形成。

具有清热利尿，通淋消石功效的中药对消除因尿酸盐沉积和因尿酸结晶沉积引起的尿路阻塞有一定的治疗作用。临床常选用金钱草、海金沙、鸡内金、石韦、瞿麦、薏苡仁、车前子等。

此外，用车前草、玉米须、薏苡仁泡水代茶频频饮用，亦可促进尿酸排泄。由于痛风主要是由于先天禀赋不足，脾肾功能失调所致的，属本虚标实之证。因此，慢性期强调用补法，长期加强对肝脾肾的调补，或养肝补肾，或温肾健脾，或健脾益气。增强肝脾肾的功能十分重要，常以独活寄生汤、左归饮、右归丸以及白术散等加以治疗。

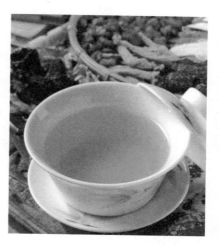

痛风并发肾病可使用排尿酸药。凡是肾功能正常及 24 小时尿酸小于 4.165 毫摩尔者，均可使用排尿酸药。可用丙磺舒抑制肾近曲小管对尿酸的重吸收，促进尿酸排泄，从小剂量开始，每次 0.25 克，每日 2 次，逐渐增加剂量，一般每日 1.0~1.5 克，最大剂量不超过 2 克，能有效控制血尿酸浓度。苯溴马隆疗效优于丙磺舒，不良反应也比丙磺舒小，近年来较为常用。

用药期间应该保持足够液体的摄入，碱化尿液。可使用乙酰唑胺 0.25 克，临睡前口服，使患者夜间有足够的尿量，并能起到碱化尿液的作用。还有就是使用抑制尿酸生成药别嘌呤醇，剂量和用法视病情而定，通常每日 0.2~0.4 克。当肾功能不全时，必须按肾小球滤过率加以调整，如肌酐清除率为 20 毫升 / 分钟，则剂量应小于每日 0.1 克。

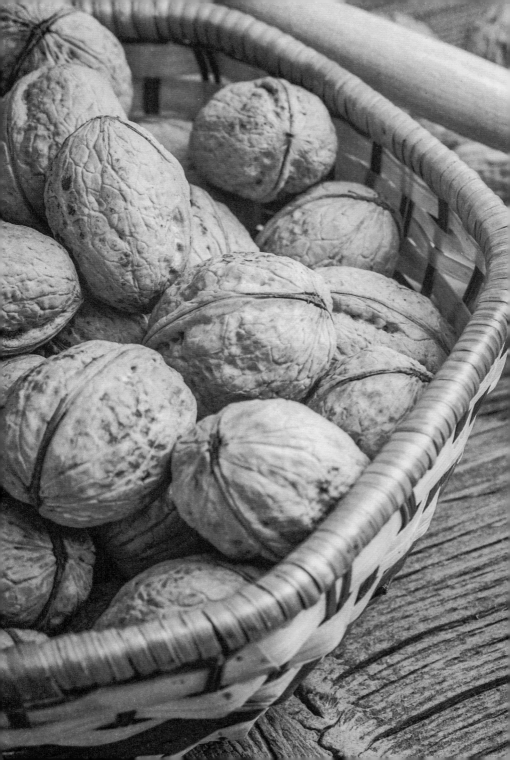

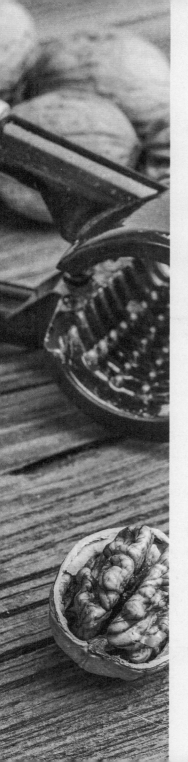

第四章

80 种痛风患者宜吃的食物

食物疗法是根据中医理论，选用食物或配合某种药物，经过烹调加工，制作成具有药效的食物，以达到养生保健、治病防病的目的。饮食对于治疗和预防痛风有着至关重要的作用，所以，痛风患者应当适当地调整饮食结构，采用合理的饮食方案，来改善人体气血平衡，从而达到预防和治疗痛风的目的。本章将告诉你合理的饮食方案，给予切实可行的饮食指导，让你在品尝美食的同时，轻松地防病治病。

大米
Da Mi

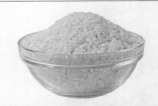

别名：稻米、白米　　**性味归经**：性平，味甘。归脾、胃、肺经

能量：1442 千焦 /100 克　　**嘌呤含量**：18.4 毫克 /100 克

调理关键词

健脾益胃、补中益气

　　大米能很好地调理脾胃，起到补中益气的作用。痛风急性期、间歇期与慢性期都可食用，痛风并发糖尿病患者应适量食用。但肾损害较严重、出现肾功能衰竭的痛风患者不可多吃。

食疗作用

　　大米具有补中益气、养胃滋阴、补虚劳、除烦止渴的功效，可用于治疗咳嗽痰少、咽喉干燥。大米中富含的维生素 E 有消融胆固醇的神奇功效。大米含蛋白质、糖类、钙、磷、铁、维生素 B_1、维生素 B_2 等营养成分，所含蛋白质为优质蛋白，可使血管保持柔软，降低血压。

选购保存

　　优质大米富有光泽，干燥无虫，无沙粒，米灰、碎米极少，闻之有股清香味，无霉味。要把存米的容器清扫干净，以防止生虫。若发现米生虫，要将米放阴凉处晾干。

♥ 应用指南

　　1. 适于痛风急性发作时食用：先将 60 克大米、30 克黑米洗净，浸泡，入沸水中煮成粥食用。本品可健脾滋肾、利于肾脏对血尿酸的代谢，又易于消化，能为痛风患者提供丰富的能量和 B 族维生素。

　　2. 适合痛风时期食用：将南瓜洗净，去皮去子，切成块；大米洗净，放进锅中，加上南瓜和适量水，大火煮沸，小火煮成粥，待粥凉了之后，放进搅拌机中搅拌即可。

　　3. 防治气血虚：将大米和花生仁洗净，浸泡 2 小时，放进锅中，加适量水和红枣，大火煮沸，转小火煮成粥，最后加上冰糖，搅拌均匀即可。

相宜搭配

宜	大米 + 桑葚 补肝益肾、消除疲劳	大米 + 小米 补脾胃

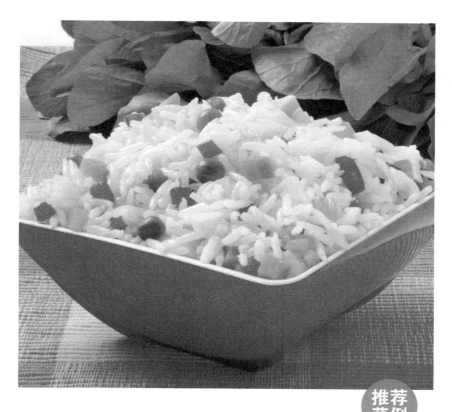

推荐菜例

健康大米饭

原料： 大米 100 克，豌豆 30 克，胡萝卜 1 根，彩椒粒 30 克，植物油少许

做法：

❶ 将豌豆洗净；胡萝卜洗净，去皮，切成丁。

❷ 大米洗净，浸泡后放进涂上植物油的锅中，加适量水，放进豌豆、胡萝卜、彩椒粒，搅拌均匀，用大火煮沸后改小火煮成饭，盛入碗中即可食用。

功效： 本品具有补中益气、清肝明目、开胃益智的功效，适合痛风、高血压、高脂血症、咳嗽痰少等患者食用。

大米

豌豆

🍴 **温馨提示**

大米淘洗好后，可往锅中滴入几滴植物油再煮，这样煮出来的米饭就不容易粘锅。

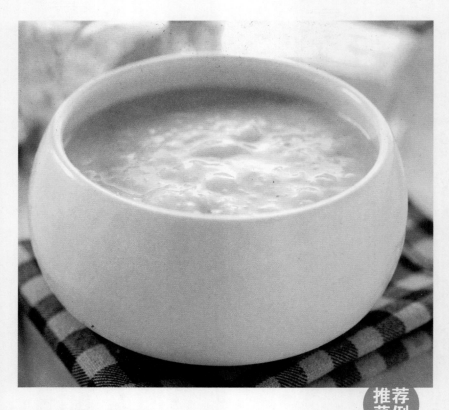

推荐
菜例

大米米糊

原料： 大米 100 克，白糖、盐各适量

做法：

❶ 大米淘洗净，用清水浸泡 2 小时。

❷ 将淘洗好的大米倒入豆浆机中，加水至上、下水位线之间，按下"米糊"键。

❸ 米糊煮好后，按照个人喜好加入白糖或盐调味即可。

功效： 大米性平，味甘，具有生津止渴、补中益气、调和五脏、通血脉的功效，用大米制成的米糊，口感绵软而不黏腻，

适用于高血压、痛风、视力下降、脾胃虚弱等患者。

大米

白糖

🍲 **温馨提示**

　　大米淘洗干净后可提前浸泡，浸泡的水可与大米一起打成米糊，以防营养流失。

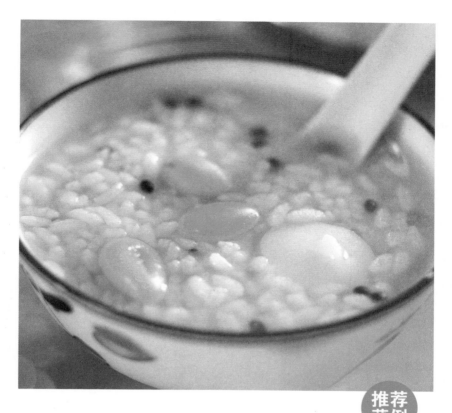

推荐
菜例

白果粥

原料: 大米100克,莱菔子15克,白果、浙贝母各10克,苏子、白芥子各8克,盐、香油各适量

做法:

❶ 将白果、大米洗净,与洗净的浙贝母、莱菔子、苏子、白芥子一起装入瓦煲内。

❷ 加入2000毫升清水,烧开后,改小火慢煮成粥。

❸ 下盐,淋入香油,调匀即可。

功效: 本品有下气平喘、止咳化痰的作用。大米透明度高,表面光亮,看上去似有油性。大米吸水性差,涨性小,也就是人们常说的"不出饭",但煮熟后口感柔软,香气浓郁。因此,大米粥是老弱妇孺皆宜的食物。

🍀**温馨提示**

　　要想使粥黏稠,必须尽可能让米中的淀粉溶于汤中,而要做到这一点,就必须使粥锅内水保持沸腾。

面粉
Mian Fen

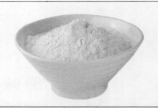

别名：无　　**性味归经**：性凉，味甘。归心、脾、肾经
能量：1458 千焦 /100 克　　**嘌呤含量**：2.3 毫克 /100 克

调理关键词

清热润燥、促进尿酸排出

　　面粉中含有丰富的膳食纤维、植物蛋白、矿物质和维生素，可缓解脏躁、烦热、消渴等症。其嘌呤含量较低，痛风患者经常食用能够较好地补充能量，促进尿酸的排出。

食疗作用

　　面粉富含蛋白质、碳水化合物、维生素和钙、铁、磷、钾、镁等矿物质，有养心益肾、健脾厚肠、除热止渴的功效。一般人皆可食用，偏食者尤其适合食用。

选购保存

　　越近麦粒中心部分的颜色越白，面粉品质则越好，所以由面粉的颜色可以看出好坏。但是过白的面粉有可能添加了增白剂，故颜色如死白灰色者不宜购买。宜置于通风干燥处储存。

♥ 应用指南

　　1. 适用于脾胃虚弱、痛风症：将适量面粉用水和匀，然后再加上一个鸡蛋、适量白糖，待面粉完全和鸡蛋和在一起时，将面团切成小块放入蒸盘；在锅中加上热水，烧沸后放进蒸盘，然后放进小面团，蒸30分钟即可。

　　2. 适用于痛风症：将面粉加入一个打好的鸡蛋，调成糊状；土豆洗净，去皮，切成条；胡萝卜洗净，去皮，切成丝；热锅置于火上，加上食用油，放进土豆条和胡萝卜丝，炒熟后加水，等水开后就可以把面糊用手拉得很薄很薄，然后入锅，煮熟，加上盐即可食用。

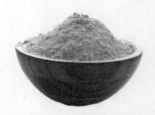

相宜搭配

宜	面粉 + 鸡蛋 增加营养	面粉 + 牛奶 补充钙质

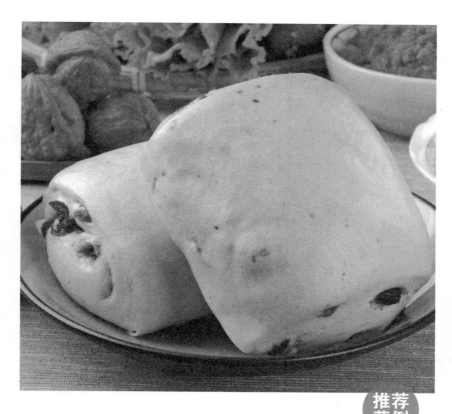

核桃花卷

原料： 核桃仁 30 克，圣女果干 20 克，面粉、大麦粉、鸡蛋清、白糖各适量

做法：

① 将面粉和大麦粉用鸡蛋清、水和白糖，和成面团；圣女果干洗净，切碎。

② 将面团擀成面皮之后，在面皮上撒上核桃仁和圣女果干碎，然后叠成一个小花卷状。

③ 放入蒸盘中，入锅蒸熟，取出即可食用。

功效： 本品具有益心养肾、清热润燥的功效，适用于痛风、偏食者、脾胃虚弱者。

核桃仁

圣女果

🍬 温馨提示

　　面粉类制品易饱腹，不宜多食，以免伤食导致腹胀腹痛、消化不良等症状。腹泻患者不宜食用核桃仁。

143

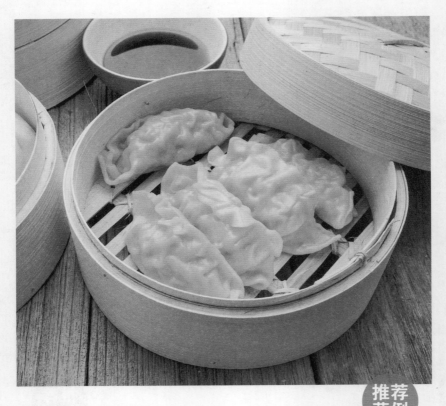

推荐
菜例

玉米生菜饺

原料: 生菜60克,玉米汁、面粉、白糖、食用油、盐各适量

做法:

① 将生菜洗净,切成碎末,加上食用油和盐,搅拌均匀成内馅,备用。

② 将面粉、玉米汁和适量白糖,和成面团。

③ 取出一团面团,擀成一张小圆面皮,在面皮里加上生菜馅,然后合上面皮,做成饺子,放进蒸盘,入锅中蒸熟即可。

功效: 本品具有滋阴补肾、补脾和胃的功效,适用于痛风、高血压、高脂血症、排尿不利等患者。

🍵 **温馨提示**

胃寒、尿频者不宜食用。生菜能清热解毒、安神、养胃,和面粉同食尤为适宜胃肠不佳者。

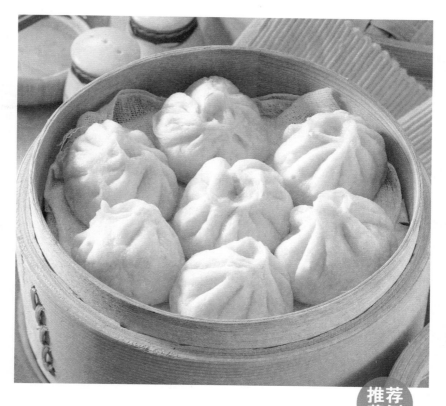

推荐
菜例

白菜包

原料：白菜 300 克，面团 200 克，盐
3 克，鸡精 2 克，姜 15 克

做法：

❶ 白菜切末后洗净；姜去皮洗净切末；
白菜加入姜和盐、鸡精拌匀。

❷ 面团揉匀成长条，分切成小件，下
剂按扁，擀成薄面皮；将馅料放面皮中，
捏成包子生坯。

❸ 生坯放置醒发1小时后，入锅中蒸熟。

功效：本品皮松软好吃，馅鲜味美，非

常爽口。其中的大白菜含有丰富的维
生素 B_1、维生素 B_2、维生素 C、粗纤
维等，营养价值较高。

白菜

盐

🍚 温馨提示

　　白菜应该先洗后切，这样才能
避免维生素流失过多。

145

糯米
Nuo Mi

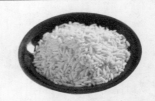

别名：元米、江米　　性味归经：性温，味甘。归脾、肺经

能量：1464 千焦 /100 克　　嘌呤含量：17 毫克 /100 克

调理关键词

补中益气，健脾养胃

糯米的主要功能是温补脾胃，所以对中气虚、脾胃弱的痛风患者有很好的补益作用。糯米还有收涩作用，对尿频、自汗有较好的食疗效果，且其嘌呤含量很低，有利于痛风患者缓解症状。

食疗作用

糯米含有蛋白质、脂肪、糖类、钙、磷、铁、B 族维生素及淀粉等，为温补强壮品。能够补养元气，主要功能是温补脾胃，还能够缓解气虚所导致的盗汗，妊娠后腰腹坠胀，劳动损伤后气短乏力等症状。糯米适宜贫血、脾胃虚弱、神经衰弱者食用。不适宜腹胀、咳嗽、痰黄、发热患者食用。

选购保存

糯米以存放三四个月的为最好，因为新鲜糯米不太容易煮烂，也较难吸收佐料的香味。将几颗大蒜头放置在米袋内，可防止糯米因久存而长虫。

♥ 应用指南

1. 防治气血不足、倦怠无力、心悸失眠、食欲减退：糯米 200 克，党参 10 克，红枣 60 克，白糖适量。将糯米淘洗净，党参洗净，红枣去核洗净，然后同放进锅中，加入适量水，大火煮沸，转小火煮至成粥，加上白糖，搅拌均匀即可。

2. 防治口渴饮水或是少食欲呕：将 30 克糯米洗净，晒干，研成细末或者磨成浆，加上少许蜂蜜，适量水，煮成稀糊。

3. 防治气虚不固、自汗不止：150 克糯米洗净，100 克小麦麸洗净，同炒，研成细末，米饮送服，或是蘸食。本方可以益气敛汗。

搭配宜忌

宜	糯米 + 红枣 温中祛寒	忌	糯米 + 鸡肉 可致胃肠不适

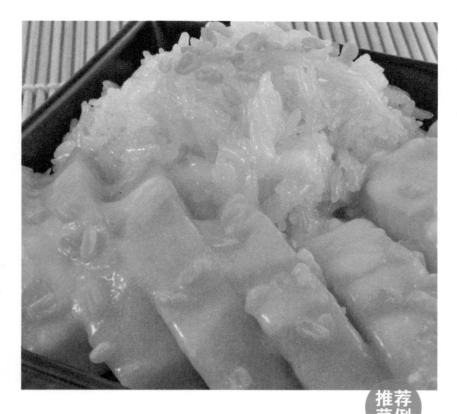

推荐菜例

木瓜糯米蒸饭

原料：木瓜1个，糯米50克，泰国炸绿豆子、木瓜酱、白糖各适量

做法：

① 将木瓜洗净，去皮去子，切成小段，整齐地排在盘中。

② 将糯米洗净，放进锅中隔水蒸熟，再加上少许白糖，搅拌均匀，待白糖溶化后盛入盘中，淋上木瓜酱、撒上泰国炸绿豆子即可食用。

功效：本品可补中益气、健脾养胃，适用于尿频、自汗、腰酸背痛的患者。

🍠 **温馨提示**

糯米食品宜加热后食用，不宜一次食用过多；糯米性黏滞，难于消化，小孩或病人慎用。

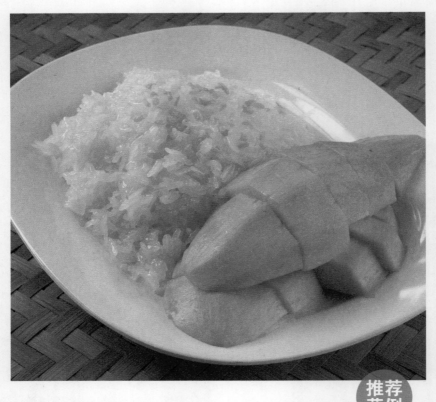

推荐
菜例

芒果糯米饭

原料： 芒果1个，椰浆、糯米、白糖、泰国炸绿豆子、食用油各适量

做法：

❶ 将芒果洗净，与椰浆拌匀，去皮去核，切成小块，备用。

❷ 将糯米洗净，放进涂上一层食用油的锅中，煮成饭后，趁热加上白糖，待其溶化，搅拌均匀，盛进盘中，放上芒果，撒上泰国炸绿豆子即可食用。

功效： 本品具有健脾益胃、补中益气、开胃消食的功效，适用于食欲不振的痛风患者食用。

🍄 温馨提示

　　儿童、糖尿病患者、体重过重者或其他患有慢性病如肾脏病、高脂血症的人不宜食用。

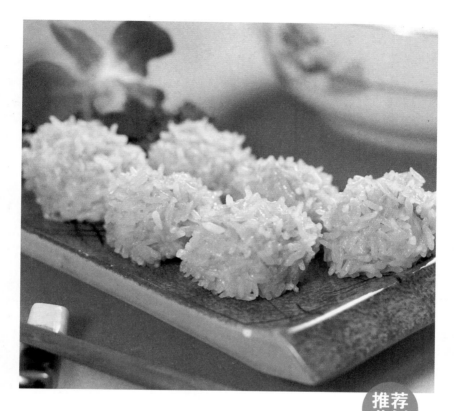

珍珠素圆子

原料： 马蹄 200 克，糯米 100 克，面粉 50 克，鸡蛋 1 个，盐 3 克，味精 2 克，料酒 10 毫升，姜 20 克，葱 15 克

做法：

❶ 糯米洗净，用温水泡 2 小时，沥干水分；马蹄去皮洗净，切末；葱、姜洗净切末；鸡蛋打入碗中拌匀。

❷ 马蹄末、鸡蛋液、面粉拌匀，加上盐、味精、料酒、姜末、葱末搅上劲，再挤成直径约 3 厘米的圆子，依次蘸上糯米。

❸ 将糯米圆子放入笼中，蒸约 10 分钟，取出装盘即可。

功效： 本品不但营养价值高，而且卖相好、入口香，有助于提升食欲、温补脾胃，适宜脾胃弱的痛风患者食用。

🍜 温馨提示

　　如果痛风症状比较轻，制作此品可加入少许五花肉。

149

糙米
Cao Mi

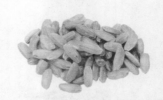

别名: 胚芽菜、玄米　　**性味归经:** 性温，味甘。归脾、胃经

能量: 1540 千焦 /100 克　　**嘌呤含量:** 22.4 毫克 /100 克

调理关键词

补中益气、调和五脏

糙米胚芽中富含的维生素 E 能促进血液循环，有效维护全身机能，保持肾脏排泄功能，从而有利于尿酸排出。糙米还含有最丰富的膳食纤维，有助于排出肠内宿便，促进部分尿酸排出，有利于痛风患者缓解不适症状。

食疗作用

糙米具有提高人体免疫力、加速血液循环、消除烦躁、促进肠道有益菌繁殖、加速肠道蠕动、软化粪便等功效。对于预防心血管疾病、贫血症、便秘等病症效果显著，而且对治疗糖尿病、肥胖症有很好的食疗作用。此外，糙米中的膳食纤维还能与胆汁中的胆固醇结合，促进胆固醇的排出，进而帮助高脂血症患者降低血脂。

选购保存

优质糙米色泽晶莹，颗粒均匀，无黄粒，有一股米的清香味，无霉烂味，用手插入米袋摸一下，手上无油腻、米粉，用手碾一下，米粒不碎。放在干燥、密封效果好的容器内，并且要置于阴凉处保存。另外可以在盛有糙米的容器内放几瓣大蒜，可防止糙米因久存而生虫。

♥ 应用指南

1. 分解胆固醇、保持血液流畅、防治高血压和脑卒中：将 180 克糙米洗净，放进锅中，翻炒到糙米呈黄褐色为止；锅中加上 500 毫升水，煮沸后，放入糙米，马上停火，静置 5 分钟，过滤后即可当茶喝。

2. 补中益气、增加营养：糙米洗净，加水浸泡 1 小时，放进锅中煮成饭；南瓜去皮去子，洗净切丁，10 分钟后拌入米饭中，加盐，拌匀即可。

相宜搭配		
宜	**糙米＋胡萝卜** 保护视力	**糙米＋荠菜** 健脾补虚

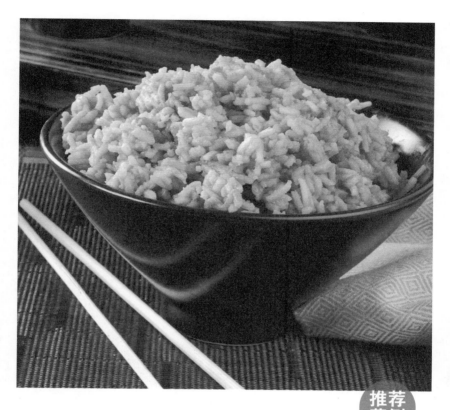

糙米杂粮饭

原料： 糙米 60 克，小米 50 克，胡萝卜 1 根

做法：

❶ 将胡萝卜洗净，去皮，切成小丁。

❷ 糙米洗净后，浸泡一段时间；小米洗净，和糙米一起放进饭锅中，加上胡萝卜丁和适量清水，同煮至熟即可。

功效： 本品能补中益气、调和五脏、补充维生素，有利于尿酸排出。适用于痛风、视力下降、脾胃虚弱、气虚等患者。

推荐菜例

糙米

小米

🍲 温馨提示

糙米口感较粗、质地紧密，煮前可以将其淘洗后用冷水浸泡过夜，然后连浸泡水一起投入高压锅，煮 30 分钟以上即可。

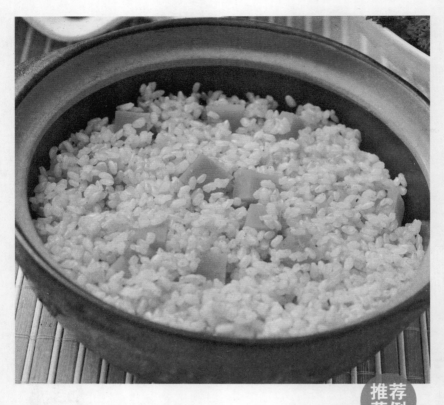

推荐
菜例

糙米红薯饭

原料：糙米 100 克，红薯 50 克，白糖适量

做法：

❶ 将红薯去皮洗净，切块；糙米淘洗干净，浸泡 30 分钟，备用。

❷ 将红薯、糙米放进饭锅中煮成饭，再加入白糖调匀即可。

功效：本品具有健脾和胃、生津止渴、通肠润便的功效，适合脾胃虚弱、便秘、痛风等患者食用。

糙米　　　　　红薯

🍴 温馨提示

　　由于糙米口感不好，蒸饭的时候可以加一些糯米。但患有急性肠炎者不宜食用。

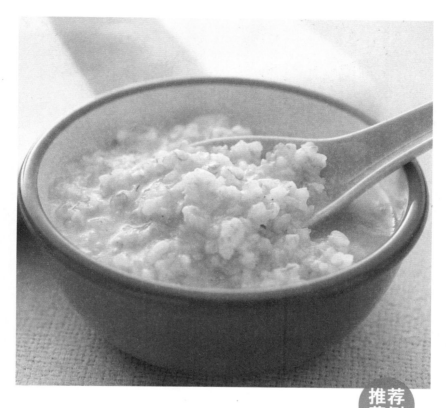

糙米稀饭

原料： 糙米 60 克，冰糖 5 克

做法：

1. 将糙米用清水洗净，放入清水中浸泡约 30 分钟。

2. 锅洗净，置火上，将已经备好的糙米放入锅中，加入适量清水，用中火煮至糙米熟烂。

3. 最后加入冰糖熬至溶化即可。

功效： 本品有调节体内新陈代谢、降低胆固醇的作用，并且富含优质蛋白。

推荐菜例

糙米

冰糖

🍵 **温馨提示**

　　平时吃的大米营养价值在加工过程中有所损失，加上反复淘洗，外层的维生素和矿物质进一步流失，剩下的主要是碳水化合物和部分蛋白质，营养价值比糙米低，糙米所保留的这些外层组织，有很高的营养价值。

薏苡仁
Yi Yi Ren

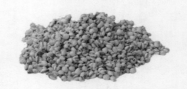

别名：薏米、六谷米、药玉米　　**性味归经**：性凉，味甘、淡。归脾、胃、肺经
能量：1512千焦/100克　**嘌呤含量**：25毫克/100克

调理关键词

降压降糖、清热利尿

薏苡仁中含有薏苡仁酯、薏苡仁醇及多种氨基酸等营养成分，能降血压、降血脂、降血糖，还有祛湿利尿的作用，能够促进尿酸的排泄，对防治痛风及其并发症有较好的作用。

食疗作用

薏苡仁含有蛋白质、脂肪、碳水化合物、维生素 B_1、薏苡仁酯、薏苡仁油、三萜化合物和各类氨基酸，具有利水渗湿、抗癌、解热、镇静、镇痛、抑制骨骼肌收缩、健脾止泻、除痹、排脓等功效，还可美容健肤，对于治疗扁平疣等病症有一定食疗功效。薏苡仁有增强人体免疫功能、抗菌抗癌的作用。薏苡仁入药，用来治疗水肿、脚气、脾虚泄泻，也可用于肺痈、肠痈等病的辅助治疗。

选购保存

选购薏苡仁时，以粒大、饱满、色白、完整者为佳品。贮藏前要筛除薏苡仁中的粉粒、碎屑，以防止生虫或生霉。

♥ 应用指南

1. 防治脾虚水肿、风湿痹痛、四肢拘挛：将薏苡仁和大米洗净，放进锅中，加适量水，大火煮沸，小火煮至成粥，每日2次，连服数日。

2. 防治水肿、排尿不利、喘息胸满：郁李仁洗净，研烂，煎水取汁；200克薏苡仁，洗净，放进锅中，加上郁李仁汁和适量水，煮成饭，分2次食用。

3. 防治肿瘤：薏苡仁、菱角、半枝莲各30克。加水煎汤，分2次服。本方对肿瘤有一定抑制作用，其中以半枝莲的药用效果比较明显。

相宜搭配

宜	薏苡仁＋山药 润肺益脾	薏苡仁＋大米 补脾除湿

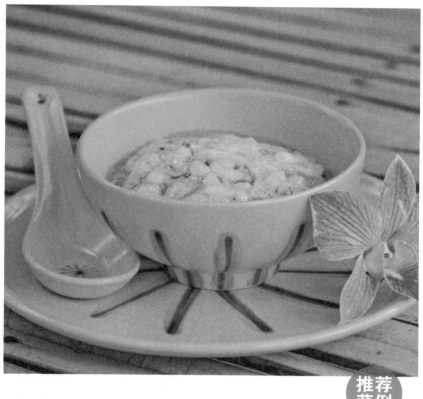

推荐
菜例

薏苡仁鸡蛋羹

原料: 薏苡仁 50 克,鸡蛋 1 个,盐或白糖适量

做法:

❶ 将薏苡仁洗净;鸡蛋磕开,取出鸡蛋清,搅拌均匀,备用。

❷ 将薏苡仁放进锅中,加适量清水,大火煮沸,转小火煮至熟。

❸ 加上鸡蛋清,再加适量盐或者白糖,搅拌均匀即可食用。

功效: 本品具有健脾利湿、清热的功效,适用于脾虚泻痢、肺痈、水肿等患者。

薏苡仁

鸡蛋

🍀 温馨提示

脾虚便难及妊娠期妇女慎服。薏苡仁作为食疗材料治病时力度较缓,故要久服才能见效。

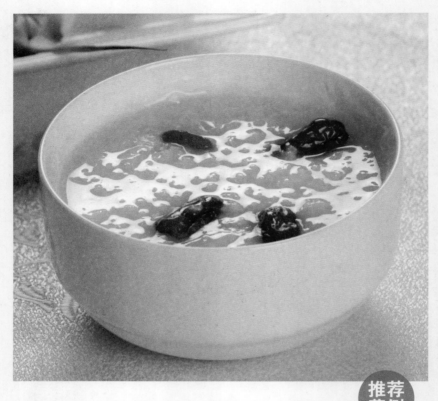

推荐菜例

薏苡仁红枣银耳粥

原料: 薏苡仁、大米各50克,红枣5颗,银耳10克,枸杞子1颗,白糖适量

做法:

❶ 将银耳洗净,泡发,撕成小朵;枸杞子、红枣洗净。

❷ 薏苡仁和大米洗净,放进锅中,加适量水,再加上银耳、红枣,大火煮沸,小火煮至成粥,放上枸杞子装饰。

❸ 加入白糖调味即可。

功效: 本品具有健脾利湿、和胃的功效,适用于脾胃虚弱、贫血、水肿等患者。

🍵 **温馨提示**

薏苡仁在煮之前,最好先用水洗净后浸泡数小时,煮时先用大火烧开,再改用小火熬。

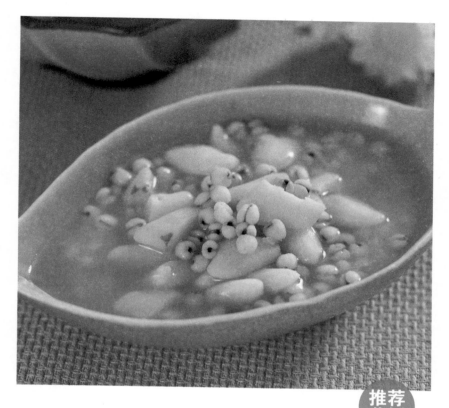

薏苡仁炖菱角

推荐菜例

原料： 薏苡仁 300 克，菱角 30 克，白糖 5 克

做法：

❶ 将薏苡仁洗净泡发；菱角去皮，洗净，对切。

❷ 将薏苡仁、菱角同放入炖锅内，加1500 毫升水，置大火上烧沸，再用小火炖煮 35 分钟。

❸ 加入白糖，继续煮至入味即可。

功效： 本品具有健脾燥湿、清热解毒等功效。适宜水肿、脚气、小便淋沥、湿温病、泄泻带下、风湿痹痛、筋脉拘挛、肺痈、肠痈、扁平疣等症。

🍲 **温馨提示**

薏苡仁有清热去湿的功效，天气燥热或胸中烦闷时，吃些薏苡仁烹饪品能消除燥热，使身体舒畅。薏苡仁需要提前 2 小时泡发。

大麦
Da Mai

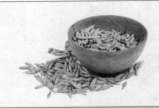

别名：牟麦、倮麦、饭麦、赤膊麦　　性味归经：性凉，味甘。归脾、胃经

能量：1367 千焦 /100 克　　嘌呤含量：24 毫克 /100 克

调理关键词

益气调中、调和五脏

　　大麦中所含的大量可溶性膳食纤维，可以降低血液中胆固醇及低密度脂蛋白的含量，同时促进尿酸的排泄，对痛风及痛风并发高脂血症的患者有较好的食疗作用。

食疗作用

　　大麦含有淀粉、蛋白质、钙、磷、尿囊素等成分，有和胃、宽肠、利水的功效。对食滞泄泻、排尿淋痛、水肿、烫火伤等病症有食疗作用。胃气虚弱、消化不良、肝病、食欲缺乏、伤食后胃满腹胀者更宜食用。

选购保存

　　以颗粒饱满，无虫蛀者为佳。新收获的大麦，子粒含水量高达 40%，一般要进行干燥（日光曝晒等），使水分降至 12%~14%，以便于贮藏。对于酿造大麦，干燥温度不应超过40℃，因为过高的温度往往会对酿造品质造成一定的破坏作用。

♥ 应用指南

　　1. 用于饮食过度、烦闷胀满，适用于痛风者：将大麦 30 克洗净，微炒，然后研成细末，每次 6 克，用温开水送服。本品有消食下气的作用。

　　2. 用于排尿淋涩疼痛、排尿黄：将大麦 100 克洗净，放进锅中，煎汤取汁，加上生姜汁和蜂蜜各 5 毫升，搅拌均匀，饭前分 3 次服下。

　　3. 用于消化不良：将 60 克大麦洗净，放进锅中，加适量水，大火煮沸，再转小火煮成稀粥，分 2 次食用。

　　4. 适合痛风者食用：将 30 克大麦洗净，晒干，放到锅中，炒至大麦呈微黄色；锅中加水，煮开，放进炒好的大麦，立即停火，滤去大麦即可饮用。

相宜搭配

宜	大麦 + 姜汁 利排尿、解毒	大麦 + 南瓜 补虚养身

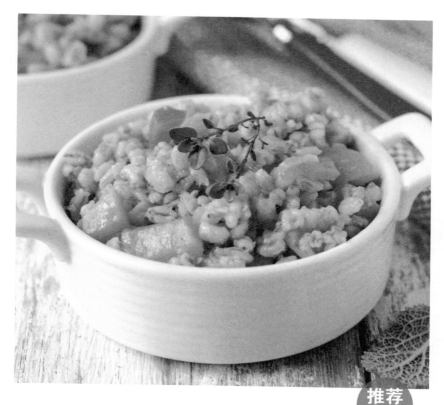

大麦杂粮饭

原料： 大麦50克，苦瓜1根，薏苡仁30克，胡萝卜适量

做法：

❶ 将苦瓜洗净，去子，切成小块；胡萝卜洗净，去皮，切成小丁。

❷ 将大麦和薏苡仁洗净，分别用清水浸泡一段时间。

❸ 大麦、薏苡仁、胡萝卜和苦瓜一起放进锅中，加适量水，煮成米饭即可。

功效： 本品具有健脾利湿、益气调中的功效，适用于消化不良、食欲不振、水肿等患者。

大麦

苦瓜

温馨提示

　　用低温烹饪去壳大麦需要1小时，1杯大麦需用3~4杯水，去壳大麦和去壳大麦粒在烹饪前要浸泡。

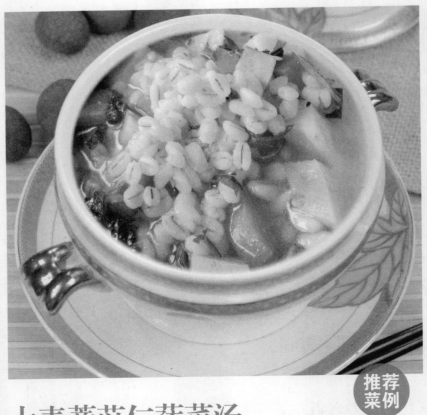

推荐菜例

大麦薏苡仁蔬菜汤

原料: 大麦、薏苡仁各50克,土豆1个,胡萝卜1根,香菜、盐各适量

做法:

❶ 将土豆洗净,去皮,切小块;胡萝卜洗净,去皮,切成小块;香菜叶洗净,切碎。

❷ 将大麦和薏苡仁洗净,放进锅中,加上土豆、胡萝卜和适量水,大火煮沸,小火煮成汤。

❸ 加盐调味,撒上香菜即可。

功效: 本品具有健脾利湿、和胃的功效,适用于脾胃虚弱、贫血、水肿等患者。

🍲 温馨提示

    由于大麦芽可回乳或减少乳汁分泌,故女性在怀孕期间和哺乳期内应忌食大麦。

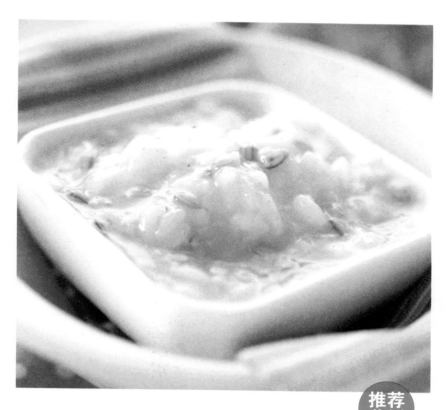

推荐菜例

大麦糯米粥

原料：大麦、糯米各 50 克，冰糖适量

做法：

❶ 糯米、大麦分别洗净，用清水浸泡 3~4 小时，捞出，沥干水分。

❷ 注水入锅，大火煮开，倒入糯米、大麦同煮，边煮边搅拌。

❸ 待水再煮开，转小火继续熬至米软粥稠，再加入冰糖调味，待冰糖溶化后，将粥倒入碗中，即可食用。

功效：大麦具有健脾消食、止渴、利尿的作用；糯米具有健脾养胃、补中益气的作用，二者同煮成粥尤其适合脾胃虚弱者食用。

🍵 温馨提示

便秘者少食此粥；也可在此粥中加些大米，健脾胃功效更佳。

黑米
Hei Mi

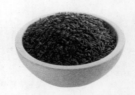

别名：血糯米　性味归经：性平，味甘。归脾、胃经

能量：1427 千焦 /100 克　嘌呤含量：＜ 25 毫克 /100 克

调理关键词

保护血管、抗衰老

黑米中的黄酮类化合物能维持血管的正常渗透压，减轻血管脆性，防止血管破裂并且止血。其中的花青素类物质可抗衰老，促进血液循环，能缓解痛风引起的关节不适症状。

食疗作用

黑米含蛋白质、脂肪、碳水化合物、B 族维生素、维生素 E、钙、磷、钾、镁、铁、锌等营养元素，营养丰富。黑米具有健脾开胃、补肝明目、滋阴补肾、益气强身、养精固本的功效，是抗衰美容、防病强身的滋补佳品。同时，黑米含维生素、蛋白质等，对于脱发、白发、贫血、流感、咳嗽、气管炎、肝病、肾病患者都有食疗保健作用。

选购保存

优质的黑米要求粒大饱满、黏性强、富有光泽，很少有碎米和爆腰（米粒上有裂纹），不含杂质，无虫蛀。黑米要保存在通风、阴凉处。

💗 **应用指南**

1. 用于贫血、头昏目眩：将 50 克黑米洗净，放进锅中，大火煮沸，转小火煮成粥，加入红糖调味即可。

2. 用于脾胃虚弱、体虚、抵抗力差：将 100 克黑米、20 克糙米洗净，放进锅中，大火煮沸，转小火煮至成粥，加入冰糖调味，搅拌均匀即可食用。

3. 用于病后体虚者，防治失眠：黑米 100 克，银耳 10 克，红枣 10 颗。将黑米用清水洗净，然后浸泡一段时间；银耳洗净后泡发，红枣去核洗净，然后将食材一同入锅，加适量水，大火煮沸后，转小火煮至成粥，最后加入冰糖调味，搅拌均匀即可。

相宜搭配

宜	黑米 + 大米 开胃益中、明目	黑米 + 牛奶 益气养血、生津、健脾胃

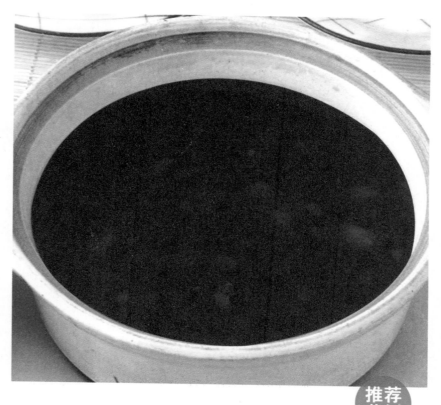

推荐菜例

黑米粥

原料：黑米 100 克，白糖适量

做法：

❶ 将黑米洗净，提前浸泡。

❷ 黑米放进锅中，加适量水，大火煮沸，小火煮成粥。

❸ 趁热加入白糖，搅拌均匀，待白糖溶化之后即可食用。

功效：本品具有健脾开胃、补肝明目、滋阴补肾、益气强身、养精固元的功效，适用于体弱病多、贫血者及肝病患者。

黑米

白糖

🍂 温馨提示

　　黑米外部有坚韧的种皮包裹，不易煮烂，故黑米在煮粥时，应提前浸泡一夜再煮。

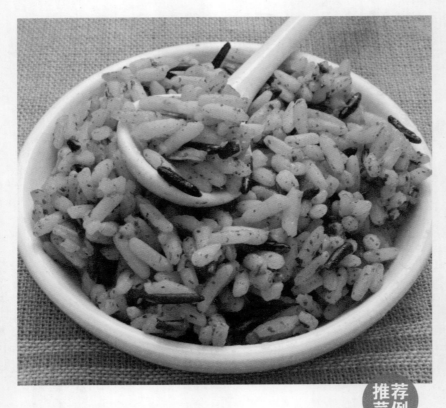

推荐菜例

糙米黑米饭

原料: 糙米 80 克，黑米 50 克，白糖适量

做法:

❶ 黑米和糙米洗净，提前浸泡。

❷ 锅置火上，加适量清水，将黑米和糙米放进锅中，大火煮沸后，转小火煮成饭。

❸ 将饭盛进碗中，放进白糖，搅拌均匀，待溶化后，即可食用。

功效: 本品具有补中益气、调和五脏、滋阴补肾、益气强身的功效，适用于脾胃虚弱、贫血者。

温馨提示

黑米粥若不煮烂，不仅大多数营养成分未溶出，而且多食后易引起急性肠胃炎，对消化功能较弱的孩子和老年人、病后体虚者更是如此。

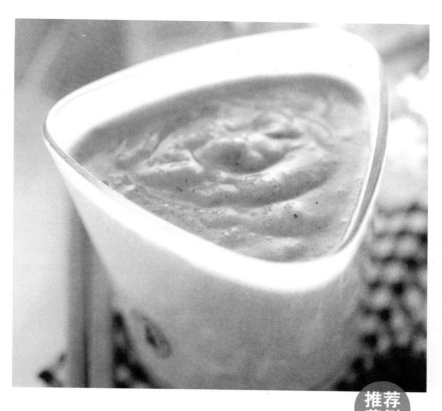

推荐菜例

黑米牛奶糊

原料： 黑米100克，牛奶200毫升，白糖适量

做法：

❶ 黑米洗净，用清水浸泡4小时。

❷ 将浸泡好的黑米和牛奶一起倒入豆浆机中，加水至上、下水位线之间，按下"米糊"键。

❸ 米糊煮好后，豆浆机会提示做好；倒入碗中，加入适量的白糖，即可食用。

功效： 黑米有滋阴补肾、健脾暖肝、补血益气、增智补脑等作用，与牛奶打成米糊含有丰富的B族维生素，具有提高抵抗力、补肾强肾的功效，有助于缓解老年人腰膝酸软等症。

🍚 **温馨提示**

纯黑米糊稍有些粗糙，可放些大米一起打匀。

燕麦
Yan Mai

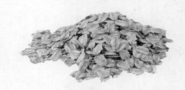

别名：雀麦、野麦子　　**性味归经：**性凉，味甘。归脾、胃经
能量： 1536.2 千焦 /100 克　　**嘌呤含量：** < 25 毫克 /100 克

调理关键词

降低胆固醇，促进尿酸排出

　　燕麦具有高蛋白、低碳水化合物的特点。燕麦中富含可溶性纤维和不溶性纤维，能大量吸收人体内的胆固醇并排出体外，还能促进尿酸排泄，适合痛风及高脂血症患者食用。

食疗作用

　　燕麦含淀粉、钙、磷、尿囊素等成分，有和胃、宽肠、利水的功效。对食滞泄泻、排尿淋痛、水肿、烫火伤等病症有食疗作用。燕麦可以有效地降低人体中的胆固醇，经常食用，可对中老年人的主要威胁——心脑血管病起到一定的预防作用，还可以改善血液循环，缓解生活、工作带来的压力。

选购保存

　　燕麦虽不等同于麦片，但是人们常说的麦片指的就是燕麦。在选购麦片时首先要看燕麦成分占多少，其次看膳食纤维的量，最后看含糖量。置于通风干燥处密封保存。

♥ 应用指南

　　1. 排毒通便、健脾润肠、清除体内多余油脂和废物：将 2 个罗汉果和 200 克燕麦洗净，然后将两者同入锅中，加入适量清水，先用大火煮沸，再转小火煮至熟烂。加盐调味，搅拌均匀即可食用。

　　2. 适用于痛风患者：20 克冬瓜洗净，去皮去子，切成丁；将 40 克燕麦洗净，两者一起放进锅中，加适量水，大火煮沸，小火煮成粥，加上盐和味精调味即可。

　　3. 可以降脂降血糖，适用于肥胖者：将燕麦洗净，放进锅中，加上豆腐渣，大火煮开，小火煮成粥，再加上白糖调味即可。

相宜搭配

宜	燕麦 + 南瓜 补虚健脾、降糖止渴	燕麦 + 牛奶 美白润肤、降低血脂

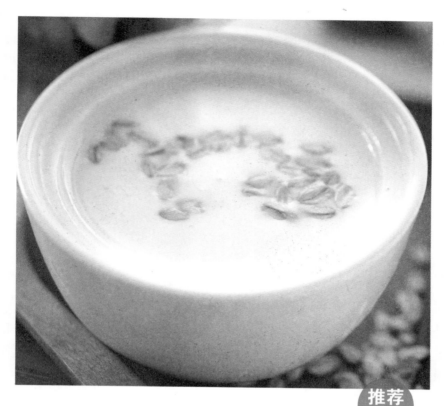

推荐
菜例

牛奶燕麦片

原料： 牛奶适量，燕麦片 50 克，白糖
或盐少许

做法：

❶ 将燕麦片放进锅中，加上牛奶，用
大火煮沸，小火煮 5 分钟。

❷ 可依个人口味加上适量的白糖或盐
调味，搅拌均匀即可食用。

功效： 本品有益肝和胃、养颜美容、滋
补脾胃的功效，适用于脾胃虚弱、皮肤
干燥粗糙者以及冠心病、脂肪肝等患者。

牛奶　　　　　燕麦片

🍲 温馨提示

　　本品虽然营养丰富，但一次不
可吃得太多，否则有可能造成胃痉挛
或者腹部胀气，故必须适量进食。

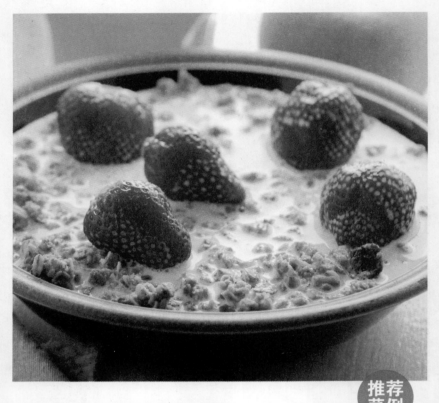

推荐菜例

燕麦牛奶草莓羹

原料： 燕麦 50 克，牛奶、草莓、盐、白糖各适量

做法：

❶ 将草莓洗净，去蒂。

❷ 将燕麦放进锅中，加入牛奶，大火煮沸，小火煮 10 分钟。

❸ 可依个人口味加入适量盐或者白糖调味，然后在燕麦牛奶上面撒上草莓即可食用。

功效： 本品具有益气健脾、润肠通便、补虚、强身健体的功效，适用于冠心病、便秘、体虚、脾胃虚弱者。

燕麦

牛奶

🍄 温馨提示

　　一般人都可食用，尤其适合中老年人食用。

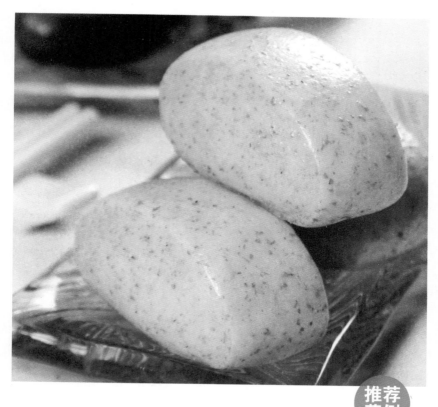

推荐菜例

燕麦馒头

原料： 低筋面粉200克，白糖、泡打粉、干酵母、改良剂、燕麦粉各适量

做法：

❶ 低筋面粉、泡打粉过筛，与燕麦粉混合，加白糖、干酵母、改良剂、清水拌至溶化，揉至面团纯滑，用保鲜膜包起松弛约20分钟。

❷ 用擀面杖将面团压薄，卷成长条状，分切成每件约30克的面团，均匀排于蒸笼内蒸熟即可。

功效： 燕麦的蛋白质含量较高，必需氨基酸组成合理，有利于其他氨基酸的吸收，所以此馒头具有降低胆固醇、健脾利尿、消肿降脂的作用，对人体的生长发育和新陈代谢有明显的促进作用。

🍵 温馨提示

　　因燕麦降血糖的功效也很明显，所以给糖尿病患者制作时应把白糖换成木糖醇。

玉米
Yu Mi

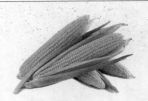

别名：苞米、包谷、珍珠　　性味归经：性平，味甘。归脾、肺经

能量：469 千焦 /100 克　　嘌呤含量：9.4 毫克 /100 克

调理关键词

利尿、促进尿酸排泄

玉米具有补中益气、降压降脂、祛湿利尿的功效，其基本不含嘌呤，利尿的同时能够将尿酸排出体外，避免尿酸在关节处积聚，能有效缓解痛风患者关节疼痛，是痛风患者的食疗佳品。

食疗作用

玉米有开胃益智、宁心活血、调理中气等功效，还能降低血脂，可延缓人体衰老、预防脑功能退化、增强记忆力。玉米含蛋白质、脂肪、糖类、胡萝卜素、B 族维生素、维生素 E 及丰富的钙、铁、铜、锌等多种矿物质。玉米中还含有一种特殊的抗癌物质——谷胱甘肽，它进入人体内可与多种致癌物质结合，使其失去致癌性。

选购保存

玉米以整齐、饱满、无隙缝、色泽金黄、表面光亮者为佳，保存玉米棒子需将外皮及毛须去除，洗净后擦干，用保鲜膜包起来放入冰箱中冷藏。

♥ 应用指南

1. 适用于痛风、便秘患者：取 100 克玉米粒，先用凉水浸泡 3 小时，再放进锅中，加适量清水，用小火炖烂，然后加入适量的白薯块，共同煮至白薯块熟烂即可。

2. 可防癌治癌，适用于抵抗力差者：将玉米洗净，切成块；胡萝卜洗净，去皮切块；将两种材料放进锅中，加适量水，大火煮沸，转小火煮成汤，加盐调味即可。

3. 适用于痛风、脾胃虚弱者：大米 100 克洗净，放进锅中，加上玉米粒和适量水，大火煮沸，转小火煮成粥，加上少许盐调味即可。

相宜搭配

宜	玉米 + 菜花 健脾益胃、助消化	玉米 + 松仁 益寿养颜

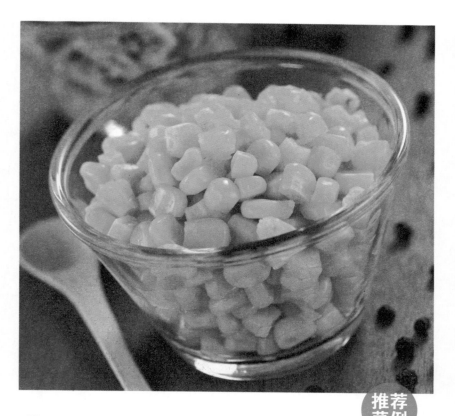

蒸玉米粒

原料： 玉米1根

做法：

❶ 将玉米撕去外衣，洗净，将玉米粒剥下来放进碗中。

❷ 锅置火上，加适量清水，大火煮沸之后，将洗净的玉米粒放进碗中隔水蒸熟即可食用。

功效： 本品具有开胃益智、宁心活血、调理中气等功效，中老年人经常食用还能降低血脂、延缓人体衰老、预防脑功能退化、增强记忆力，尤其适合高血压、高脂血症、便秘等患者食用。

🍃 温馨提示

霉坏变质的玉米有致癌作用，不可购买，更不宜食用。患有干燥综合征、糖尿病、更年期综合征以及阴虚火旺之人不宜食用玉米的制成品——爆米花。

171

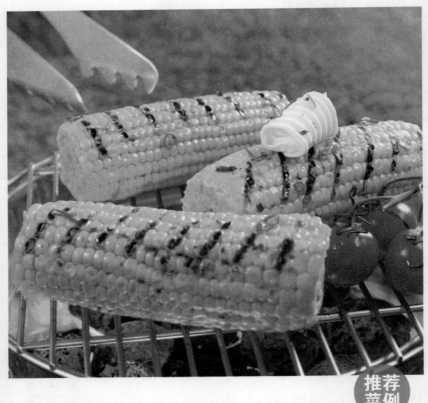

烤玉米

原料： 玉米 3 根，盐、食用油、葱花、辣椒圈各适量

做法：

❶ 将玉米洗净，沥干。

❷ 烤炉生火，待火烧旺时，放上玉米，然后在玉米表层刷上一层食用油，烤至 7 分熟时，撒上盐，继续烤熟。

❸ 撒上葱花和辣椒圈即可食用。

功效： 本品可消食健胃、调中益气，适用于高血压、高脂血症、痛风等患者。

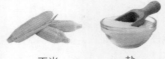

玉米　　　　　　　盐

☕ 温馨提示

　　玉米棒可直接煮食，玉米粒可煮粥、炒菜或加工成副食品。玉米中含有一种特殊的物质——谷胱甘肽，它可以防癌抗癌。

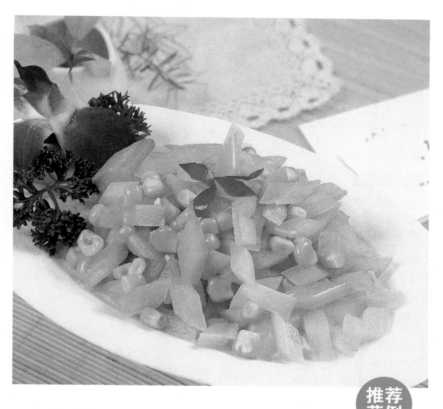

推荐菜例

西芹拌玉米

原料： 西芹 350 克，玉米 200 克，香油 20 毫升，盐、鸡精、红椒片各适量

做法：

❶ 将西芹洗净，切成小块；玉米洗净备用；将西芹、玉米、红椒片入沸水锅中焯水，捞出沥干，装盘。

❷ 加入香油、盐和鸡精，拌匀即可。

功效： 玉米含有钙、硒、卵磷脂、维生素 E，具有降低血清胆固醇，预防高脂血症、高血压、冠心病、痛风等疾病的作用；西芹含有丰富的膳食纤维，能促进胃肠蠕动，减少胆固醇和脂肪在肠道内的停留时间，还能有效预防便秘。

🍽 温馨提示

　　玉米粒可用来做菜、做汤；玉米熟吃更佳，烹调尽管使玉米损失了部分维生素 C，却获得了更有营养价值的抗氧化剂。

红薯
Hong Shu

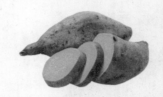

别名：番薯、红薯、山芋　性味归经：性平、微凉，味甘。归脾、胃经

能量：444 千焦 /100 克　嘌呤含量：2.6 毫克 /100 克

调理关键词

降脂减肥、平衡酸碱

红薯富含膳食纤维、果胶、维生素 C 以及丰富的钾元素，具有降低血脂的功效，能够维持身体酸碱平衡，促进尿酸的排泄，有助于痛风患者减肥，并缓解痛风症状。

食疗作用

红薯含有膳食纤维、胡萝卜素、维生素 A、B 族维生素、维生素 C、维生素 E 以及钾、铁、铜、硒、钙等 10 余种微量元素，红薯能供给人体大量的黏液蛋白、糖、维生素 A 和维生素 C，因此具有补虚乏、益气力、健脾胃、强肾阴以及和胃、暖胃、益肺等功效。经常食用红薯能防止肝脏和肾脏中的结缔组织萎缩，预防胶原病的发生。

选购保存

优先挑选纺锤形状的红薯，表面看起来应光滑，闻起来应没有霉味，发霉的红薯含酮毒素，不可食用。不要买表皮呈黑色或有褐色斑点的红薯。发芽的红薯虽不似发芽的土豆有毒，但口感较差。

♥ 应用指南

1. 适用于便秘、痛风后期的患者：将 250 克红薯洗净，切成块，放进炒锅中，加油和盐一起炒熟，一次吃完，一天一次。

2. 适用于黄疸患者，有助于美肤：将红薯洗净，切成小块，放进锅中，加适量红糖，先用大火煮沸，再转小火煮至红薯熟即可。

3. 治疗遗精、淋浊：将红薯粉下入沸水杯中搅拌均匀后调服饮用即可。

搭配宜忌

宜	红薯 + 糯米 健脾和胃	忌	红薯 + 柿子 导致胃溃疡

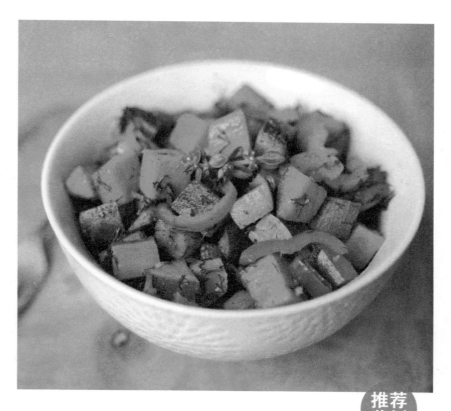

推荐菜例

红薯胡萝卜丁

原料: 红薯1个,胡萝卜1根,彩椒、盐、油各适量

做法:

❶ 将胡萝卜洗净,去皮,切成丁;红薯洗净,去皮,切成丁;彩椒洗净,去子,切成条。

❷ 将胡萝卜和红薯放进锅中,蒸熟后,放进碗中;彩椒炒熟。

❸ 把胡萝卜和红薯、彩椒混合,加入盐,搅拌均匀即可食用。

功效: 本品具有润肠通便、防癌治癌、生津止渴、暖胃益肺的功效,适用于便秘、脾胃虚弱等患者。

🍲 温馨提示

红薯一定要蒸熟煮透。一是因为红薯中淀粉的细胞膜不经高温破坏,难以消化;二是红薯中的气化酶不经高温破坏,吃后会产生不适感。

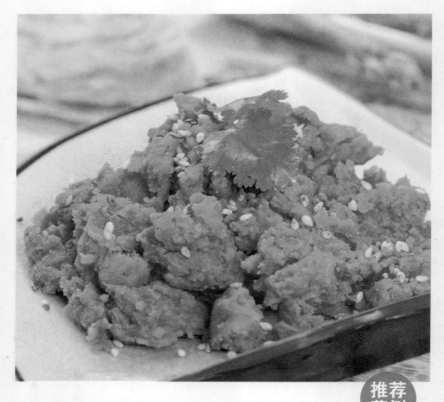

推荐菜例

红薯白芝麻

原料：红薯500克，白芝麻、冰糖各20克，白糖、食用油、香菜叶适量

做法：

❶ 白芝麻炒香，盛出碾碎；冰糖砸碎；将白芝麻和冰糖拌匀成渣。

❷ 红薯去皮洗净，切成小块，放入锅里蒸熟，稍凉时压成薯泥。

❸ 锅中加油烧热，放入薯泥反复翻炒，炒干后调入白糖，再点入一些食用油，炒至红薯沙时撒上芝麻冰糖渣。

❹ 装盘并用香菜叶装饰即可。

功效：本品具有健脾补虚、开胃消食、润肠通便、降脂降压的功效，尤其适合体虚便秘、食欲不振、痛风、高脂血症、高血压的患者食用。红薯有降低血中胆固醇和降血压的作用。

🍚 温馨提示

红薯食用方法多种多样，可直接将其烧煮吃，也可制作成干点吃。

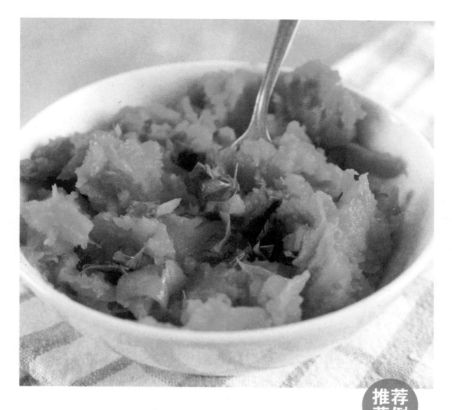

红薯芹菜泥

推荐菜例

原料： 红薯1个，芹菜5克

做法：

❶ 将红薯、芹菜洗净，芹菜切成细末。

❷ 将红薯放进锅中，蒸熟去皮后，放入碗中，用工具将红薯肉压成泥，最后撒入些许芹菜末装饰即可。

功效： 本品具有健脾益胃、暖胃益肺、强肾养阴、通肠润便的功效，适用于便秘、脾胃虚弱等患者。

红薯

芹菜

🍴 温馨提示

　　红薯中含有一种氧化酶，如吃得过多，会使人腹胀、呃逆，因此每次食用应适量。

土豆
Tu Dou

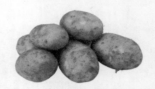

别名：山药蛋、洋芋、马铃薯	性味归经：性平，味甘。归胃、大肠经
能量：323 千焦 /100 克	嘌呤含量：3.6 毫克 /100 克

调理关键词

健脾和胃，益气调中

土豆具有抗衰老的功效。它含有丰富的 B 族维生素及大量的优质纤维素，还含有多种其他维生素，以及抗氧化的多酚类成分，有助于痛风患者减肥。

食疗作用

土豆含糖类，特别是淀粉质含量高，还含有维生素 B_1、维生素 B_2、维生素 C、蛋白质、脂肪和钙、磷、铁等，具有和胃调中、健脾益气、补血强肾等多种功效，可预防癌症和心脏病，帮助通便，增强机体免疫力。

选购保存

应选择个头结实、没有出芽、颜色单一的土豆。土豆可以与苹果放在一起，因为苹果产生的乙烯会抑制土豆芽眼处的细胞产生生长素。

♥ 应用指南

1. 适用于大便不通、痛风患者：将 120 克土豆洗净，去皮，切碎捣烂，然后用纱布包好，挤出汁，放进锅中，加上少许蜂蜜调匀，每次 2 匙，用开水冲服，空腹服。

2. 适用于心脑血管患者和痛风患者：将土豆洗净，去皮切块，放进锅中，加入适量清水，先用大火煮沸，再转小火煮至熟透，捞起放进盘中，蘸上醋就可以直接食用。

3. 适用于体内毒素太多者、痛风患者：将土豆切丝，用白水煮熟后捞起，把土豆丝、盐、味精、香油放入碗中，拌匀即可。

4. 适用于水肿型肥胖者，有助于通便排毒：在锅中放适量清水，将洗净的土豆放入锅中水煮，煮至完全熟透，捞起放入盘中即可。

相宜搭配

宜	土豆 + 黄瓜 有利于身体健康	土豆 + 醋 能分解有毒物质

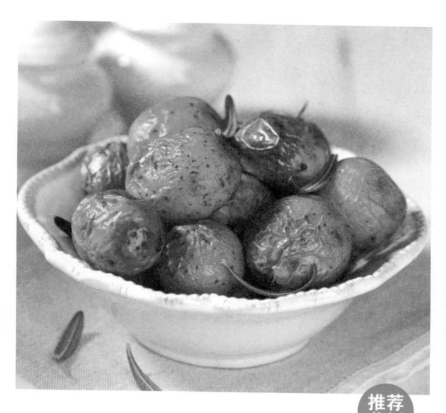

推荐菜例

烤土豆

原料： 小土豆、盐、食用油各适量

做法：

① 将小土豆洗净，沥干。

② 烤炉生火，待火烧旺时加上土豆，一边在土豆表皮层擦上一层食用油，一边要注意不使土豆烤煳，快烤熟时，加上少许盐，继续烤至土豆呈金黄色即可。

功效： 本品具有和胃调中、健脾益气、补血强肾的功效，适用于心脏病、便秘患者及免疫力低下者。

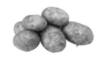

土豆

盐

🍴 温馨提示

　　煮土豆时，先在水里加几滴醋，这样土豆的颜色就不会变黑了。

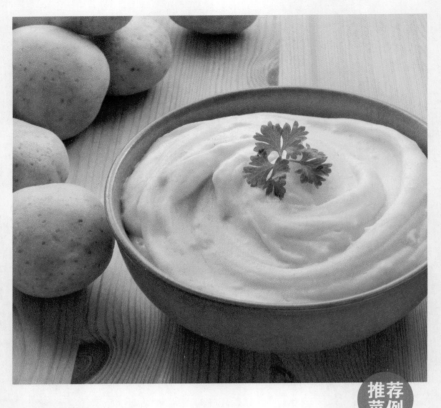

土豆泥

原料: 土豆 100 克,芹菜叶少许

做法:

1. 将土豆洗净。
2. 将土豆放进蒸锅中蒸熟,然后放进碗中,去皮后,用汤匙压成泥,最后在土豆泥上加上芹菜叶做装饰即可。

功效: 本品具有和胃调中、健脾益气的功效,可预防癌症和心脏病,并能帮助通便、增强机体免疫力,适用于便秘、心脑血管疾病等患者。

土豆

芹菜

🦀 温馨提示

土豆含有生物碱,人体摄入大量的生物碱,会引起中毒、恶心、腹泻等反应。这种化合物,通常多集中在土豆皮里,因此食用时一定要去皮。

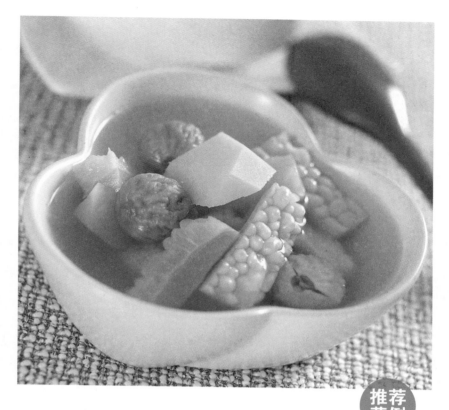

推荐
菜例

土豆苦瓜汤

原料：土豆150克，苦瓜、无花果各100克，盐3克，味精2克

做法：

❶ 将土豆、苦瓜、无花果洗净；苦瓜去子，切条；土豆去皮，切块。

❷ 锅中加入1500毫升清水煮沸，再将无花果、苦瓜、土豆一同放入锅内，用中火煮45分钟。

❸ 待熟后，调入盐、味精即可食用。

功效：土豆富含粗纤维，可促进胃肠蠕动和加速胆固醇在肠道内的代谢。苦瓜富含维生素C，可减少血中低密度脂蛋白。无花果可润肺止咳、防癌抗癌。

🍴 温馨提示

苦瓜含有奎宁，会刺激子宫收缩，导致流产，故孕妇忌食。同时，苦瓜性寒，故脾胃虚寒者不宜食用。

包菜
Bao Cai

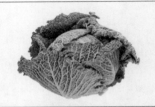

别名：卷心菜、洋白菜、疙瘩　性味归经：性平，味甘。归脾、胃经

能量：101 千焦 /100 克　嘌呤含量：9.7 毫克 /100 克

调理关键词

降糖降脂、防治并发症

　　包菜含有丰富的维生素 C 和果胶，能促进尿酸的排泄，降低胆固醇；其所含的丰富的铬，能够增强胰岛素的活性，降低血糖，对防治痛风并发糖尿病有一定的辅助作用。

食疗作用

　　包菜有补骨髓、润脏腑、益心力、壮筋骨、祛结气、清热止痛、增强食欲、促进消化、预防便秘的功效，对睡眠不佳、失眠多梦、耳目不聪、皮肤粗糙、皮肤过敏、关节屈伸不利、胃脘疼痛等病症患者有食疗作用。包菜营养丰富，富含维生素 C、维生素 E 和胡萝卜素等，其总维生素含量比番茄高三倍，所以它具有很好的抗氧化作用及抗衰老作用。

选购保存

　　结球紧实，修整良好，无老帮、焦边、侧芽萌发，无病虫害损伤的包菜为佳。宜冷藏。

♥ 应用指南

　　1. 具有降血糖、降血脂的作用：包菜 250 克、培根 200 克、调味料、食用油适量。包菜洗净撕成小块；培根切小段；热锅上油，油热后下培根片煸炒出香味；倒入沥干水分的包菜，翻炒，调入调味料，翻匀后起锅即可。

　　2. 适用于食欲不振者：将 250 克包菜洗净，切成条状；200 克番茄洗净，开水中稍烫后，去皮切块。包菜在炒锅中炒至七成熟时，加入番茄、盐炒匀即可。

　　3. 防治痛风症和骨骼疏松：将 200 克包菜洗净，切成条状，放进沸水中焯熟，沥干后装盘，淋入香油、盐拌食即可。

相宜搭配		
宜	**包菜 + 圣女果** 预防癌症	**包菜 + 黑木耳** 补肾壮骨、填精补脑

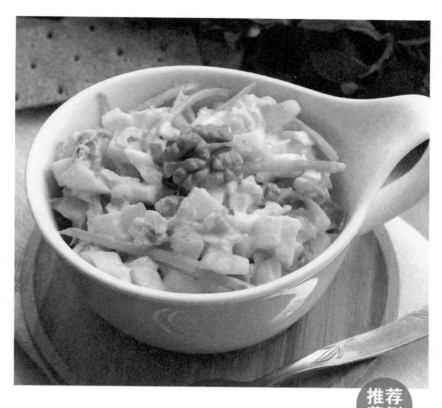

推荐菜例

包菜杂粮羹

原料： 包菜1棵，胡萝卜适量，土豆1个，核桃仁1个，酸奶200毫升，盐、糖各少许

做法：

① 将包菜洗净，切成条；土豆洗净，去皮，切成小丁；胡萝卜洗净，去皮，切成丝。

② 将土豆和胡萝卜放进锅中，加适量清水，煮熟，沥干放进碗中；包菜煮熟，放进碗中，加上盐和糖，放入酸奶，搅

拌均匀，再将1个核桃仁作为装饰即可。

功效： 本品具有益心力、壮筋骨、清热止痛、增强食欲的功效，适用于皮肤粗糙、失眠等患者。

🍀 温馨提示

皮肤瘙痒性疾病、咽部充血患者不宜食用。

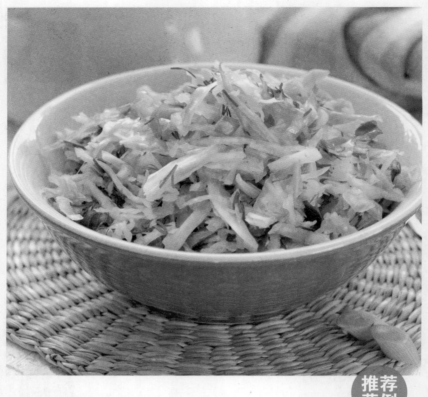

生拌包菜丝

原料： 包菜1棵，青椒1个，葱1根，盐少许

做法：

❶ 将包菜洗净，切成丝；葱洗净，切成葱花；青椒洗净，去子，切成条状，备用。

❷ 将包菜和青椒放进锅中，沸水焯熟后，捞起沥干水分，放到碗中，加入盐，撒上葱花即可食用。

功效： 本品具有增进食欲、促进消化、清热止痛的功效，适合食欲不振、便秘、痛风、高血压等患者食用。

包菜

青椒

🍃 **温馨提示**

包菜用盐腌渍要腌透才好，腌好后攥净水分再拌调料。

推荐菜例

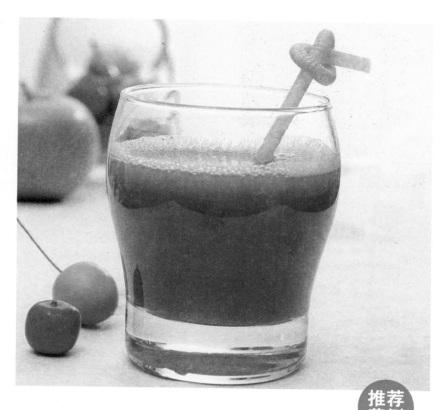

包菜苹果汁

原料：包菜、苹果各100克，柠檬半个，冷开水500毫升

做法：

❶ 包菜洗净，切丝；苹果洗净，去核切块；柠檬洗净，榨汁备用。

❷ 将包菜、苹果、冷开水一同放入榨汁机中榨汁，最后加入柠檬汁调味即可。

功效：包菜中含有酸性的降压成分，有明显的降压作用，同时它还含有利尿的有效成分，可消除体内的水钠潴留。柠檬可以有效改善微血管循环。苹果富含果胶和膳食纤维，可以降低血脂、预防便秘。

🍀 温馨提示

　　苹果天然的怡人香气，具有明显的消除压抑感作用，压力大的职业人群，经常拿起一个苹果闻上一闻，不良情绪就会有所缓解，同时还有提神醒脑之功效。

芥菜
Jie Cai

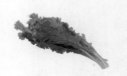

别名： 大芥、芥、皱叶芥　　**性味归经：** 性温，味辛。归肺、胃、肾经

能量： 114 千焦 /100 克　　**嘌呤含量：** < 15 毫克 /100 克

调理关键词

明目利膈、宽肠通便

　　芥菜营养丰富，其中含有大量的抗坏血酸，是活性很强的还原物质，参与机体重要的氧化还原过程，能增加大脑中的氧含量，对预防痛风并发心脑血管病的患者有益。

食疗作用

　　芥菜有解毒消肿之功，能抗感染和预防疾病的发生，抑制细菌毒素的毒性，促进伤口愈合，可用来辅助治疗感染性疾病。有开胃消食的作用，因为芥菜腌渍后有一种特殊鲜味和香味，能促进胃、肠消化功能，增进食欲，可用来开胃，帮助消化。同时又因芥菜组织较粗硬、含有胡萝卜素和大量食用纤维素，故有明目与宽肠通便的作用，可作为眼科患者的食疗佳品，还可防治便秘。

选购保存

　　叶用芥菜要选择叶片完整，没有枯黄及开花现象者为佳。若是包心芥菜，则需注意叶柄没有软化，叶柄越肥厚的越好。芥菜用纸张包裹后可放在冰箱保存约两周。

♥ 应用指南

　　1. 适用于痛风患者：将芥菜洗净，切成段，放进开水中焯水，捞起沥干；油锅置于火上，加食用油烧热，放入芥菜，加盐炒至熟即可。

　　2. 适用于排尿不通者：将鲜芥菜洗净，切段，入锅加适量水，大火煮沸，小火慢煎，滤过芥菜，取汁，代茶饮。

　　3. 适用于排尿不利、咯血者：将芥菜洗净，切成段，放进榨汁机中，榨成汁。然后用开水冲服，慢慢饮下。

　　4. 适用于排尿不利、痛风患者：将适量芥菜洗净，切成段，放进锅中，加水，大火煮沸，小火煮熟，加盐即可。

相宜搭配

宜	芥菜＋姜 去咳止痰	芥菜＋蒜蓉 增加食欲

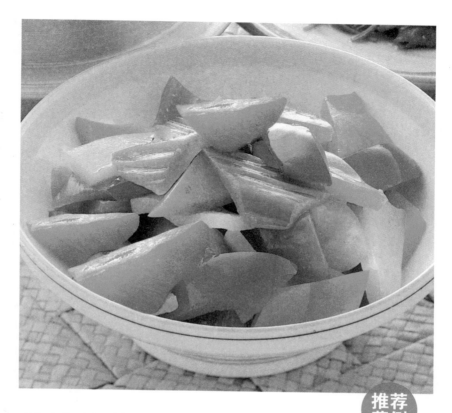

什锦芥菜

原料： 芥菜60克，山药10克，红椒、黄椒各15克，盐、鸡精、香油各适量

做法：

❶ 芥菜洗净，切块状；山药去皮，切成片；红椒、黄椒去子，洗净，切块状。

❷ 芥菜、山药、红椒、黄椒放入热水中焯熟。

❸ 将焯熟后的芥菜、山药、红椒、黄椒均装入同一盘中，加盐、鸡精、香油搅拌均匀即可。

功效： 本品具有宽肠通便、益气生津、消食开胃的功效，适用于消化不良、便秘者。

芥菜

山药

♦ 温馨提示

热性咳嗽患者，疮疖、目疾、痔疮、便血及内热偏盛者不宜食芥菜。

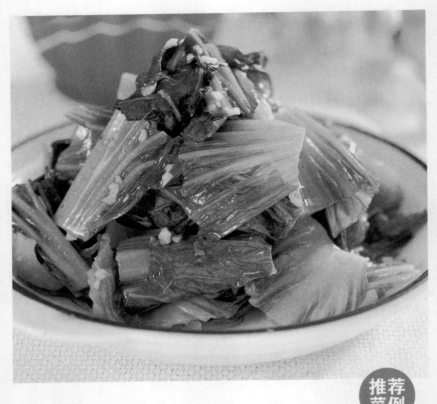

推荐菜例

蒜蓉芥菜

原料：芥菜 400 克，蒜 20 克，生姜末 2 克，盐、食用油各适量

做法：

❶ 将芥菜洗净，切成段；蒜拍碎后剁成末，备用。

❷ 将炒锅置于火上，放食用油烧热，加生姜末爆香，再将芥菜、蒜末放入锅中煸炒。

❸ 加盐调味，炒至入味即可装盘。

功效：此菜具有清热解毒、消炎杀菌、降压降糖的功效。老年人经常食用，既可强身健体，还能预防心脑血管性疾病。

芥菜

蒜

🍽 **温馨提示**

　　高血压患者、血管硬化者应少食。芥菜叶常作腌渍食品食用，不宜多吃，也不宜生吃。

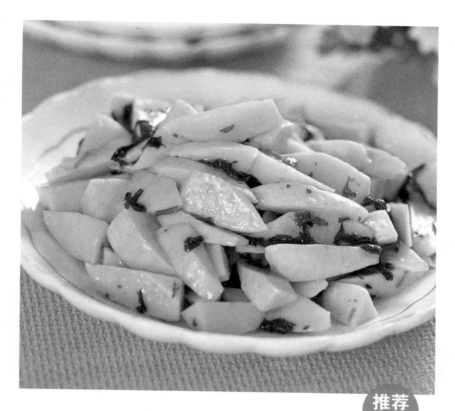

推荐菜例

冬笋炒芥菜

原料：冬笋450克，芥菜末30克，酱油6毫升，白糖、花椒各3克，味精2克，料酒6毫升，盐、食用油、香油各适量

做法：

❶ 冬笋洗净，切小块；锅中入油少许，将花椒炸出香味，捞出。

❷ 倒入冬笋翻炒，加酱油、白糖、料酒，加盖焖烧至入味。

❸ 加入芥菜末、味精、盐炒匀，淋上少量香油出锅即可。

功效：芥菜含有大量的粗纤维，食用后可增强大肠蠕动，促进排泄，从而增进新陈代谢，有助于防治高血压、冠心病、痛风、肠癌及痔疮等。冬笋可清热泻火、利尿降脂，增强胃肠功能。

🍴 温馨提示

　　高血压患者还可以用鲜芥菜120~150克，夏枯草30克，水煎服，常饮可控制血压。

芹菜
Qin Cai

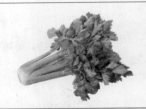

别名：蒲芹、香芹　性味归经：性凉，味甘、辛。归肺、胃经

能量：71 千焦 /100 克　嘌呤含量：8.7 毫克 /100 克

调理关键词

平肝清热，祛风利湿

　　芹菜中含有大量的纤维素、钾、维生素 B_2 等成分，能润肠通便，调节钠钾平衡，促进尿酸排出，是痛风患者的食疗佳品。芹菜还含芹菜苷、佛手苷内酯和挥发油，具有降压降脂的功效。

食疗作用

　　芹菜含蛋白质、甘露醇、食物纤维，还含有丰富的维生素A、维生素C、维生素P、钙、铁、磷等，具有清热除烦、平肝、利水消肿、凉血止血的作用，对高血压、头痛、头晕、暴热烦渴、黄疸、水肿、排尿热涩不利、月经不调、赤白带下、痄腮等病症有食疗作用。

选购保存

　　要选色泽鲜绿、叶柄厚、茎部稍呈圆形、内侧微向内凹的芹菜。贮存时用保鲜膜将茎叶包严，根部朝下，竖直放入水中，水没过芹菜根部 5 厘米，可保持芹菜一周内不老不蔫。

♥ 应用指南

　　1. 软化血管、降血压、降血脂：将香干洗净切成丝，芹菜洗净切成段；锅中把水烧开后加入芹菜秆，半分钟后加入芹菜叶；20 秒后加一小勺油，捞出芹菜沥干；热锅加冷油炒香干，八成熟时加入芹菜翻炒至熟，加盐、白糖翻炒均匀。

　　2. 适用于高血压、眩晕头痛患者，可以软化血管：将 300 克芹菜洗净，切段，苹果 1 个洗净，去皮去子，切成块，放进榨汁机中榨成汁，每日一杯。

　　3. 适用于高血压、痛风患者：将 400 克芹菜洗净，切段，100 克红枣洗净，放进锅中，加适量水，大火煮沸，转小火煮成汤，分次服用。

禁忌搭配

忌	芹菜 + 茭白 降低血压	芹菜 + 黄瓜 破坏维生素 C

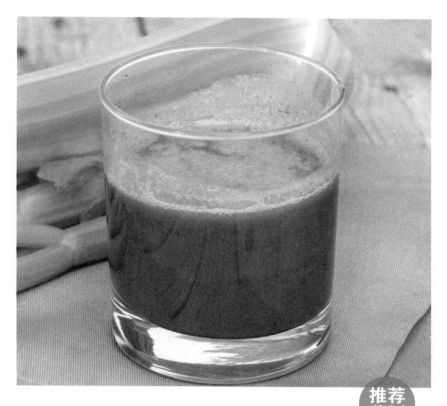

推荐
菜例

芹菜汁

原料： 芹菜适量，蜂蜜或白糖少许

做法：

❶ 将芹菜洗净，切成段。

❷ 将芹菜放进榨汁机中榨成汁，倒进杯中，搅拌均匀。

❸ 可依个人口味加上适量的蜂蜜或白糖，搅拌均匀即可食用。

功效： 本品具有清热除烦、平肝、利水消肿、凉血止血的作用，适用于高血压、头痛、头晕、暴热烦渴、黄疸、水肿、排尿热涩不利、月经不调、赤白带下、疟腮等患者。

芹菜

蜂蜜

🍀 温馨提示

　　脾胃虚寒者、肠滑不固者不宜食用。芹菜的降压作用在炒熟后不是很明显，故生吃或凉拌效果更佳。

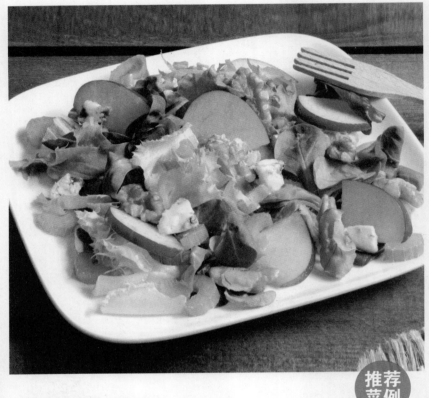

芹菜拌苹果

原料: 芹菜200克,苹果1个,生菜50克,小棠菜、糖水、核桃仁各少许

做法:

❶ 芹菜择洗干净,切成小段;小棠菜、生菜洗净,切成小片;苹果洗净,去子,切成薄片。

❷ 将备好的所有材料和核桃仁放进盘中,加入糖水,搅拌均匀后即可食用。

功效: 本品具有清热除烦、利水消肿的功效,适宜痛风、排尿不利等患者食用。

芹菜

苹果

🍴 **温馨提示**

烹饪时先将芹菜放入沸水中焯烫,焯水后马上过凉,除了可以使芹菜颜色翠绿,还可以缩短炒菜时间,减少油脂对蔬菜的"入侵"时间。

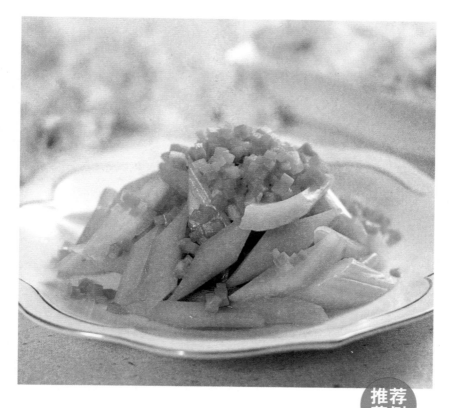

推荐菜例

芹菜炒胡萝卜粒

原料：芹菜 250 克，胡萝卜 150 克，香油 10 毫升，盐 3 克，鸡精 1 克，食用油适量

做法：

❶ 将芹菜洗净，切菱形块，入沸水锅中焯水；胡萝卜洗净，切成粒。

❷ 锅注油烧热，放入芹菜爆炒，再加入胡萝卜粒一起炒至熟。

❸ 调入香油、盐和鸡精即可出锅。

功效：芹菜含有丰富的维生素 P，可以增强血管壁的弹性、韧度和致密性，降低血压、血脂，可有效预防冠心病。胡萝卜具有降脂降压、养肝明目的功效。

芹菜

胡萝卜

🍴 温馨提示

芹菜叶子也可以卷乳酪来食用，作为开胃菜。

苋菜
Xian Cai

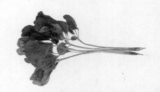

别名：长寿菜、刺苋菜	性味归经：性凉，味微甘。归肺、大肠经
能量：123 千焦 /100 克	嘌呤含量：＜ 15 毫克 /100 克

调理关键词

增强免疫力、改善心肌功能

　　苋菜富含蛋白质、多种维生素和矿物质，有利于强身健体、提高机体免疫力。它所含丰富的铁，可以合成红细胞中的血红蛋白，有携带氧气的功能，能维持正常的心肌活动，预防痛风并发心脏病。

食疗作用

　　苋菜具有清热利湿、凉血止血、止痢的作用。主治赤白痢疾、二便不通、目赤咽痛、鼻衄等病症。苋菜含有蛋白质、脂肪、碳水化合物、维生素 C、钙、磷、铁、钾、钠、镁、氯等。由于不含草酸，所以苋菜所含的钙、铁进入人体后很容易被吸收利用。因此，苋菜能促进小儿的生长发育，对骨折的愈合具有一定的食疗价值。

选购保存

　　以新鲜、脆嫩、无害虫的苋菜为佳。冬天可用无毒塑料袋保存，如果温度在 0℃以上，则在叶上套上塑料袋，口不用扎，根朝下戳在地上即可。

♥ 应用指南

　　1. 适用于痛风患者：150 克紫苋菜洗净，切段；60 克大米洗净，放进锅中，加适量水，大火煮至米粒开花，加入苋菜，煮熟，加盐调味即可。

　　2. 防治痢疾、湿热腹泻：将 500 克苋菜洗净，切成段，用食油煸炒，加上盐、醋、大蒜调味即可食用。

　　3. 防治热淋、排尿不利：将 60 克苋菜，100 克蕹菜，洗净，切碎，放进锅中，加适量水，煎服或是代茶饮。

　　4. 防治二便不通：苋菜 400 克，取嫩尖洗净；锅内下香油，烧热，入苋菜，大火炒片刻，再加高汤小火煨熟，起锅装入碗中。

相宜搭配		
宜	**苋菜 + 猪肝** 增强免疫力	**苋菜 + 鸡蛋** 滋阴润燥

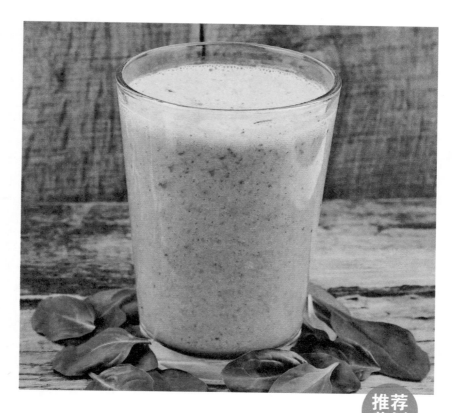

推荐
菜例

苋菜汁

原料： 苋菜适量，蜂蜜少许

做法：

❶ 将苋菜洗净。

❷ 将苋菜放进榨汁机中榨成汁，再放
到锅中，稍煮，待温时加入蜂蜜调味，
搅拌均匀即可饮用。

功效： 本品具有清热利湿、凉血止血、
止痢、补益脾胃、润肠通便等功效，适
用于赤白痢疾、二便不通、目赤咽痛等
患者。

苋菜

蜂蜜

💬 温馨提示

　　平素胃肠有寒气及易腹泻者不
宜食用。蜂蜜不宜长期食用，容易导
致肥胖，危害健康。

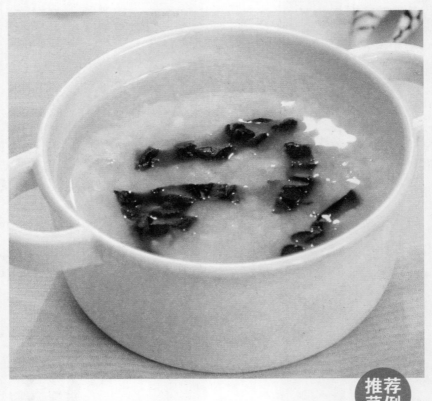

推荐
菜例

紫苏苋菜粥

原料： 苋菜叶少许，大米 100 克，紫苏
20 克，盐、味精各适量

做法：

❶ 大米泡发洗净；紫苏洗净，切片；
苋菜叶洗净，切碎。

❷ 锅置火上，注入清水，放入大米，
用大火煮至米粒绽开。

❸ 放入紫苏、苋菜叶，用小火煮至粥成，
加入盐、味精调味即可。

功效： 本品具有清热利湿、凉血止血的
功效，非常适宜二便不通、目赤咽痛者
食用。

苋菜

大米

🍵 温馨提示

苋菜有几种，叶有绿、紫、暗
红等颜色，以叶色红者为最佳。消化
不良、腹满、肠鸣、大便稀薄等脾胃
虚寒者不宜使用。

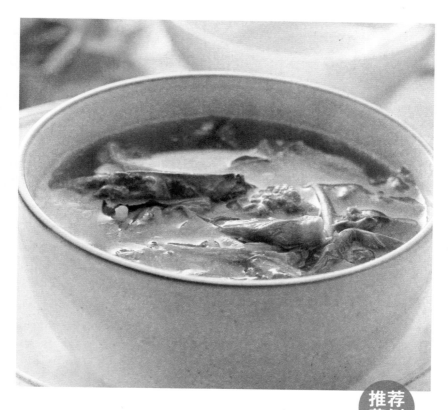

苋菜鸡肝汤

推荐菜例

原料：苋菜 250 克，鸡肝 2 副，盐、鸡精各适量

做法：

① 苋菜取嫩叶和嫩梗，洗净沥干。

② 鸡肝洗净，切片，焯烫去血水后捞起。

③ 锅中加入适量水烧沸，加入苋菜，煮沸后下肝片，再煮沸一次，加盐、鸡精调味即可。

功效：本品具有补肝益肾的功效，对于视力下降、夜盲症、佝偻病等症均有极好的调理作用，尤其适宜儿童、老年人食用，可清肝明目、养心补脑。

苋菜

鸡肝

温馨提示

鸡肝用料酒腌一会儿，可去腥。

197

茭白
Jiao Bai

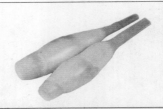

别名: 出遂、菰菜、茭笋、高笋　　**性味归经:** 性寒，味甘。归肝、脾、肺经

能量: 110 千焦 /100 克　　**嘌呤含量:** < 15 毫克 /100 克

调理关键词

清热利尿、润肠通便

茭白含有丰富的膳食纤维和钾元素，有很好的利尿作用，还能润肠通便、促进尿酸排泄，可缓解痛风症状，改善痛风患者肾脏功能。

食疗作用

茭白含有蛋白质、脂肪、糖类、维生素 B_1、维生素 B_2、维生素 E、微量胡萝卜素和矿物质等营养成分。既能利尿祛水，辅助治疗四肢水肿、排尿不利等症，又能清热解烦而止渴，夏季食用尤为适宜，可清热通便、除烦解酒，还能解除酒毒、治酒醉不醒。

选购保存

茭白宜选购育穗后期，肉质茎显著膨大，抱茎叶鞘中部向左右裂开，露出 1~2 厘米茭肉即所谓"露白"的。过期老化，肉质松软，纤维粗硬，甚至寄生的菌丝产生厚膜孢子，在茭白内发生黑点，逐渐扩大成为黑褐色的不宜购买。

♥ 应用指南

1. 适用于痛风患者，有利尿作用: 将适量茭白洗净，切成片；油锅置于火上，加食用油烧热，将茭白放进锅中，炒熟，加盐调味即可。

2. 适用于痛风、排尿不通患者: 将适量茭白洗净，切成小片；锅中加水，淋入少量食用油，大火煮沸，再把茭白放进锅中，小火煮熟，加盐调味即可食用。

3. 适用于痛风患者及免疫力低下者: 将胡萝卜洗净，去皮，切成丝；黑木耳洗净，浸泡，除杂，撕成小块；茭白洗净，切成小片；炒锅置于火上，加入食用油，烧热后，加上茭白和胡萝卜、黑木耳，炒至熟时，加上盐和味精调味即可。

相宜搭配

宜	茭白 + 番茄 清热解毒、利尿降压	茭白 + 鸡蛋 美容养颜

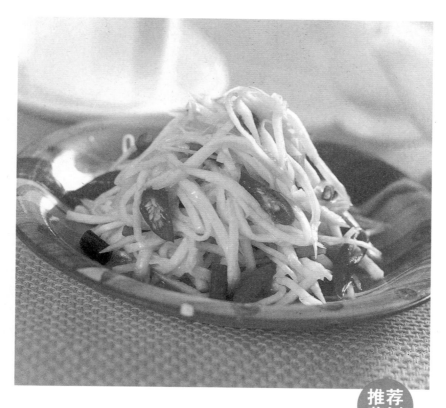

推荐菜例

辣味茭白

原料: 辣椒50克,茭白250克,食用油、葱花、蒜蓉、盐各适量

做法:

❶ 茭白洗净,切成细丝;辣椒洗净,切成菱块。

❷ 锅中加水烧开,下入茭白丝稍焯后捞出。

❸ 锅置火上,加食用油,将油锅烧热,下入蒜蓉、葱花、辣椒爆香后加入茭白丝一起拌炒,待熟时加入盐调味,即可。

功效: 本品具有清热除烦、调理肠胃的功效,适用于肠胃虚、皮肤黑、斑多的患者。

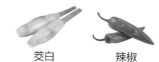

茭白　　　　辣椒

🍴 **温馨提示**

　　肾脏疾病、尿路结石或尿中草酸盐类结晶较多者不宜食用。

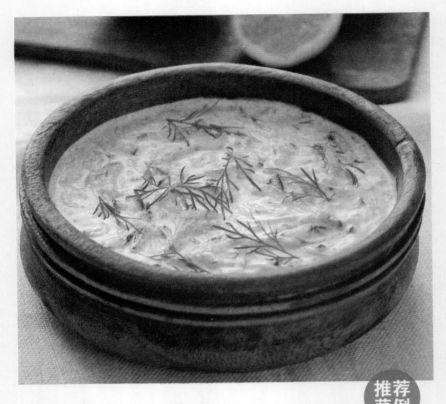

推荐
菜例

茭白黄瓜奶糊

原料： 茭白适量，黄瓜 1 根，奶粉适量

做法：

❶ 将茭白洗净，切成小条；黄瓜洗净，切成小条。

❷ 将两种材料同放进锅中，加入奶粉和适量水，煮成奶糊即可。

功效： 本品具有清热除烦、解酒、润肠通便、利尿、降脂、镇痛、促进消化的功效，适用于便秘、醉酒、四肢水肿及食运不化者。

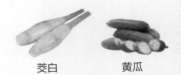

茭白　　　　黄瓜

🍵 温馨提示

　　茭白不宜与豆腐、蜂蜜、番茄、香菇一起食用。

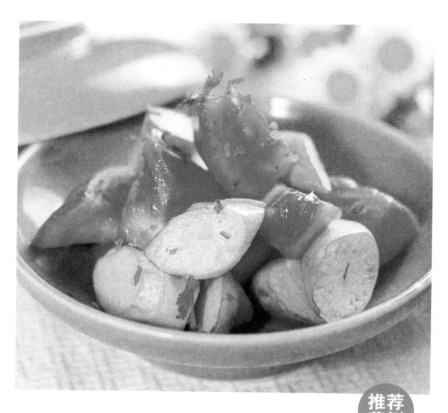

推荐菜例

茭白炒番茄

原料： 茭白500克，番茄100克，食用油、盐、白糖、水淀粉、香菜末各适量

做法：

❶ 将茭白洗净后，用刀面拍松，切块，焯水备用；将番茄清洗干净，切块。

❷ 锅中加食用油，待油锅烧热，下茭白炸至外层稍收缩、色呈浅黄色时捞出。

❸ 锅内留食用油，倒入番茄、茭白、清水、盐、白糖焖烧至汤较少时，用水淀粉勾芡、撒上香菜末即可。

功效： 茭白具有利尿、止渴、通乳等作用。番茄则含有丰富的维生素 C 和一种特殊的物质番茄素，具有较强的助消化和利尿功能。二者搭配，具有清热解毒、利尿降压的作用。

🍵 **温馨提示**

　　由于茭白含有较多的草酸，其钙质不容易被人体吸收，因此烹饪前要焯一下水，以除去多余的草酸。

油麦菜
You Mai Cai

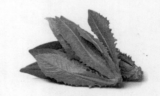

别名： 莜麦菜　　**性味归经：** 性寒、凉，味甘。归肠、胃经

能量： 69 千焦 /100 克　　**嘌呤含量：** ＜ 15 毫克 /100 克

调理关键词

清燥润肺、降低胆固醇

　　油麦菜含有丰富的膳食纤维、维生素及钙、铁、钾等矿物质，不仅能够润肠通便，降低胆固醇，还能够促进钠盐和尿酸的排泄，可有效降脂、降压，缓解痛风症状。

食疗作用

　　油麦菜含有大量钙、铁、蛋白质、脂肪、维生素 A、维生素 B_1、维生素 B_2 等营养成分，具有降低胆固醇、治疗神经衰弱、清燥润肺、化痰止咳等作用，是一种低热量、高营养的蔬菜。

选购保存

　　选购油麦菜的时候，应尽量选择颜色偏浅绿的，口感会更嫩更清甜一些。尤其如果准备用来生吃的话，更需要注意这一点。油麦菜的贮藏适宜温度为0℃，适宜相对湿度95%以上。进行贮藏或运输的话，要求油麦菜的质量要高，叶片不要太嫩，水分含量宜低。

♥ 应用指南

　　1. 适用于痛风、高脂血症患者：将适量油麦菜洗净，切段；大蒜去皮，切成蒜蓉；炒锅置于火上，加上食用油，烧热后，加上蒜蓉，爆香后加入油麦菜，放盐，稍炒即可。

　　2. 适用于肥胖者，精神不佳、痛风患者：将油麦菜洗净，切成末；大米洗净，放进锅中，加适量水和食用油，大火煮沸，转小火煮至米八成熟，再加入油麦菜末，稍微煮沸，加盐即可。

　　3. 适用于高脂血症、痛风、消化不良、食欲不振等患者：将油麦菜洗净，切成段，放进沸水中焯水，捞起沥干，放进盘中，加上醋和盐，拌匀即可食用。

相宜搭配

宜	油麦菜 + 茄子 增加维生素	油麦菜 + 蒜蓉 增强免疫力

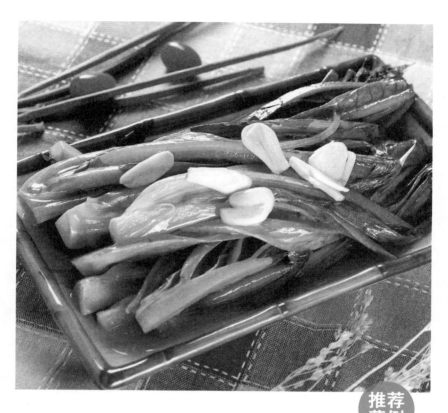

推荐
菜例

蒜蓉油麦菜

原料： 油麦菜500克，蒜3瓣，食用油、盐、味精各适量

做法：

❶ 将油麦菜洗净后对半切开；蒜去皮后剁成蒜蓉。

❷ 锅中烧水，烧开后下入油麦菜略烫，捞起沥水。

❸ 锅中加食用油，待油锅烧热，放入蒜片爆香，再放入油麦菜炒匀，加盐、味精调味即可。

功效： 本品具有清燥润肺、化痰止咳、降低胆固醇的功效，适用于高脂血、咳嗽等症的患者。

🍂 温馨提示

　　油麦菜炒的时间不能过长，断生即可，否则会影响成菜脆嫩的口感和鲜艳的色泽，也会损失营养。

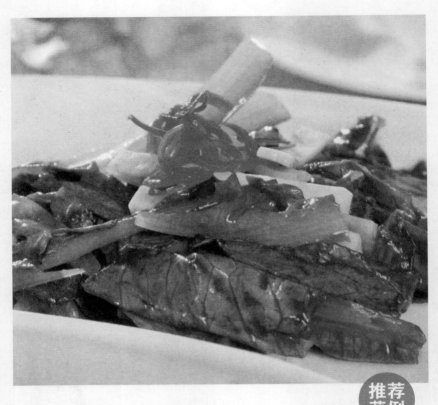

推荐
菜例

油麦菜炒山药条

原料： 油麦菜 400 克，山药 80 克，红椒 30 克，食用油、蒜蓉、盐、鸡精各适量

做法：

① 将油麦菜洗净，切段；山药去皮，洗净，切条，焯水；红椒洗净，切丝。

② 锅置火上，倒入食用油，待油锅烧热，放入蒜蓉炒香，倒入油麦菜爆炒，再加入山药条一起炒匀，最后加盐和鸡精调味拌匀，加红椒丝做装饰即可。

功效： 本品具有清热除烦、健脾益胃的功效，比较适宜脾胃虚弱者及高脂血症患者。

🍮 温馨提示

消化系统疾病、泌尿系统疾病患者及久病体虚、气虚体质、阳虚体质、阴虚体质的人不适宜食用油麦菜。

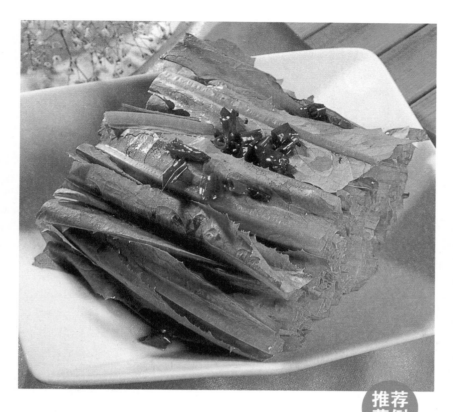

推荐
菜例

油麦菜沙拉

原料： 油麦菜 300 克，干红椒 10 克，盐 3 克，色拉油 10 毫升，醋、食用油各适量

做法：

❶ 干红椒洗净切段，入油锅稍炸后取出；油麦菜洗净，入沸水中焯水后捞出，沥干水分，切成长短一致的长段。

❷ 将油麦菜调入盐、醋，搅拌均匀。

❸ 撒上干红椒，淋入色拉油即可。

功效： 油麦菜富含维生素、钙、铁、蛋白质等营养成分，是生食蔬菜中的上品，有"凤尾"之称。此外，油麦菜具有清燥润肺、化痰止咳等功效，是一种低热量、高营养的蔬菜。

🍲 **温馨提示**

油麦菜性质寒凉，胃炎患者及尿频、胃寒者慎食。

豆瓣菜
Xi Yang Cai

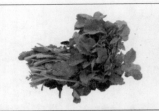

别名：水生山葵菜、水芥菜　**性味归经**：性寒，味甘微苦。归肺、膀胱经

能量：71 千焦 /100 克　**嘌呤含量**：< 15 毫克 /100 克

调理关键词

清热利尿、促进尿酸排泄

豆瓣菜富含碳水化合物、蛋白质、胡萝卜素、维生素 A、维生素 C 以及钾、钠、钙、磷等矿物质，有清热利尿的作用，能促进尿酸排泄，还能为身体补充多种营养素，是痛风患者的食疗佳品。

食疗作用

豆瓣菜具有清燥润肺、化痰止咳、利尿等功效，对肺痨、肺燥、肺热所致的咳嗽、咯血、鼻出血、月经不调都有较好的疗效。豆瓣菜性寒，能清热止咳，故寒性咳嗽者不宜食用。

选购保存

选购豆瓣菜时先拗根部，易断的比较嫩，茎粗的较老。若用来煲汤的话，宜选购茎粗的豆瓣菜，方便摘洗，而且煲汤后方便捞起。豆瓣菜不耐储藏，

最好鲜食，吃不完的豆瓣菜可以用半湿的纸巾包住放入冰箱的蔬菜格内。

♥ 应用指南

1. 适用于心烦口渴、痛风患者：将适量豆瓣菜洗净，切成段；锅置火上，加入清水，烧沸后加入豆瓣菜，大火煮沸，转小火煮至熟，加盐和食用油即可。

2. 适用于脾胃虚弱、心烦口渴、免疫力低下、痛风患者：将适量豆瓣菜洗净，切成段；山药洗净，去皮，切成小片；锅中加水，煮沸后，加入山药，再次煮沸后，用小火煮熟，最后加入豆瓣菜，稍煮，加盐即可食用。

3. 有利于软化血管、利尿，适合痛风患者：将适量豆瓣菜洗净，切成段，放进沸水中焯熟，然后放进榨汁机中榨成汁，最后加上几滴柠檬汁，搅拌均匀即可。

相宜搭配

宜	豆瓣菜 + 猪骨 滋阴补肾	豆瓣菜 + 鱼片 增强免疫力

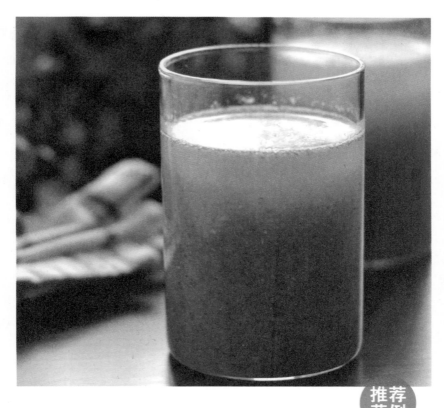

推荐
菜例

豆瓣菜甜汁

原料： 豆瓣菜适量，蜂蜜或白糖少许

做法：

❶ 将豆瓣菜洗净，去除老叶，切成小段。

❷ 将豆瓣菜放进榨汁机中榨成汁，放进锅中，稍煮沸，待温后加入蜂蜜或少许白糖搅拌均匀即可饮用，可频服。

功效： 本品有化痰止咳、清燥润肺的功效，适用于便秘、肺热咳嗽者以及高血压患者。

豆瓣菜

蜂蜜

💬 **温馨提示**

　　豆瓣菜十分鲜嫩，不宜烹得过烂，否则既影响口感，又造成营养损失。

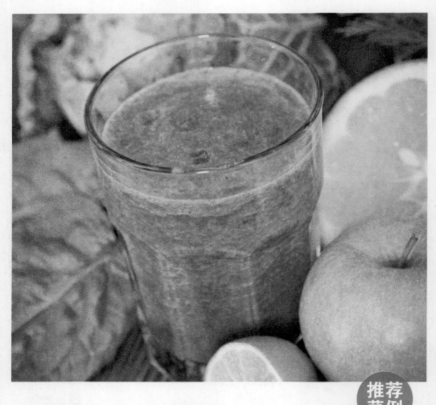

推荐
菜例

青柠檬豆瓣菜汁

原料: 苹果1个，青柠檬半个，豆瓣菜、
蜂蜜各适量

做法：

① 将豆瓣菜洗净，切成段；苹果洗净，
去子，切成片；青柠檬去子，切成片。

② 将所有材料放进榨汁机中榨成汁，
倒进杯中，加上蜂蜜，搅拌均匀即可。

功效：本品具有生津止渴、清肺润燥、
化痰止咳的功效，适宜心烦口渴、肺热
咳嗽、便秘者食用。

苹果

青柠檬

🍵 温馨提示

　　由于豆瓣菜是寒性蔬菜，故孕
妇要慎用，寒性咳嗽者也不宜食用。

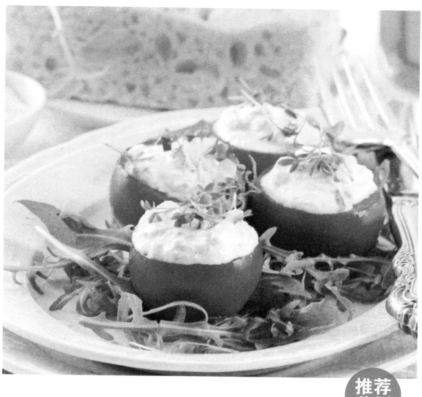

推荐
菜例

四素沙拉

原料： 番茄 4 个，甜菜根 60 克，芝麻菜 50 克，豆瓣菜 50 克，乳酪、色拉油、盐、白糖、莳萝末各适量

做法：

❶ 番茄、甜菜根、芝麻菜、豆瓣菜洗净；芝麻菜铺于盘中，加入色拉油、盐调味；番茄切去三分之一，去瓤肉，填入甜菜根，备用。

❷ 乳酪、白糖、莳萝末拌匀放入番茄内，饰以豆瓣菜即可。

功效： 甜菜根味甘，性平微凉，有健胃消食、止咳化痰、消热解毒和肝脏解毒等功效；甜菜根中还具有天然红色维生素 B_{12} 和优质的铁质，是女性与素食者补血的最佳自然营养品。

🍀 温馨提示

豆瓣菜可以有效预防"自由基"的积累，锻炼前 2 小时食用豆瓣菜可有效预防因剧烈运动带来的损伤。

生菜
Sheng Cai

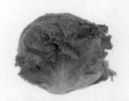

别名: 叶用莴笋、鹅仔菜、莴仔菜　　**性味归经:** 性凉,味甘。归心、肝、胃经

能量: 69 千焦 /100 克　　**嘌呤含量:** < 15 毫克 /100 克

调理关键词

促进尿酸排出

生菜可以促进胃肠道的血液循环,对于脂肪、蛋白质等大分子物质,生菜能够起到帮助消化的作用,还能促进部分尿酸从肠道排出,缓解痛风症状。

食疗作用

生菜具有清热安神、清肝利胆、养胃的功效。生菜富含糖类、蛋白质、膳食纤维、莴苣素和丰富的矿物质,尤以维生素 A、维生素 C、钙、磷的含量较高,适宜维生素 C 缺乏、肥胖、高胆固醇、神经衰弱者以及胃病、肝胆病患者食用。生食、常食生菜有利于女性保持苗条的身材。

选购保存

挑选生菜的时候,最重要的是要观察生菜叶的颜色是否青绿,再者,就是要注意生菜的茎部。一般来说,生菜的茎颜色带白的才是新鲜的。生菜最好现买现吃,没吃完的可放入冰箱冷藏。

❤ 应用指南

1. 适用于痛风患者,有利尿的作用:将适量生菜洗净,切成小段;油锅置于火上,加上食用油,烧热,加入生菜,炒熟加盐即可。

2. 适用于痛风患者,促进血液循环:将生菜洗净,切成小段,放进锅中,加上适量水,大火煮沸,转小火煮至熟,加盐即可。本方可以降压降脂,还能利尿,预防痛风症。

3. 适用于痛风患者,有利于排尿、降压、降脂:将生菜和豆瓣菜洗净,切成小段;锅置于火上,加适量水,大火煮沸,加上生菜和豆瓣菜,再加上少量食用油,加盐煮熟即可食用。本品具有利尿、促进血液循环的作用。

搭配宜忌			
宜	生菜 + 鸡蛋 滋阴润燥,清热解毒	忌	生菜 + 醋 破坏营养

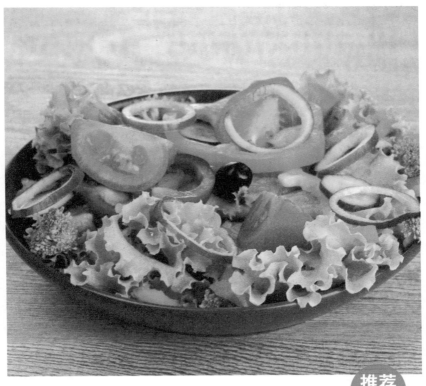

推荐菜例

番茄洋葱拌生菜

原料： 番茄、洋葱各1个，生菜、青椒、彩椒、盐各适量

做法：

❶ 将生菜洗净，切成小片；洋葱洗净，切成小段；番茄洗净，去蒂，切成片；青椒、彩椒洗净去子，切成小圈。

❷ 将生菜、洋葱、青椒、彩椒放进锅中，焯水沥干后放进盘中，加盐、番茄拌匀即可食用。

功效： 本品具有清热安神、清肝利胆、养胃的功效，适用于肥胖、高脂血症、肝胆病患者食用。

番茄　　　　　洋葱

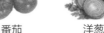

温馨提示

　　生菜不宜与醋同食，会破坏营养物质。另外，番茄不宜生吃和空腹食用，对健康不利。

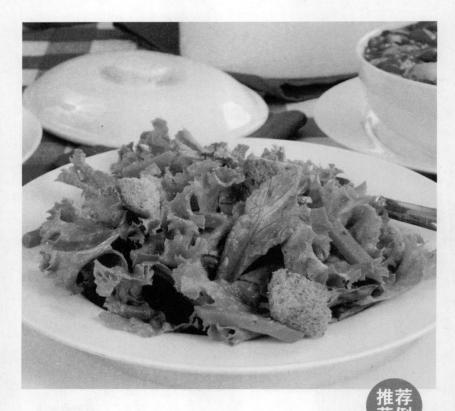

生菜面包沙拉

原料: 生菜80克,胡萝卜20克,烤面包、橄榄油、盐、沙拉酱各适量

做法:

❶ 生菜洗净;胡萝卜洗净,去皮切条;烤面包切小块。

❷ 将上述材料放入盘中,加入少许橄榄油、盐拌匀,食用时,放入沙拉酱拌匀。

功效: 本品具有生津止渴、滋阴补肾、清肝利胆的功效,适用于高脂血症患者以及肥胖、便秘者食用。

生菜　　　　胡萝卜

🍴 温馨提示

　　生菜因为表面粗糙,而且易断,所以清洗时要仔细。尿频者、胃寒者不宜食用生菜。

推荐菜例

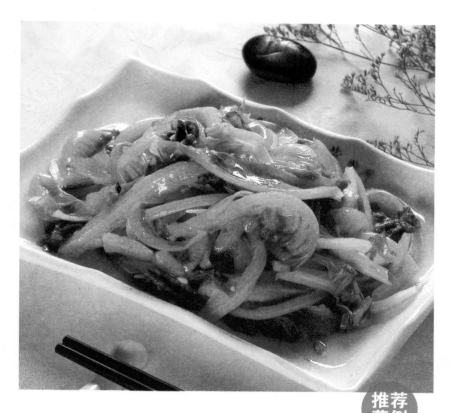

推荐
菜例

蒜蓉生菜

原料：生菜 200 克，蒜末 10 克，盐、食用油各适量

做法：

❶ 将生菜清洗干净。

❷ 锅中加适量水，下生菜焯烫，捞出后用冷水冲凉。

❸ 锅内下食用油烧热，下入蒜末爆香，再下入生菜、盐炒熟即可。

功效：生菜含有丰富的膳食纤维和维生素 C，有通便排毒、消除多余脂肪的作用，还具有镇痛催眠、辅助治疗神经衰弱的功效；而蒜泥中含有的硒元素对胰岛素的合成有调节作用。故本菜可以有效调节身体功能。

🍀 **温馨提示**

因为生菜表面有褶皱，可能含有农药化肥的残留物，所以生吃前一定要清洗干净。

芥蓝
Jie Lan

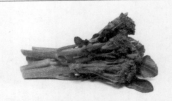

别名： 白花芥蓝　　**性味归经：** 性平，味甘。归肝、胃经

能量： 92 千焦 /100 克　　**嘌呤含量：** 18.5 毫克 /100 克

调理关键词

利水化痰、解毒祛风

　　芥蓝中含有有机碱，可在一定程度上平衡身体酸碱度，改善痛风患者偏酸的体质。它还含有大量膳食纤维，能促进尿酸排出。

食疗作用

　　芥蓝具有利尿化痰、解毒祛风、清心明目、降低胆固醇、软化血管、预防心脏病的作用，不过久食也会抑制性激素的分泌。芥蓝富含维生素 C，还含有钙、镁、磷、钾、纤维素、糖类等营养成分，其中还含有一种独特的苦味成分奎宁，能抑制过度兴奋的体温中枢，从而起到消暑解热的作用。

选购保存

　　选择芥蓝时最好选杆身适中的，过粗的即太老，以柔嫩鲜脆为佳。芥蓝储存温度过高其肉质易硬化，不如新鲜者口味佳，适宜于低温储存。

♥ 应用指南

　　1. 适用于便秘、痛风患者：将 300 克芥蓝洗净，切段，然后将其放进沸水锅中焯熟后捞出，沥干水分后盛入盘中；用酱油、盐、味精兑成味汁，淋在芥蓝上即可。

　　2. 适用于痛风患者：将芥蓝洗净，并切成段；油锅置于火上，加入食用油烧热，放入芥蓝，翻炒至熟后，加入盐和味精调味即可。

　　3. 适用于内火大者以及痛风患者：将芥蓝洗净，切段，放进沸水中焯过；油锅中放入蒜蓉，爆出香味后，加入芥蓝，炒熟，加盐即可。

　　4. 适用于排尿不利：将芥蓝洗净，切成段；胡萝卜洗净，去皮，切成丝；炒锅置于火上，加食用油，烧热后加入芥蓝和胡萝卜，炒熟加盐即可。

相宜搭配

宜	芥蓝 + 番茄 防癌	芥蓝 + 山药 消暑

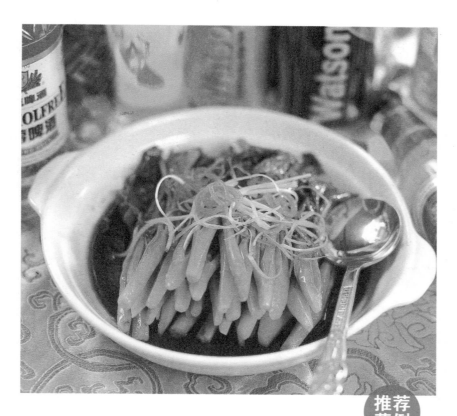

推荐菜例

白灼芥蓝

原料： 芥蓝 300 克，白萝卜、胡萝卜、红椒各少许，盐、味精、酱油、香油各适量

做法：

❶ 芥蓝去尾洗净，放入开水中焯熟，捞起沥水，装盘；白萝卜、胡萝卜、红椒洗净，切丝后稍焯水。

❷ 用盐、味精、酱油、香油调成味汁，均匀淋在芥蓝上，撒上白萝卜、胡萝卜、红椒丝即可。

功效： 本品具有利水化痰、解毒、清心明目的功效，适用于便秘者以及高脂血症、高血压等患者。

🍴 温馨提示

　　芥蓝以炒食最佳，稍有苦涩味，炒时放少量豉油、糖调味，味道会更清甜、鲜美。

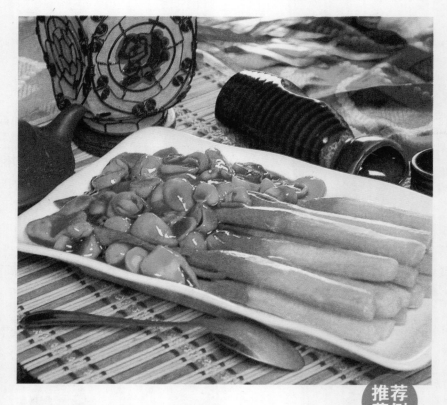

草菇芥蓝

原料: 草菇200克,芥蓝250克,食用油、盐、酱油各适量

做法:

❶ 草菇洗净,对半切开;芥蓝去老、硬的外皮,洗净。

❷ 锅中烧水,放入草菇、芥蓝焯烫,捞起。

❸ 另起锅,倒食用油烧热,放入草菇、芥蓝,调入盐、酱油,炒匀即可。

功效: 此菜有降低胆固醇、软化血管、预防心脏病、润肠通便的功效,适用于高脂血症、便秘、痛风等患者。

草菇　　　　　芥蓝

🌸 温馨提示

　　芥蓝与番茄同食可防癌,与山药搭配食用可消暑止渴。

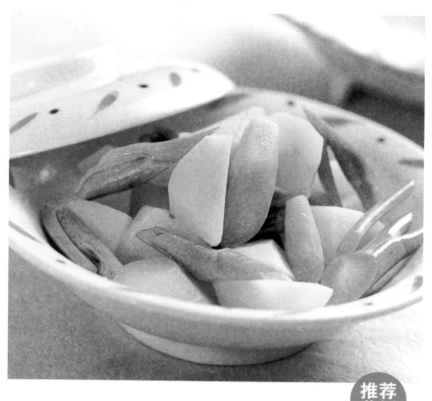

推荐
菜例

土豆烩芥蓝

原料：土豆200克，芥蓝100克，味精1克，盐2克，姜片、食用油各适量

做法：

❶ 土豆削皮，洗净切成小块；芥蓝摘去老叶，洗净切段。

❷ 锅置火上，加适量食用油，烧热后放入土豆稍炒片刻。

❸ 加入芥蓝、姜片炒熟，再加盐、味精调味即可。

功效：本品具有清热解毒、滋阴润燥等功效，适合阴虚咳嗽、肠燥便秘者以及痛风、高脂血症、高血压等患者食用。

土豆

芥蓝

🍴 温馨提示

　　芥蓝有苦味，在烹调时加入少量米酒，可以改善口感。

苦瓜
Ku Gua

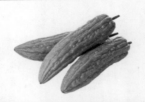

别名：凉瓜、癞瓜　性味归经：性寒，味苦。归心、肝、脾、胃经

能量：91 千焦 /100 克　嘌呤含量：11.3 毫克 /100 克

调理关键词

清热解暑，明目解毒

苦瓜中的苦瓜素可以阻止脂肪吸收，具有很好的减肥功效，适合痛风并发肥胖症患者食用。苦瓜中含有丰富的维生素 C，可以增强痛风患者免疫力。

食疗作用

苦瓜具有除烦、清热消暑、解毒、明目、降低血糖、补肾健脾、益气壮阳、提高机体免疫能力的功效。对治疗痢疾、疮肿、热病烦渴、痱子过多、眼结膜炎、排尿短赤等病有一定的疗效。此外，还有助于加速伤口愈合，多食可使皮肤细嫩柔滑。

选购保存

苦瓜身上一粒一粒的果瘤，是判断苦瓜好坏的特征。一般来说，苦瓜上的颗粒越大越饱满，表示瓜肉也越厚则宜购买。苦瓜不耐保存，即使在冰箱中存放也不宜超过 2 天，最好现买现吃。

♥ 应用指南

1. 适用于痛风患者，可以宽中益气、清凉解暑：苦瓜适量，盐 3 克。苦瓜去皮洗净，切大块；瓦煲注水烧开，放入苦瓜，改用小煲煮 2 小时，加盐调味即可。

2. 适用于失眠、痛风患者，可以清热平肝、止血凉血：芹菜 150 克，西洋参 20 克，盐 5 克。芹菜洗净、切段；西洋参洗净切丁，温水浸泡；将芹菜、西洋参放入沸水锅中小火慢炖 2 小时，再改为大火，放入盐调味，拌匀即可出锅。

3. 适用于脾虚体弱者以及体虚有热者：将苦瓜洗净，对切，去瓤，切片或切丝，用食用油爆炒，再用适量姜、葱、盐调味即可。

相宜搭配

宜	苦瓜 + 番石榴 降低血糖	苦瓜 + 玉米 清热解毒

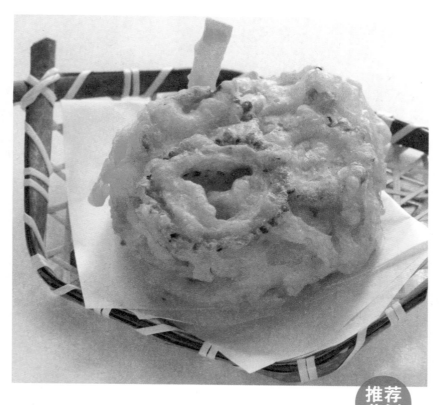

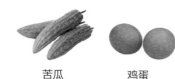

苦瓜煎鸡蛋

原料: 苦瓜1根, 鸡蛋1个, 盐适量

做法:

❶ 将鸡蛋磕开, 加盐打散, 搅拌均匀; 苦瓜洗净, 去子, 切成圈。

❷ 将苦瓜先放在锅中, 稍微炒熟, 再在苦瓜上淋上鸡蛋, 煎成苦瓜鸡蛋, 装盘即可食用。

功效: 本品具有清热解毒、滋养脾胃、解暑的功效, 适用于内火大者以及痢疾、痛风等患者。

苦瓜　　鸡蛋

🍲 温馨提示

　　苦瓜味苦, 过量食用易引起恶心、呕吐等。故不宜多食。

219

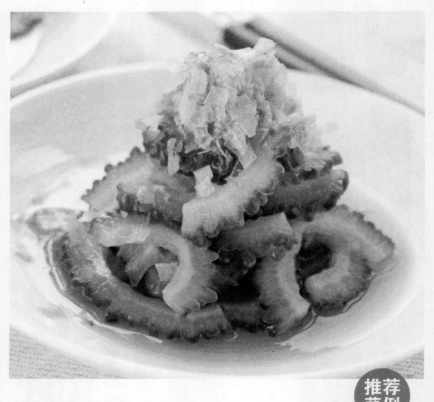

推荐
菜例

素炒苦瓜

原料: 苦瓜1根,椰子片、盐、食用油各适量

做法:

① 将苦瓜洗净,去子,切成条状。

② 炒锅烧热,加食用油,放进苦瓜条,加盐炒熟装盘,再在苦瓜上放入一些切碎的椰子片作为装饰,即可食用。

功效: 本品具有清热解毒、利尿、消暑的功效,适用于中暑、内火大、排尿不利者以及痛风患者。

苦瓜

盐

🌸 **温馨提示**

苦瓜对正在怀孕(孕早期和中期)的人有影响,吃多了有可能导致流产,因为苦瓜含有奎宁类成分,故孕妇要慎食或不食。

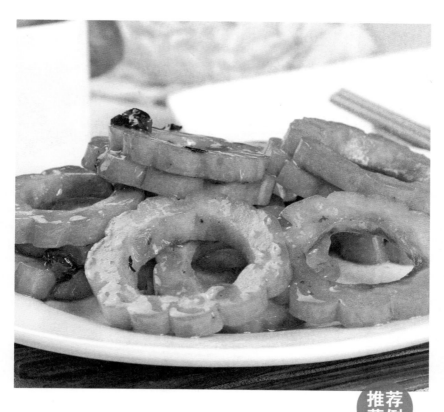

推荐菜例

豉汁苦瓜

原料: 苦瓜500克,豆豉20克,食用油、蒜泥、白糖、酱油、盐、鸡精、水淀粉各适量

做法:

① 苦瓜洗净,切去两头,再切成圆片,挖去瓤;豆豉剁碎。

② 锅中加油烧热,放入苦瓜片,煎至两面呈金黄色时放入大半杯水,加鸡精、酱油、豆豉碎、盐、白糖、蒜泥,用大火烧至汤汁浓稠,加入水淀粉即可。

功效: 本品有保持血管弹性、降低血液中胆固醇浓度的作用,对于高血压、动脉硬化、脑血管病、冠心病患者等具有食疗作用。

🍀 **温馨提示**

在炎热的夏季,儿童常会生出痱子,用苦瓜煮水擦洗,有清热、止痒、祛痱的功效。

冬瓜
Dong Gua

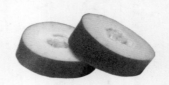

别名：白瓜、白冬瓜　性味归经：性凉，味甘。归肺、大肠、小肠、膀胱经

能量：52 千焦 /100 克　嘌呤含量：2.8 毫克 /100 克

调理关键词

清热化痰、除烦止渴

冬瓜含维生素 C 较多，且钾盐含量高，钠盐含量较低，可促进排尿，有利于尿酸的排泄，减轻肾脏负担，降低痛风并发肾病的发生率。此外，冬瓜还含有大量的膳食纤维，对降血糖有效，可预防痛风并发糖尿病。

食疗作用

冬瓜含有矿物质、维生素，冬瓜子中含有脂肪、瓜氨酸、不饱和脂肪酸、油酸等。冬瓜有清热解毒、利水消肿、减肥美容的功效，能减少体内脂肪，有利于减肥。常吃冬瓜，可以使皮肤光洁，另外，对慢性支气管炎、肺炎等感染性疾病有一定的治疗作用。

选购保存

挑选时用手指掐一下，皮较硬，肉质密，种子成熟变成黄褐色的冬瓜口感较好。买回来的冬瓜如果吃不完，可用一块比较大的保鲜膜贴在切面上，用手抹紧贴满，可以保持 3~5 天。

♥ 应用指南

1. 适用于高血压、高血糖、肾病患者：将适量冬瓜洗净，放进锅中，加适量水，大火煮沸，转小火煎煮成汤，最后加上适量的蜂蜜，搅拌均匀即可饮用。

2. 适用于慢性肾炎、痛风患者：将 500 克冬瓜洗净，去皮去子，切成条状；鲫鱼洗净，放进煎锅中用食用油煎至两面呈金黄色，再放进锅中，加适量水和冬瓜，大火煮沸，转小火煎煮成汤，最后再加上盐和味精即可食用。

3. 适用于水肿者：将冬瓜皮 100 克，玉米须 30 克，白茅根 30 克分别洗净，放进锅中，加适量水，大火煮沸，转小火煎煮成汤，每日 3 次服用。

搭配宜忌

宜	冬瓜 + 排骨 清热解毒	忌	冬瓜 + 醋 降低营养价值

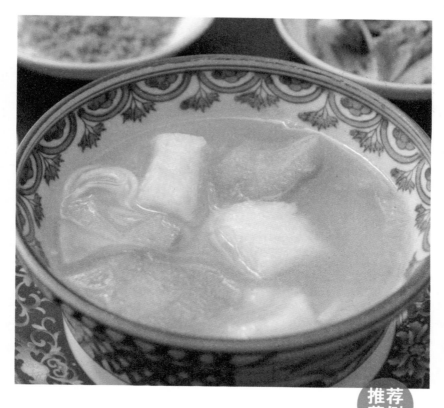

冬瓜苦瓜汤

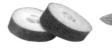

原料：冬瓜 200 克，苦瓜少量，盐、食用油各适量

做法：

❶ 将冬瓜去皮，洗净，去子，切成小块；苦瓜洗净，去子，切成小块。

❷ 锅中加水，煮沸后加入冬瓜、苦瓜，加盐和食用油，转小火煎煮成汤即可。

功效：本品具有清热解毒、去水消肿、降低血糖的功效，适用于高血压、高血糖、水肿、痛风症的患者。

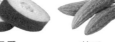

冬瓜　　　苦瓜

💬 温馨提示

脾胃虚弱、肾脏虚寒、久病滑泄、阳虚肢冷者不宜食用。

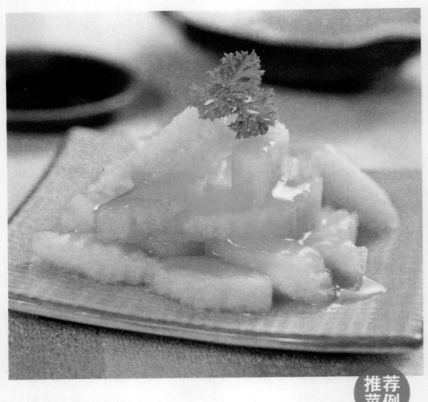

推荐
菜例

果味瓜排

原料： 冬瓜 500 克，橙汁、白糖、欧芹各适量

做法：

❶ 冬瓜洗净，去皮、瓤，切成长条形。

❷ 将切好的冬瓜入沸水中焯熟。

❸ 捞出冬瓜，沥干水分后装盘，再调入准备好的橙汁腌渍 3 小时，最后撒上白糖，以欧芹装饰即可。

功效： 本品具有清热解毒、利水消肿、减肥美容的功效，适用于排尿不利、痛风、高血压肾脏病、浮肿等患者。

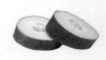
冬瓜

白糖

🌰 温馨提示

　　冬瓜焯水的时间不宜过长，否则不爽脆，但是必须焯至断生，因为生吃冬瓜对健康不利。

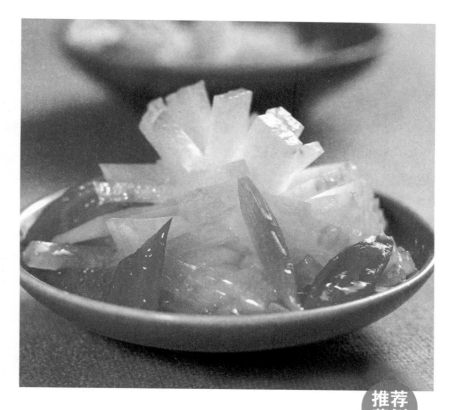

推荐
菜例

油焖冬瓜

原料: 冬瓜 300 克,青椒、红椒各 20 克,葱、生姜各 10 克,盐 3 克,酱油 3 毫升,鸡精 2 克,食用油适量

做法:

❶ 冬瓜去皮、去子去瓤,洗净,切三角形厚块,面上划十字花刀;青椒、红椒洗净切块;生姜洗净切丝;葱洗净切圈。

❷ 将切好的冬瓜入沸水中稍烫,捞出,沥干水分。

❸ 起锅入油,下入冬瓜块焖 10 分钟,加入青椒、红椒块及姜丝、葱圈、盐、酱油、鸡精,炒匀即可。

功效: 本品具有开胃消食、降脂减肥、利尿祛湿的功效,尤其适合痛风并发肥胖症、高脂血症以及食欲不佳者食用。

🍴 温馨提示

冬瓜是一种解热利尿、降脂减肥的食物,连皮一起煮汤,降压、利尿效果更好。

丝瓜
Si Gua

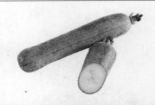

别名：布瓜、绵瓜、絮瓜　　性味归经：性凉，味甘。归肝、胃经

能量：90 千焦 /100 克　　嘌呤含量：11.4 毫克 /100 克

调理关键词

降压降脂、促进尿酸排出

丝瓜是低热量、低脂肪、低碳水化合物的蔬菜，富含钙、磷、钾、镁等矿物质以及维生素 A、维生素 C、胡萝卜素等营养素，能有效促进尿酸排泄，还能降低血压，对痛风并发高血压病有辅助治疗作用。

食疗作用

丝瓜有清暑凉血、解毒通便、祛风化痰、润肌美容、通经络、行血脉、下乳汁、调理月经不顺等功效，还能用于治疗热病、痰喘咳嗽、肠风痔漏、崩漏带下、血淋、痔疮痈肿、产妇乳汁不下等病症。丝瓜含有皂苷、黏液、木聚糖、脂肪、蛋白质、维生素 C、B 族维生素等营养成分。其中维生素 B_1 含量较高，而维生素 B_1 有利于小儿大脑发育及中老年人保持大脑健康。

选购保存

应选择鲜嫩、结实、光亮，皮色为嫩绿或淡绿色的丝瓜。丝瓜过熟不能食用，宜放在阴凉通风处保存或放入冰箱冷藏。

♥ 应用指南

1. 适用于身体虚弱、尿阻者：将 500 克丝瓜洗净，削去两头，用刀平剖成两瓣，除去瓜瓤，切成 6 厘米长的细丝，放在沸水锅里焯约 1 分钟，捞出，挤干水分，放在盘内待用；炒锅上火，放入食用油烧至七成热，将食用油趁热浇在丝瓜丝上，拌匀即成。

2. 适用于暑热烦闷、口渴咽干者：先将 2 个番茄洗净，切成薄片；1 根丝瓜去皮洗净切片；油锅烧热，加入鲜汤 500 毫升烧开，放入丝瓜片、番茄片，待熟时，加盐、味精、葱花调匀起锅即可。

搭配宜忌				
宜	**丝瓜 + 毛豆** 降低胆固醇、增强免疫力		**忌**	**丝瓜 + 芦荟** 引起腹痛、腹泻

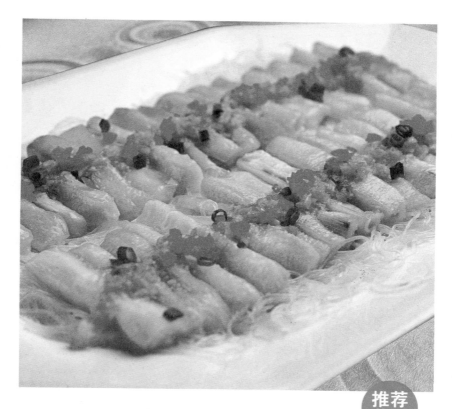

蒜蓉粉丝蒸丝瓜

原料： 粉丝 200 克，丝瓜 300 克，红椒、葱、蒜、盐、味精、香油各适量

做法：

❶ 粉丝泡软洗净，铺在盘底；丝瓜去皮洗净，切成长短一致的长条，放在粉丝上；葱清洗干净，切碎；蒜洗净，剁成蒜蓉；红椒洗净，切丁。

❷ 蒸锅置火上，放入粉丝、丝瓜，蒸至熟软。

❸ 将炒锅置火上，放入盐、味精、葱末、蒜蓉、香油，烧成汁后淋在丝瓜上，最后撒上红椒丁即可。

功效： 本品具有解毒通便、润肌美容、通经络、清暑凉血的功效，适用于痰喘咳嗽、便秘者食用。

🍴 温馨提示

　丝瓜易发黑，容易被氧化。所以要快切快炒，也可以在削皮后用盐水淘一下。

推荐菜例

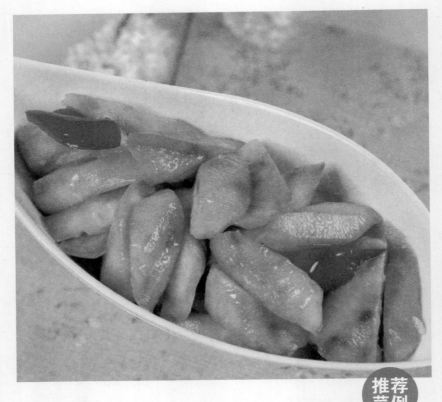

推荐
菜例

炒丝瓜

原料： 丝瓜 300 克，彩椒 30 克，盐 3 克，食用油适量

做法：

1 丝瓜去皮，洗净，切块；彩椒去蒂，洗净，切片。

2 锅下食用油烧热，放入丝瓜块、彩椒片炒至八成熟。

3 加盐调味，炒熟装盘即可。

功效： 丝瓜中维生素 C 的含量较高，可用于抗坏血病及预防维生素 C 缺乏症；

丝瓜中 B 族维生素含量高，有利于大脑健康；丝瓜汁液还具有保持皮肤弹性的特殊功能，能美容祛皱，适用于便秘、痰喘咳嗽者。

🍲 **温馨提示**

丝瓜味道鲜美清甜，烹煮时不宜加酱油和豆瓣酱等口味较重的酱料，以免抢味。

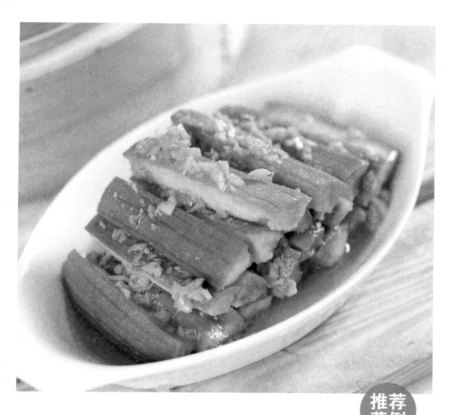

推荐
菜例

蒜蓉丝瓜

原料: 丝瓜300克,大蒜20克,盐3克,生抽少许,食用油适量

做法:

❶ 丝瓜去皮、去子后洗净,切成块状,排入盘中;大蒜去皮,剁成蓉,下入油锅中爆香,再加入盐、生抽拌匀,舀出均匀地淋于丝瓜排上。

❷ 将丝瓜入锅蒸5分钟即可。

功效: 丝瓜对调节人体的钙磷比例有很好的作用,其味道甘甜、口感滑顺,甚至还具有淡化色斑的功效,是不可多得的天然美容剂。同时,丝瓜还有抗病毒、抗过敏的特殊作用,对提高孕妇的抵抗力有显著作用。

🍲 温馨提示

烹制丝瓜时应注意尽量保持清淡,食用油要少用,可用水淀粉、味精或胡椒粉提味,这样丝瓜香嫩爽口的特点更明显。

茄子
Qie Zi

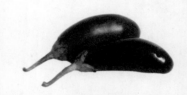

别名：茄瓜、白茄、紫茄　　**性味归经**：性凉，味甘。归脾、胃、大肠经

能量：97 千焦 /100 克　　**嘌呤含量**：14.3 毫克 /100 克

调理关键词

清热凉血，散淤消肿

茄子含丰富的维生素 P，这种物质能增强人体细胞间的黏着力，增强毛细血管的弹性，降低毛细血管的脆性及渗透性，防止微血管破裂出血，使心血管保持正常的功能，对预防痛风并发心脏病有积极作用。

食疗作用

茄子含蛋白质、维生素 A、B 族维生素、维生素 C、维生素 P、脂肪、糖类以及矿物质等。茄子具有活血化淤、清热消肿、宽肠之效，适用于肠风下血、热毒疮痈、皮肤溃疡等。茄子含有黄酮类化合物，具有抗氧化功能，可防止细胞癌变，同时也能降低血液中胆固醇含量，预防动脉硬化，可调节血压、保护心脏。

选购保存

茄子以外形均匀周正，老嫩适度，无裂口、腐烂、锈皮、斑点，皮薄，子少，肉厚，细嫩的为佳。茄子的表皮覆盖着一层蜡质，具有保护茄子的作用，一旦蜡质层被冲刷掉，就容易受微生物侵害而腐烂变质。

♥ **应用指南**

1.适用于痛风、便秘、痔疮患者：先将 200 克茄子洗净，切成小块；锅置火上，加油烧热至七成热，倒入茄子块后不断煸炒至熟，再加少许精盐和味精调味即可。

2.防治雀斑：将新鲜的茄子洗净，切成小片，擦于脸部有雀斑的位置，直到擦红为止。

3.适用于咳嗽者，可以润肺止咳：将 60 克茄子洗净，切成小块，放进锅中，加少量水，煮熟，待温加入适量蜂蜜即可。

搭配宜忌

宜	茄子 + 鸡蛋 活血化淤、清热消肿	忌	茄子 + 蟹 积腹中、伤肠胃

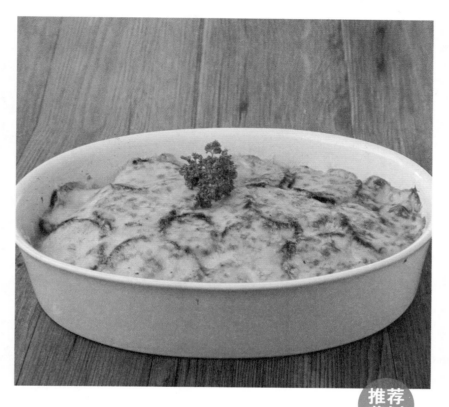

推荐
菜例

茄子片蒸鸡蛋

原料：茄子1个，鸡蛋2个，盐、酱料少许

做法：

❶ 将茄子洗净，切成片，用盐和酱料腌制；鸡蛋打散，加少许盐，搅拌均匀。

❷ 将茄子摆放在盘中，将鸡蛋倒进茄子中。

❸ 放进锅中隔水蒸熟即可。

功效：本品有活血化淤、通便的作用，适用于高血压、心脏病、便秘等患者。

茄子

鸡蛋

🍵 **温馨提示**

虚寒腹泻、皮肤疮疡、目疾患者以及孕妇不宜食用。

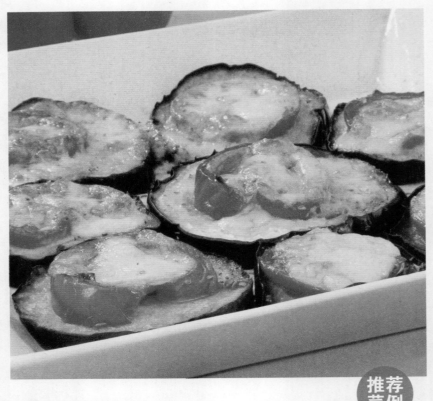

推荐菜例

茄片拌番茄

原料：茄子1个，番茄1个，乳酪适量

做法：

❶ 将茄子洗净，切成片；番茄洗净，切成片。

❷ 将茄子摆放在盘中，在每片茄子上面均放上一片乳酪，然后再叠上一片番茄，准备妥当后将其放进烤箱中烤熟。

功效：本品具有宽肠通便、活血化淤、清热的功效，非常适宜便秘、高血压等患者食用。

茄子

番茄

🍲 **温馨提示**

　　茄子切成块或片后，由于氧化作用会很快由白变褐。如果将切成块的茄子立即放入水中浸泡起来，待做菜时捞起沥干，就可避免变色。

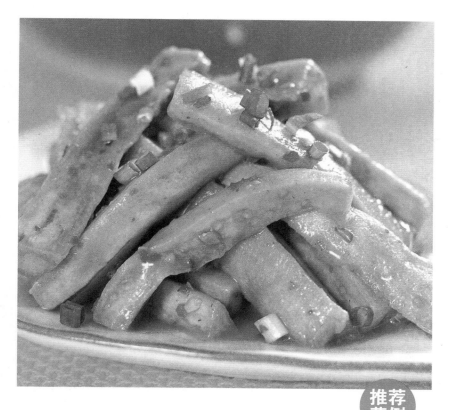

推荐菜例

麻辣茄子

原料： 茄子400克，盐、葱各3克，辣椒酱、鸡精、食用油、红油各适量

做法：

① 茄子去蒂洗净，切条状；葱洗净，切成葱花。

② 锅入水烧开，放入茄子焯水，捞出沥干备用。

③ 锅下油烧热，放入茄子炒至八成熟，加盐、辣椒酱、鸡精、红油调味，炒熟装盘，撒上葱花即可。

功效： 本品中茄子富含维生素P，具有防止微血管破裂出血，使心血管保持正常的功能；茄子还富含黄酮类化合物，具有抗氧化功能，可防止细胞癌变，同时也能降低血液中胆固醇含量、降低血脂、预防动脉硬化、保护心脏。

🌸 温馨提示

　　茄子切开后应尽快烹制，久放切面会发黑。

胡萝卜
Hu Luo Bo

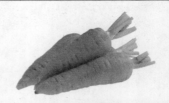

别名: 红萝卜、丁香萝卜　　**性味归经:** 性平,味甘、涩。归心、肺、脾、胃经

能量: 162 千焦 /100 克　　**嘌呤含量:** 8.9 毫克 /100 克

调理关键词

防治痛风并发糖尿病、高血压病

胡萝卜含有较多的钾元素,能促进身体内钠盐的排出,降低血压,调节身体酸碱平衡。经常食用胡萝卜,对防治痛风并发糖尿病和高血压病有积极意义。

食疗作用

胡萝卜含有丰富的糖类、蛋白质、脂肪、碳水化合物、胡萝卜素、B 族维生素、维生素 C,具有健脾和胃、补肝明目、清热解毒、壮阳补肾、透疹、降气止咳等功效,对有肠胃不适、便秘、夜盲症、性功能低下、麻疹、百日咳、小儿营养不良等症状的患者有食疗作用。

选购保存

要选根粗大、心细小、质地脆嫩、外形完整的胡萝卜,另外,以表面有光泽、感觉沉重的为佳。将胡萝卜加热,放凉后用容器保存,冷藏可保鲜 5 天,冷冻可保鲜 2 个月左右。

♥ 应用指南

1. 适用于痛风患者及贫血者,可补气养血:将 500 克胡萝卜放入榨汁机中压榨成汁,倒进杯子里,加适量蜂蜜饮用。

2. 适用于脾胃差者以及高血压、痛风、夜盲症患者:胡萝卜丁 250 克、大米 100 克。锅内加入胡萝卜丁、大米煮成粥,调味即可食用。

3. 适用于食欲不振、消化不良者:将 1 个胡萝卜和 1/2 个苹果洗净,去皮去子,切成丁,放进榨汁器中榨成汁,滤去渣,放进锅中煮沸即可。

4. 防治风寒感冒:将 100 克胡萝卜洗净,去皮切块;40 克马蹄洗净,去皮,切成块;将两种材料放进锅中,加适量水,煎煮,最后加白糖调味即可。

搭配宜忌

宜	胡萝卜 + 菠菜 防止脑卒中	忌	胡萝卜 + 酒 损害肝脏

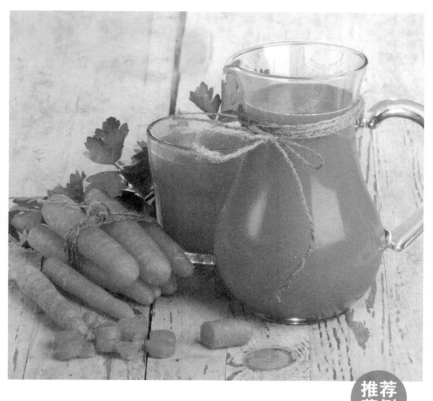

胡萝卜汁

原料：胡萝卜 500 克，蜂蜜适量

做法：

❶ 将胡萝卜洗净，去皮，切成块。

❷ 将胡萝卜放进榨汁机中榨成汁，倒进杯中，稍凉后加入适量蜂蜜，搅拌均匀，即可食用。

功效：本品具有健脾和胃、补肝明目、清热解毒的功效，适宜癌症、高血压、夜盲症、干眼症患者及营养不良、食欲不振、皮肤粗糙者食用。

胡萝卜

蜂蜜

🍃 **温馨提示**

　　吃胡萝卜时不要喝酒，因为当体内胡萝卜素的浓度很高时，碰上酒精就会和自由基结合，使胡萝卜素由抗氧化剂转变成会攻击正常细胞的促氧化剂。

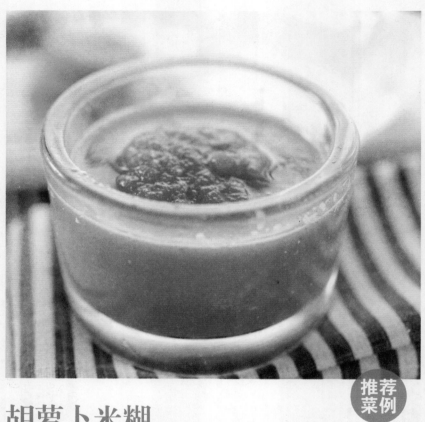

推荐
菜例

胡萝卜米糊

原料: 大米70克,胡萝卜60克,食用油、盐各适量

做法:

❶ 大米洗净,用清水浸泡2小时;胡萝卜洗净,切丁。

❷ 热锅入油,倒胡萝卜丁炒至表面松软,将大米与炒好的胡萝卜都放入豆浆机中,加水至上、下水位线之间,按下"米糊"键。

❸ 米糊煮好后,倒入碗中,加入适量的盐,即可食用。

功效: 胡萝卜具有补肝明目、清热解毒的功效,与大米打成米糊具有宽肠通便、利于五脏、补肝明目的功效。

🍲 温馨提示

　　胡萝卜中所含的胡萝卜素易被酸性物质破坏,因此,烹调时不要加醋。做出的菜最好一次吃完,防止氧化,营养受损。

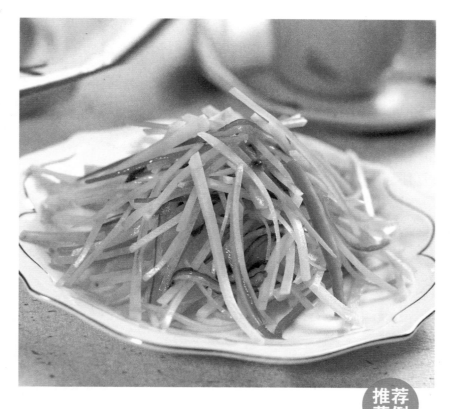

推荐菜例

土豆胡萝卜丝

原料： 土豆250克，胡萝卜100克，水发香菇25克，青椒20克，盐3克，料酒3毫升，白糖2克，食用油、水淀粉、鲜汤各适量

做法：

❶ 将水发香菇、青椒、胡萝卜均洗净，切丝；土豆削皮切丝，洗净，捞起沥水，放入油锅中炒至断生，捞起沥油。

❷ 原锅留油，倒入青椒、水发香菇、胡萝卜，加入料酒稍炒，再加入盐、白糖和土豆丝，拌炒后加入鲜汤少许，待沸后用水淀粉勾芡即可。

功效： 本品具有益气健脾、增进食欲、降脂减肥的功效，尤其适合食欲不佳者及痛风、高脂血症、高血压等患者食用。

🍴 **温馨提示**

　胡萝卜的营养精华就在胡萝卜的表皮，故烹饪胡萝卜时不要去皮，只要清洗干净即可。

洋葱
Yang Cong

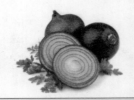

别名： 玉葱、葱头、洋葱头　**性味归经：** 性温，味甘、微辛。归肝、脾、胃经

能量： 169 千焦 /100 克　**嘌呤含量：** 3.5 毫克 /100 克

调理关键词

健胃宽中，理气消食

洋葱所含的微量元素硒是一种很强的抗氧化剂，能消除体内的自由基，增强细胞的活力和代谢能力，具有防癌、抗衰老的功效，可增强痛风患者抵抗力，缓解痛风症状。

食疗作用

洋葱具有散寒、健胃、发汗、祛痰、杀菌、降血脂、降血压、降血糖、抗癌之功效。洋葱富含蛋白质、粗纤维及胡萝卜素、维生素 B_1、维生素 B_2 和维生素 C 等，还含有咖啡酸、芥子酸、桂皮酸、柠檬酸盐、多糖和多种氨基酸。常食洋葱可以长期稳定血压、降低血管脆性、保护人体动脉血管。

选购保存

要挑选球体完整、没有裂开或损伤、表皮完整光滑的。可将洋葱放入网袋中，然后悬挂在室内阴凉通风处，或者将其放在有透气孔的专用陶瓷罐中保存。

♥ 应用指南

1. 适用于痛风患者：500 克洋葱洗净，剖成 6 瓣，放进泡菜坛中，加入盐、醋腌渍 4 日，待其味酸甜而略辛辣时即可食用。

2. 适用于失眠、食欲不佳者：取洋葱适量，洗净，捣烂，置于小瓶内盖好，睡前打开盖子，闻其气味，10 分钟内即可入睡。

3. 适用于感冒、抵抗力差者：将 200 克的洋葱洗净，切成丝，放进油锅里稍炒，加盐炒至熟即可。

4. 适用于食欲不振、消化不良者：将 3 个洋葱洗净，去皮切成丝；3 个鸡蛋磕在碗里，加点盐打散，放进油锅里煎出香味，再加上洋葱，不断翻炒，最后加盐和鸡精翻炒几下即可。

相宜搭配

宜	洋葱 + 大蒜 防癌抗癌	洋葱 + 红酒 降压降糖

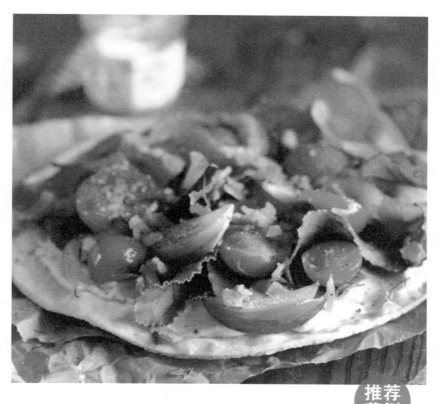

推荐
菜例

洋葱番茄沙拉

原料： 洋葱1个，番茄1个，生菜适量，盐、乳酪各少许

做法：

❶ 洋葱洗净，切成条状；生菜洗净，切成小片；番茄洗净，切成块状。

❷ 将所有材料放进盘中，加上少许盐和乳酪，搅拌均匀即可食用。

功效： 本品具有温中散寒、健胃、降血脂、降血压、降血糖的功效，特别适宜高血压、高血脂、动脉硬化等心血管疾病患

者，糖尿病、癌症、急慢性肠炎、痢疾患者以及消化不良者食用。

洋葱

番茄

🍶 **温馨提示**

　　洋葱辛温，胃火炽盛者不宜多吃，过量食用，会使胃肠胀气。

239

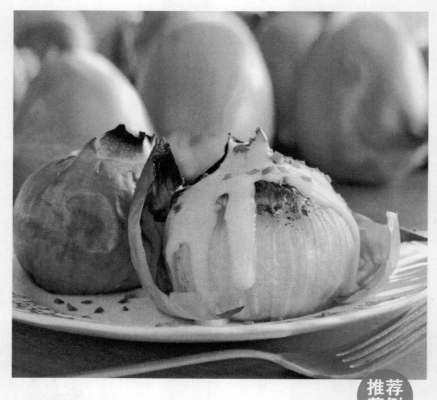

推荐菜例

烤洋葱

原料：洋葱1个，盐、乳酪、葱各适量

做法：

❶ 将洋葱洗净，沥干；葱洗净，切成葱花。

❷ 烤炉生火，待火旺时放上洋葱，烤到洋葱七成熟时加上盐，烤至熟。

❸ 将烤好的洋葱放进盘中，加上乳酪和葱花，即可食用。

功效：本品具有健胃宽中、理气进食的功效，适用于高血压、感冒、失眠等患者。

洋葱   盐

🍴 温馨提示

  洋葱可分为白皮、黄皮和紫皮三种。从营养价值的角度评估，紫皮洋葱的营养更好一些，因为其含有更多的蒜素和槲皮素。

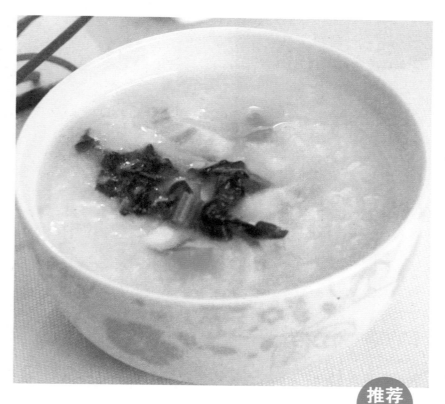

推荐
菜例

胡萝卜洋葱菠菜粥

原料： 胡萝卜、洋葱、菠菜各 20 克，大米 100 克，盐 3 克，味精 1 克

做法：

❶ 胡萝卜洗净切丁；洋葱洗净切条；菠菜洗净，切成小段；大米洗净，泡发备用。

❷ 锅置火上，入水适量，放入大米，大火煮至米粒开花，再放入胡萝卜、洋葱转小火煮至粥成，最后下入菠菜稍煮，放入盐、味精调味，即可。

功效： 菠菜有养血、止血、平肝、润肠通便的功效。胡萝卜有利膈宽肠的功效。此粥具有开胃消食、降脂减肥、滋阴润燥、防癌抗癌的功效，可辅助治疗食欲不振、肥胖、水肿、高脂血症等症。

🍲 **温馨提示**

在切洋葱前，把菜刀在冷水中浸5分钟，再切时就不会因受洋葱的挥发物质刺激而流泪。

番茄
Fan Qie

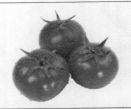

别名： 西红柿、番李子、洋柿子　　**性味归经：** 性凉，味甘、酸。归肺、肝、胃经

能量： 85 千焦 /100 克　　**嘌呤含量：** 4.2 毫克 /100 克

调理关键词

降压降糖、防治并发症

　　番茄含有大量的矿物质，包括钾、镁、钙等，有助于尿酸排出体外；其所含的黄酮类物质和胡萝卜素，有显著的降压和降糖作用。常食番茄，对预防痛风并发高血压病、糖尿病有积极作用。

食疗作用

　　番茄具有止血、降压、利尿、健胃消食、生津止渴、清热解毒、凉血平肝的功效，含有丰富的有机碱、番茄碱、维生素 A、B 族维生素、维生素 C，以及钙、镁、钾、钠、磷、铁等矿物质，可以治疗宫颈癌、膀胱癌、胰腺癌等，另外，还可以美容和治愈口疮。

选购保存

　　选购时应以个大、饱满、色红成熟、紧实者为佳，常温下置通风处能保存 3 天左右，放入冰箱冷藏可保存 5~7 天。

♥ 应用指南

　　1. 适用于食欲不振、痛风患者，有利于排尿：将 300 克番茄洗净，去皮切块，100 克鸡蛋磕在碗中，打散。将番茄放进炒锅中翻炒，然后加上鸡蛋，不断翻炒至番茄熟烂，加点糖和醋调味即可。

　　2. 适用于痛风患者及视力下降者：将 200 克番茄洗净，去皮切块；适量的土豆洗净，去皮，切薄片。炒锅下油，烧热，加上番茄爆炒 3 分钟，再加上盐和开水，煮沸后加上土豆煮至熟，最后加盐调味即可。

　　3. 适用于贫血、痛风患者：将番茄洗净，去皮，切成块；苹果洗净，去皮去子，切成块；将两种材料放进榨汁机中榨成汁，倒进杯中，搅拌均匀即可饮用。一次喝完，每日 1~2 次。

相宜搭配

宜	番茄 + 芹菜 健胃消食	番茄 + 山楂 降低血压

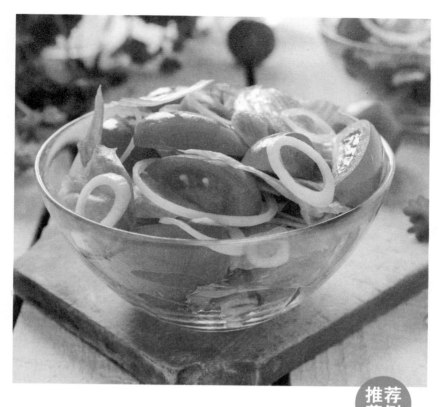

番茄拌洋葱

原料： 番茄1个，洋葱1个，生菜、盐各适量

做法：

① 将洋葱洗净，切成小圈；生菜洗净，切成小片；番茄洗净，对半切开。

② 将所有材料放入碗中，加盐搅拌均匀即可食用。

功效： 本品具有生津止渴、健胃消食的功效，适宜于热性病发热、口渴、食欲不振、习惯性牙龈出血、贫血、头晕、

心悸者以及高血压、急慢性肝炎、急慢性肾炎、夜盲症和近视眼患者食用。

番茄

洋葱

🍴 **温馨提示**

番茄要选择个大、圆润、丰满、外观漂亮的食用。

243

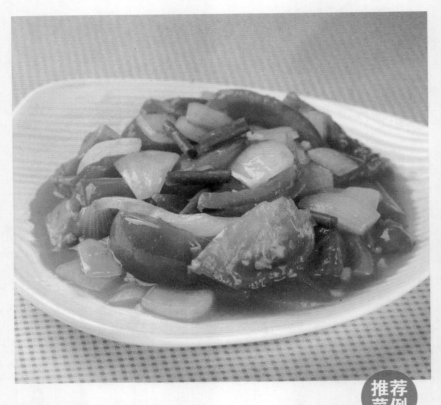

推荐
菜例

番茄炒洋葱

原料： 番茄 100 克，洋葱 40 克，蒜末、葱段各少许，盐 2 克，食用油适量

做法：

❶ 将番茄洗净，切小块；洋葱洗净，切小片。

❷ 锅置火上，加入食用油，待锅烧热，倒入蒜末爆香；放入洋葱片，快速炒出香味，再倒入切好的番茄翻炒片刻。

❸ 加入少许盐调味，撒上葱段即成。

功效： 本品有健胃消食、生津止渴、清热解毒、凉血平肝的功效，适用于消化不良、食欲不振者以及高脂血症、痛风、高血压等患者。

🌸 **温馨提示**

　　把开水浇在番茄上，或者把番茄放入开水里烫一下，皮就能很容易地被剥掉了。

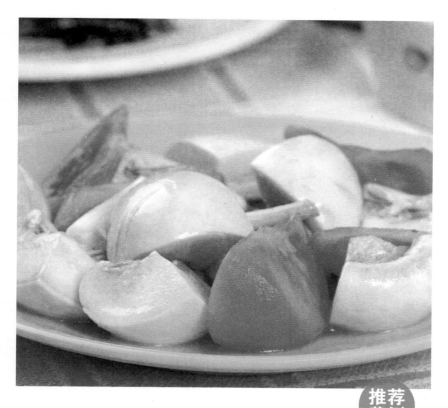

推荐菜例

番茄炒口蘑

原料： 番茄2个，口蘑300克，料酒、水淀粉各5毫升，盐3克，葱段、高汤、食用油、香油各适量

做法：

❶ 番茄清洗干净后，表面划十字花刀，放入沸水中略焯，捞出撕去外皮，切块；口蘑清洗干净，切好，放入沸水中焯水，沥干水。

❷ 炒锅置火上，加油烧热，放入口蘑炒匀，加盐、料酒、高汤翻炒片刻，放入番茄块，炒至番茄汁浓时，用水淀粉勾薄芡，撒入葱段、淋上香油即可。

功效： 本品中番茄和口蘑均有降低血液中胆固醇、软化血管的功效。番茄还含有一种名叫果胶的膳食纤维，有预防便秘的作用。

🍮 温馨提示

常吃番茄不易出现黑眼圈，且不易被晒伤。

莴笋
Wo Sun

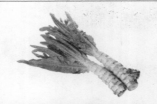

别名：茎用莴苣、莴菜、千金菜	性味归经：性凉，味甘、苦。归胃、膀胱经

能量：62 千焦 /100 克　嘌呤含量：< 15 毫克 /100 克

调理关键词

防治痛风并发糖尿病

　　莴笋富含钾元素，有利于维持体内酸碱平衡，改善酸性体质，促进尿酸的排泄。莴笋还富含烟酸，能激活胰岛素作用，有效降低血糖，对防治痛风并发糖尿病有积极意义。

食疗作用

　　莴笋有增进食欲、刺激消化液分泌、促进胃肠蠕动等功能，可促进排尿、降低血压、预防心律紊乱。同时，莴笋还能改善消化系统和肝脏功能，有助于抵御风湿性疾病所致的痛风。

选购保存

　　选购莴笋的时候，应选择茎粗大、肉质细嫩、多汁新鲜、无枯叶、无空心、中下部稍粗或成棒状、叶片不弯曲、无黄叶、不发蔫、不苦涩的。保存莴笋可用泡水保鲜法：将买来的莴笋放入盛有凉水的器皿内，一次可放几棵，水淹至莴笋主干 1/3 处，这样放置于室内 3~5 天，叶子仍呈绿色，莴笋主干仍很新鲜,削皮后炒吃仍鲜嫩可口。

♥ 应用指南

　　1. 促进末端血管的血液循环，防治皮肤色素沉着：将 500 克莴笋削去皮，洗净，切成长薄片，下沸水锅中焯一下，捞出，沥去水分。油锅烧热，加食用油，再把莴笋翻炒几下，加盐即可。

　　2. 适用于痛风患者：将 400 克莴笋洗净，去皮，切成丝。胡萝卜洗净，去皮，切成丝。油锅烧热，加食用油，再把两种材料一起放进油锅中，爆炒几下，加盐和味精，炒熟即可。

　　3. 适用于糖尿病、贫血、痛风患者：莴笋 400 克，姜丝 10 克。将莴笋洗干净，去皮去叶后切成片状，用开水略烫一下捞起，沥干水，加姜丝、香油、糖、醋拌匀即可食用。

相宜搭配

宜	莴笋 + 蒜苗 预防高血压	莴笋 + 黑木耳 降低血糖

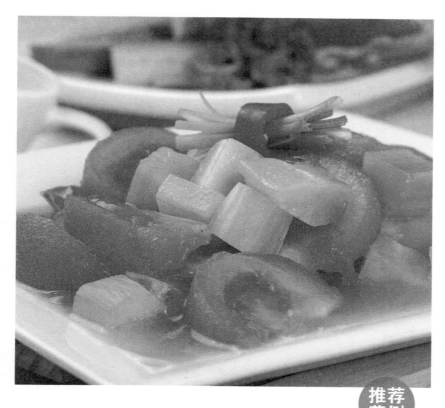

推荐
菜例

酸甜莴笋

原料: 莴笋500克,番茄2个,盐、白糖、鸡精、香油、红椒圈、香菜段各适量

功效: 本品具有增进食欲、通畅润便的功效,适用于便秘、食欲不振者。

做法:

① 莴笋削皮,切丁,放入沸水中略焯;番茄去皮,切块;香菜段装入红椒圈。

② 将盐、白糖、鸡精、香油一起放入碗中调成味汁,放入冰箱冷藏8分钟后取出。

③ 将所有材料放入容器,淋上味汁拌匀,将红椒圈香菜段作为装饰即可。

🍄 温馨提示

莴笋中含有一定量的微量元素锌、铁,特别是莴笋中的铁元素很容易被人体吸收,经常食用新鲜的莴笋,可以防治缺铁性贫血。

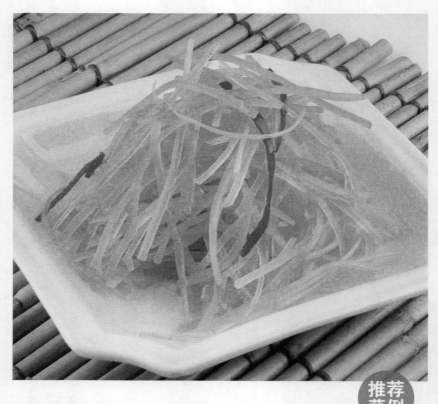

爽口莴笋

原料： 莴笋180克，红椒3克，盐、鸡精、醋、生抽各适量

做法：

❶ 莴笋洗净，去皮，切细丝，放入开水中焯熟，沥干装盘；红椒洗净，去子，切成细丝。

❷ 将盐、鸡精、醋、生抽调成味汁。

❸ 将味汁淋在莴笋上拌匀，撒上红椒丝即可。

功效： 本品能促进消化、降低血压，适宜高血压患者及消化不良、食欲不振者食用。

莴笋

红椒

🍲 **温馨提示**

　　焯莴笋时一定要注意时间和温度，焯的时间过长、温度过高会使莴笋绵软，失去清脆的口感；莴笋下锅前挤干水分，可以增加脆嫩感。

248

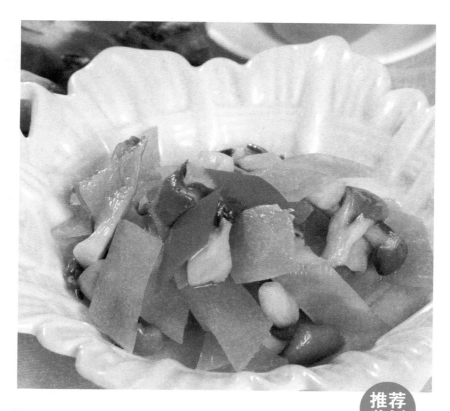

推荐
菜例

莴笋袖珍菇

原料： 莴笋 350 克，袖珍菇 200 克，红甜椒 1 个，盐、白糖、味精、料酒、水淀粉、素鲜汤各适量

做法：

❶ 莴笋去皮，洗净切菱形片；袖珍菇洗净切片；红甜椒洗净切片。

❷ 锅置火上，倒入素鲜汤、袖珍菇片、莴笋片、红椒片炒匀。

❸ 加料酒、盐、白糖、味精烧沸，用水淀粉勾芡即成。

功效： 袖珍菇有改善人体新陈代谢、调节自主神经的作用；莴笋有很好的降压利尿、降脂作用，所以本菜适合痛风、高血压、高脂血症、肝病等患者食用。

🍄 温馨提示

经常食用袖珍菇能很好地协调人体对其他食物的吸收、转运，增加食物的营养效率。

西蓝花
Xi Lan Hua

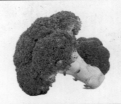

别名: 绿菜花、青花菜　**性味归经:** 性凉,味甘。归肝经
能量: 150 千焦 /100 克　**嘌呤含量:** < 15 毫克 /100 克

调理关键词

改善痛风患者体质

　　西蓝花含有丰富的膳食纤维及钙、镁、钾等矿物质,能促进肠道蠕动,有效改善酸性体质,有利于尿酸及其他废物排出体外。西蓝花还富含铬,可改善糖尿病患者的糖耐量,有助于调节血糖,适合痛风并发糖尿病患者食用。

食疗作用

　　西蓝花有爽喉、开音、润肺、止咳的功效。长期食用可以减少乳腺癌、直肠癌及胃癌等癌症的发病概率。西蓝花中矿物质成分比其他蔬菜更全面,钙、磷、铁、钾、锌、锰等含量很丰富,比同属于十字花科的菜花高出很多。西蓝花能够阻止胆固醇氧化,防止血小板凝结成块,从而降低患心脏病与脑卒中的风险。

选购保存

　　选购西蓝花以菜株亮丽、花蕾紧密结实的为佳;花球表面无凹凸,整体有隆起感,拿起来没有沉重感的为良品。用纸张或透气膜包住西蓝花(纸张上可喷少量的水),然后直立放入冰箱的冷藏室内,一般可以保鲜 1 周左右。

❤ 应用指南

　　1. 适用于痛风患者,有利于排尿:将适量西蓝花洗净,切成小朵;胡萝卜洗净,去皮,切成丝。炒锅置于火上,加入食用油,待锅烧热后加入西蓝花和胡萝卜,炒至熟,加盐即可。

　　2. 适用于痛风、高血压、高脂血症患者:将适量西蓝花洗净,切成小朵;少许的蒜去皮,切成蒜蓉。炒锅置于火上,加食用油,待锅烧热后加入蒜蓉爆香,再加入西蓝花,炒至熟,加盐和味精即可。

搭配宜忌

宜	西蓝花 + 胡萝卜 预防消化系统疾病	忌	西蓝花 + 牛奶 影响钙质吸收

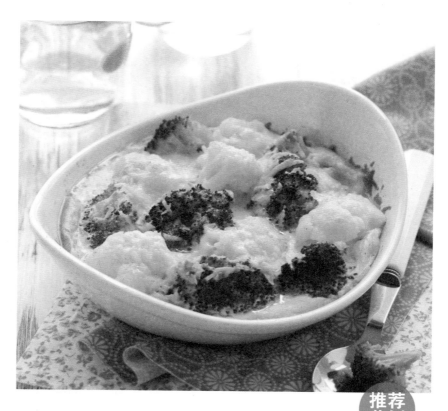

推荐菜例

西蓝花蒸土豆泥

原料: 西蓝花1棵,土豆1个,盐适量

做法:

❶ 将西蓝花洗净,撕成小朵;土豆洗净,放进蒸锅中蒸熟,放进碗中,去皮,用汤匙压成泥。

❷ 将西蓝花放进盘中,加上土豆泥和盐,放进蒸锅中隔水蒸即可。

功效: 本品具有增强体质、健脾和胃、通肠润便的功效,适用于食欲不佳、脾胃虚弱、体质差者。

西蓝花　　　土豆

🌸 温馨提示

西蓝花不能过度烹饪,如把西蓝花炒得泛黄,会让菜带有强烈硫黄味且损失营养,最好通过蒸或微波炉来加热。

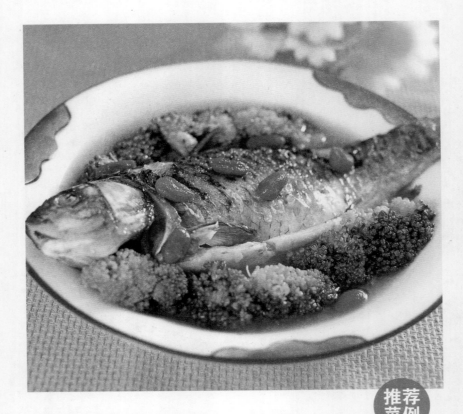

鲫鱼炖西蓝花

原料：鲫鱼1条，西蓝花100克，枸杞子10克，生姜、食用油、盐各适量

做法：

❶ 将鲫鱼宰杀，去鳞、鳃及内脏，用清水洗净；西蓝花去粗梗洗净，掰成朵；生姜洗净切片备用。

❷ 煎锅上火，下油烧热，用生姜片炝锅，放入鲫鱼煎至两面呈金黄色，加入适量水，下西蓝花煮至熟，撒入适量的枸杞子，用适量盐调味即成。

功效：本品可降血压、降血糖、利水消肿，糖尿病患者常食，可改善全身不适症状，也适合高血压和高脂血症患者食用。

🌸 温馨提示

有些人皮肤一旦受到小小的碰撞和伤害就会变得青一块紫一块的，这是因为体内缺乏维生素K的缘故。补充维生素K的最佳途径就是多吃西蓝花。

推荐菜例

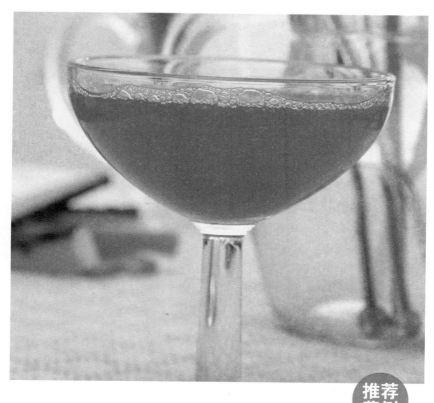

西蓝花葡萄汁

推荐菜例

原料: 西蓝花90克,葡萄200克,梨子1个,冰块适量

做法:

① 西蓝花洗净切块;葡萄洗净。

② 梨子洗净,去皮去心,切块。

③ 把以上所有材料放入榨汁机中打成汁,倒入杯中,加冰块即可。

功效: 葡萄可滋阴血、补肝肾、降血压、健脑安神,对高血压、贫血以及肝火旺盛引起头晕、失眠的患者有很好的食疗作用;西蓝花可降压降脂、抗癌;梨子可滋阴生津、润肺止咳。

西蓝花

葡萄

🍵 温馨提示

清洗葡萄一定要彻底,可先把果粒都摘下来,用清水泡5分钟左右,再逐个清洗。

花菜
Hua Cai

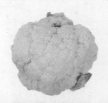

别名： 菜花、花椰菜、球花甘蓝　　**性味归经：** 性凉，味甘。归肝、肺经
能量： 110 千焦 /100 克　　**嘌呤含量：** < 15 毫克 /100 克

调理关键词

促进尿酸排泄

　　花菜富含维生素 C 及钙、磷、钾、钠、镁等矿物质，是一种典型的碱性食物，能降低血液和尿液的酸度，促进尿酸排泄，经常食用，可有效改善痛风患者酸性体质，缓解痛风症状。

食疗作用

　　花菜具有爽喉、开音、润肺、止咳等功效。花菜是含有类黄酮最多的食物之一，可以防止感染，阻止胆固醇氧化，防止血小板凝结成块，从而降低患心脏病和脑卒中的风险。其含有丰富的钙、磷、铁、维生素 C、维生素 A、维生素 B_1、维生素 B_2，以及蔗糖等，常食可以增强肝脏的解毒能力。

选购保存

　　以花球周边未散开，无异味、无毛花的为佳。花菜最好即买即吃，即使温度适宜，也应该尽量避免存放 3 天以上。

♥ 应用指南

　　1. 适用于痛风患者，有利于排尿：将花菜洗净，切成小朵。胡萝卜洗净，去皮，切成丝。炒锅置于火上，加上食用油烧热，放进花菜和胡萝卜炒熟，加盐即可。

　　2. 适用于痛风、高血压患者及免疫力低下者：将花菜洗净，切成小朵；黑木耳洗净，浸泡后除杂，撕成小朵。炒锅置于火上，加上食用油，烧热后，加上花菜和黑木耳，炒熟，加盐即可食用。

　　3. 适用于痛风、高血压患者及肥胖者：将适量花菜洗净，切小朵；马蹄洗净，去皮，对切；玉米粒洗净。炒锅置于火上，加上食用油，烧热后加上花菜和马蹄、玉米粒，炒熟，加盐和味精即可。

搭配宜忌

宜	花菜 + 蚝油 健脾开胃	忌	花菜 + 猪肝 阻碍营养物质的吸收

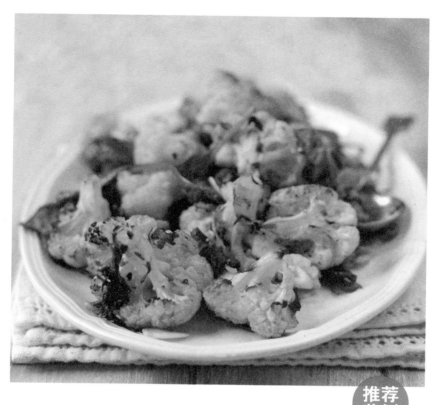

花菜拌炒时蔬

原料： 花菜1棵，菠菜、盐、食用油各适量

做法：

① 将花菜洗净，切成小朵；菠菜洗净，切成段。

② 油锅烧热，放入花菜，炒至7分熟时加入菠菜一起炒至熟，加盐调味即可。

功效： 本品具有降低胆固醇、宽肠通便、补血等功效，适用于便秘、高血压、高脂血症等患者。

推荐菜例

花菜

菠菜

🌸 温馨提示

　　花菜营养丰富，含有蛋白质、脂肪、铁、胡萝卜素、维生素 B_1、维生素 B_2、维生素 C、维生素 A 等，其中尤以维生素 C 含量最为丰富。

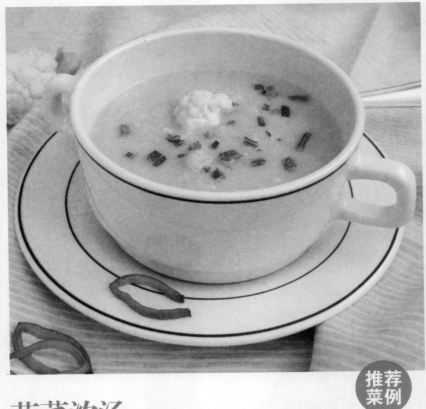

花菜浓汤

推荐菜例

原料：花菜1棵，土豆1个，高汤、盐、葱花各适量

做法：

❶ 将花菜洗净，切成小朵；土豆洗净，去皮，蒸熟后用汤匙压成泥。

❷ 将土豆泥放进锅中，加上高汤和花菜，大火煮沸，小火煮至成汤，加盐，撒上葱花即可。

功效：本品具有增进食欲、健脾和胃的功效，适用于痛风、高脂血症等患者。

花菜　　　土豆

🍲 温馨提示

　　花菜虽然营养丰富，但常有残留的农药，还容易生菜虫，所以在吃之前，可将花菜放在盐水里浸泡几分钟，这样菜虫就跑出来了，还可去除残留的农药。

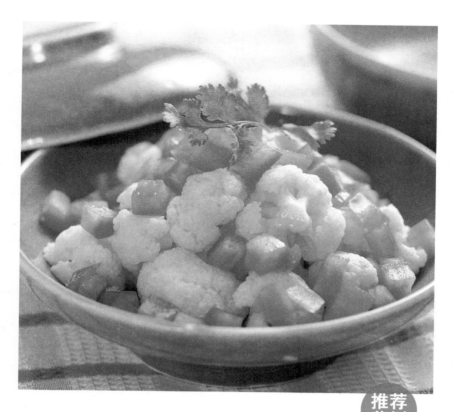

推荐菜例

花菜炒番茄

原料：花菜 250 克，番茄 200 克，香菜 10 克，盐、鸡精、食用油各适量

做法：

1 将花菜去除根部，切成小朵，用清水清洗干净，焯水，捞出沥干水待用；将香菜清洗干净，切小段。

2 将番茄清洗干净，切小丁。

3 锅置火上，加食用油烧至六成热，将花菜和番茄丁放入锅中，再调入盐、鸡精翻炒均匀，盛盘，撒上香菜段即可。

功效：这道菜维生素丰富，常食用可以提高身体免疫力，其中富含的维生素 C 还有利于缓解孕期呕吐，促进营养吸收。此外，番茄富含的番茄红素，还有补血养颜的功效。

🍴 温馨提示

　　将花菜焯水后，应放入凉开水内过凉，捞出沥净水再用。

百合
Bai He

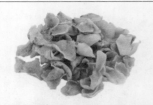

别名: 白百合、蒜脑薯　　**性味归经:** 性平, 味甘、微苦。入肺、脾、心经

能量: 692 千焦 /100 克　　**嘌呤含量:** < 15 毫克 /100 克

调理关键词

增强机体免疫力,促进尿酸排泄

百合富含多种维生素和钾,还含有大量秋水仙碱,能够抑制白细胞异化,碱化尿液,有助于痛风性关节炎症的缓解。

食疗作用

百合能清心除烦、宁心安神,用于热病后余热未消、神思恍惚、失眠多梦、心情抑郁、喜悲伤欲哭等病症。百合洁白娇艳,鲜品富含黏液质及维生素,对皮肤细胞新陈代谢有益,常食百合,有一定美容作用。百合还有温肺止嗽、养阴清热、清心安神、利大小便等功效,尤可治疗心肺疾患。热病后余热未清、虚烦、惊悸、神志恍惚或肺痨久咳、咯血等患者,食用百合也都适宜。

选购保存

以瓣匀肉厚、色黄白、质坚、筋少者为佳。置通风干燥处,防虫蛀。

♥ 应用指南

1. 适用于贫血者及痛风患者,可以补益气血、养心安神: 百合干品 20 克、大米 100 克。将百合洗净,大米洗净后用冷水浸泡,放进锅中,加入百合和适量水,大火煮沸,转小火煮成粥。

2. 适用于脾虚、皮肤干燥者及痛风患者,可以健脾生津、清热安神: 银耳 100 克,百合 50 克,冰糖适量。银耳充分泡发,去蒂撕成小块; 银耳、百合放入锅中,添适量清水以大火煮沸,转小火煮至银耳熟软,加入冰糖调味即可。

3. 适用于痛风患者及心烦口渴、失眠者: 将适量百合洗净,玉米粒洗净,大米洗净,放进锅中,加适量水,大火煮沸,转小火煮至材料熟透即可。

搭配宜忌

宜	百合 + 桂圆 滋阴补血	忌	百合 + 虾皮 降低营养价值

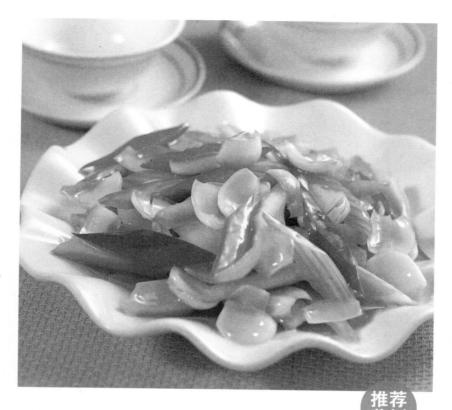

芹菜炒百合

原料： 芹菜 500 克，鲜百合 3 个，鸡精 2 克，盐 3 克，红椒、食用油各适量

做法：

❶ 芹菜切去根，洗净去皮切菱形片；鲜百合剥瓣洗净；红椒洗净切片。

❷ 净锅上火，加入约 600 毫升清水，调入少许盐、鸡精，待水沸后，放入芹菜、红椒片、百合焯透，捞出沥干水分。

❸ 锅置火上，注入适量食用油，烧至四成热，倒入焯过的芹菜、红椒片、百合，

炒热，放入少许鸡精、盐，炒匀盛入盘中即可。

功效： 本品具有宁心安神、清心明目、除烦等功效，适用于失眠多梦、心情忧郁、便秘者。

🍮 温馨提示

凡风寒咳嗽、脾虚便溏者，均不宜食用百合。

推荐菜例

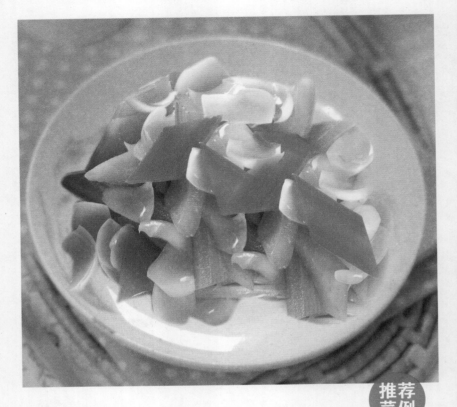

推荐菜例

蒜香百合

原料: 百合 250 克,西芹 150 克,胡萝卜 100 克,蒜、盐、糖、味精、食用油各适量

做法:

❶ 西芹、胡萝卜洗净,切菱形片,然后过沸水;蒜洗净后切片状;百合剥片洗净。

❷ 锅下少许油,入蒜片炒香,再放入西芹、百合翻炒,加入盐、糖、味精即可。

功效: 本品具有温肺止嗽、养阴清热、清心安神的功效,适用于失眠多梦、久咳、便秘者。

百合　　　　西芹

🌸 温馨提示

　　药用百合有家种与野生之分,家种的鳞片阔而薄,味不甚苦;野生的鳞片小而厚,味较苦。

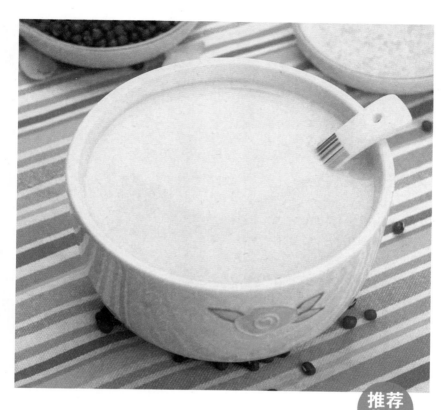

推荐菜例

红腰豆大米百合豆浆

原料： 红腰豆、大米各30克，百合25克，冰糖5克

做法：

❶ 红腰豆用清水泡软，捞出洗净；大米淘洗干净，浸泡1小时；百合洗净。

❷ 将红腰豆、大米和百合放入豆浆机中，添水搅打成豆浆并煮沸。

❸ 滤出豆浆，加入冰糖拌匀即可。

功效： 本品具有滋阴润肺、养心安神、清热利尿、降脂瘦身等功效，适合肺虚咳嗽、失眠多梦、小便涩痛者及高脂血症、肥胖症等患者食用。

🍵 温馨提示

红腰豆一定要熟吃，因为在生豆类中有一种叫抗胰蛋白酶的成分，可影响蛋白质的消化吸收，引起腹泻，所以做成的豆浆要煮沸后再煮几分钟才能食用，且豆浆中所含的皂毒素只有加热到90℃以上才能被破坏。

261

马齿苋
Ma Chi Xian

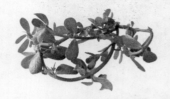

别名：马齿草、马苋　　性味归经：性寒，味甘、酸。归心、肝、脾、大肠经

能量：117 千焦 /100 克　　嘌呤含量：< 15 毫克 /100 克

调理关键词

清热排毒、降低胆固醇

　　马齿苋富含钾，能促进钠的排泄，降血压，还能促进尿酸的排泄，缓解痛风症状；其还富含维生素和膳食纤维，能有效促进肠胃蠕动，降低胆固醇，对痛风并发高血压、高脂血症的患者很有益处。

食疗作用

　　马齿苋具有清热解毒、消肿止痛的功效。马齿苋对肠道传染病，如肠炎、痢疾等，有独特的食疗作用。马齿苋还有消除尘毒、防止吞噬细胞变形和坏死、杜绝硅结节形成、防止硅肺病发生的功效。

选购保存

　　要选择叶片厚实、水分充足、鲜嫩、肥厚多汁的马齿苋。马齿苋用保鲜袋封好，放在冰箱中，可以保存一周左右。

♥ 应用指南

　　1. 清热解毒，除尘杀菌：马齿苋去掉老茎和根，洗净，烧开半锅水，加入少许油和盐，下入马齿苋后再开大火，水一开马上关火捞出；过 2~3 道冷开水；蒜切成蒜蓉，青椒、红椒切小丁；将所有调味料和剁椒倒入蒜蓉碗中，做成味汁；将调好的味汁、青椒丁、红椒丁加入马齿苋的碗中拌匀即可。

　　2. 消肿止痛：马齿苋洗净切碎；打一个鸡蛋，切一些葱花放进装马齿苋的容器里混合均匀；倒入适量面粉，加水，一边加一边看面糊的黏稠度，加适量盐；锅中刷薄薄一层油，烧热后，舀一勺面糊，转锅摊平，以中小火烙到两面金黄即可。

搭配宜忌

宜	马齿苋 + 鸡蛋 治疗妇女阴部瘙痒	忌	马齿苋 + 胡椒 易中毒

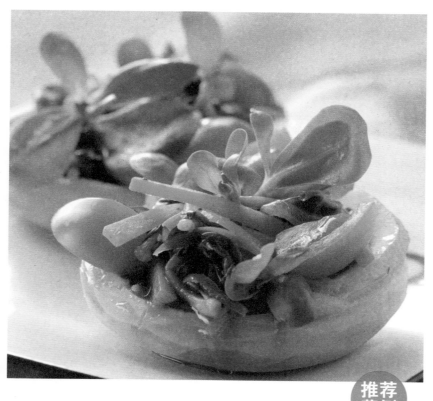

马齿苋拌番茄

推荐菜例

原料：马齿苋100克，番茄1个，洋葱、胡萝卜各50克，盐、橄榄油适量

做法：

❶ 马齿苋洗净切段，用沸水焯熟。

❷ 洋葱洗净切丝；胡萝卜洗净切丝；番茄洗净切块。

❸ 锅置火上，注入橄榄油，待锅烧热，加入洋葱、胡萝卜翻炒，再加入马齿苋翻炒至熟，最后放入盐、番茄拌匀即可。

功效：本品具有健胃、散寒、发汗、祛痰杀菌、降血脂、降血压、降血糖、抗癌之功效。

马齿苋　　　　番茄

温馨提示

　　腹部受寒引起腹泻的人，如果是单纯受凉造成的一般性腹泻不宜食用马齿苋。

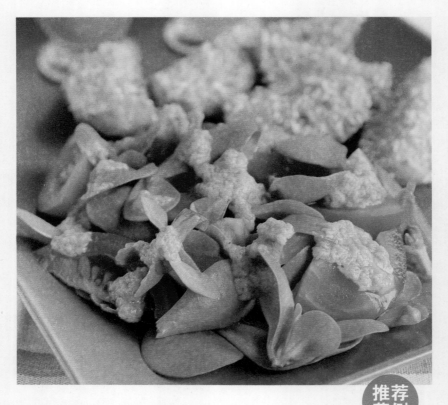

推荐
菜例

番茄鸡蛋拌马齿苋

原料: 马齿苋50克,番茄2个,鸡蛋1个,
盐、橄榄油各适量

做法:

❶ 马齿苋洗净,切段,焯熟。

❷ 番茄洗净,去皮,切成块。

❸ 鸡蛋打散,热油锅,加入鸡蛋炒熟,
用锅铲把鸡蛋弄小块,再把食材放锅内,
加盐翻炒均匀,装盘即可。

功效: 本品有健胃消食、生津止渴、清
热解毒、凉血平肝的功效。

马齿苋　　　番茄

🍲 温馨提示

　　脾胃虚寒、菌痢者及溃疡活动
期患者不宜食用。吃中药者,如药方
里有鳖甲,要注意马齿苋与鳖甲相克,
不能同服。

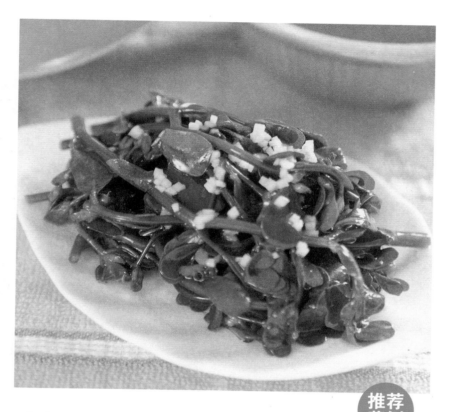

推荐菜例

凉拌马齿苋

原料: 马齿苋300克,盐3克,白糖2克,蒜末、香油各适量

做法:

❶ 将马齿苋择净,去根后用清水洗净备用。

❷ 将洗净后的马齿苋放入沸水中焯水,然后用冷水冲凉装盘。

❸ 加盐、白糖、蒜末、香油拌匀即可。

功效: 此菜具有清热利湿、防治心脏病等作用。马齿苋的根与叶饱含水分,营养较丰富,含有丰富的 ω-3 不饱和脂肪酸,能帮助前列腺素的合成,使血液黏稠度下降,促使血管扩张从而起到防治心脏病的作用。

🐚 **温馨提示**

　　孕妇禁吃马齿苋,因为马齿苋有滑利作用,会导致滑胎。

空心菜
Kong Xin Cai

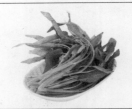

别名：通心菜　　**性味归经：**性平，味甘。归肝、心、大肠、小肠经

能量： 97 千焦 /100 克　　**嘌呤含量：** 17.5 毫克 /100 克

调理关键词

调节酸碱平衡

空心菜由纤维素、木质素和果胶等组成。空心菜是碱性食物，并含有钾、氯等调节水液平衡的元素，可降低血液和尿液的酸度，改善痛风患者酸性体质。

食疗作用

空心菜具有促进肠道蠕动、通便解毒、清热凉血、利尿的功效，可用于防热解暑，对食物中毒、吐血、尿血、小儿胎毒、痈疮、疔肿、丹毒等患者也有一定的食疗作用。

选购保存

以茎粗、叶绿、质脆的空心菜为佳。冬天可用无毒塑料袋保存，如果温度在 0℃以上，则在空心菜叶上套上塑料袋，口不用扎，根朝下戳在地上即可。

♥ 应用指南

1. 通便解毒、清热凉血：空心菜洗净沥干水分切段；锅置火上，加食用油，锅烧热放蒜蓉爆香，再放入空心菜翻炒至熟，最后加适量盐即可。

2. 清热解毒、凉血利尿：将空心菜择洗干净，切细；大米淘洗干净；锅置火上，放适量清水、大米，煮至粥将成时，加入空心菜、精盐，再续煮至粥成即可。

3. 清热通便：空心菜洗净，去梗切段；在锅中加入适量水煮沸，沸后加入通心菜煮至熟，加盐、食用油即可。

4. 治食物中毒：空心菜捣汁一大碗。另取乌韭、甘草各 120 克，银花 30 克，煎成浓汁，和空心菜汁一起灌服，解毒效果更佳。

搭配宜忌

宜	空心菜 + 尖椒 可解毒降压	忌	空心菜 + 牛奶 引起不良反应

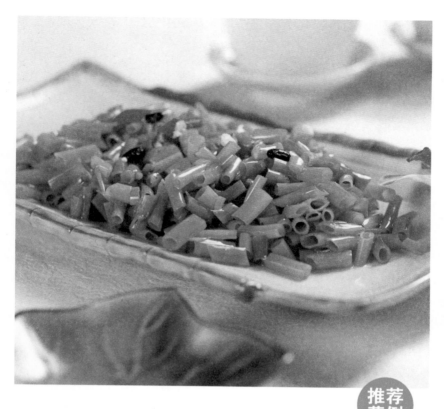

推荐
菜例

香炒空心菜梗

原料：空心菜梗 300 克，豆豉 30 克，红椒 20 克，盐 3 克，橄榄油 10 毫升，香油适量

做法：

❶ 将空心菜梗洗净，切成小段；豆豉洗净，沥干待用；红椒洗净，切片。

❷ 锅加橄榄油烧至七成热，倒入豆豉炒香，再倒入空心菜梗滑炒，最后加入红椒一起翻炒片刻，加盐和香油调味，装盘即可。

功效：本品具有通便解毒、清热凉血、和胃除烦、解腥毒、祛寒热的功效，可作为辅助治疗痛风的食疗方。

🍴 温馨提示

　空心菜性寒滑利，故体质虚弱、脾胃虚寒、大便溏泄者不宜多食，血压偏低、胃寒者慎食。

267

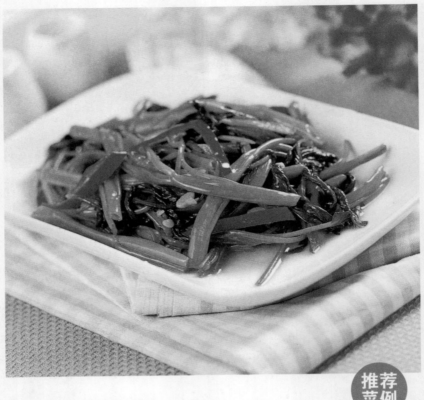

推荐
菜例

椒丝空心菜

原料: 空心菜400克,红椒1个,橄榄油、盐、蒜蓉各适量

做法:

❶ 将空心菜洗净,去头,切成段;红椒洗净,去蒂去子,切丝。

❷ 将橄榄油倒入锅内,大火烧热后,放入蒜蓉,爆香至呈金黄色。

❸ 将空心菜倒入锅翻炒至九成熟,加入红椒,翻炒均匀至熟,再加盐调味,装盘即可。

功效: 本品可预防心血管疾病、促进新陈代谢和抗衰老。

空心菜

红椒

🌸 温馨提示

凡阴虚火旺、咳嗽、咯血、吐血、便血、目疾、疮疡和消化道溃疡者不宜食用。

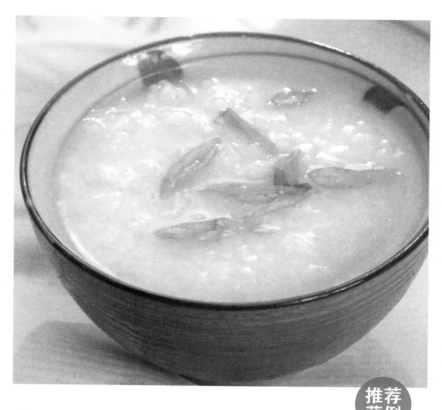

推荐菜例

空心菜粥

原料： 空心菜 15 克，大米 100 克，盐 2 克

做法：

① 大米洗净，用清水浸泡 1 小时；空心菜洗净，切圈。

② 锅置火上，注水后，放入大米，用大火煮至米粒绽开。

③ 放入空心菜，用小火煮至粥成，加盐调味，即可食用。

功效： 空心菜有清热凉血、利尿、解毒、利湿止血等功效；大米含有蛋白质、维生素 B_1、维生素 A、维生素 E、脂肪及多种矿物质。大米与空心菜合熬成粥，有解毒驱痛的功效。

● **温馨提示**

空心菜不耐久放，如想保存较长的时间，可选购带根的空心菜，放入冰箱中冷藏可维持 3 天左右。

山药
Shan Yao

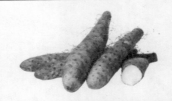

别名： 怀山药、淮山药、山芋　　**性味归经：** 性平，味甘。归肺、脾、肾经

能量： 240 千焦 /100 克　　**嘌呤含量：** < 25 毫克 /100 克

调理关键词

促进尿酸排泄，防治痛风并发糖尿病

　　山药可促进肠道内容物排空，抑制胃排空运动，还有增强小肠吸收的功能。同时还能抑制血清淀粉酶的分泌，也能降血糖，促进血清溶血素的生成。痛风急性期、间歇期与慢性期的患者都可食用。

食疗作用

　　山药具有健脾补肺、益胃补肾、固肾益精、聪耳明目、助五脏、强筋骨、长智安神、延年益寿的功效，对脾胃虚弱、倦怠无力、食欲不振、久泻久痢、肺气虚燥、痰喘咳嗽、下肢痿弱、消渴尿频、遗精早泄、皮肤赤肿、肥胖等病症的患者有食疗作用。

选购保存

　　山药要挑选表皮光滑无伤痕、薯块完整肥厚、颜色均匀有光泽、不干枯、无根须的。尚未切开的山药，可存放在阴凉通风处。如果切开了，则可盖上湿布保湿，再放入冰箱冷藏室保鲜。

♥ 应用指南

　　1. 滋阴补血、益肾填髓：将山药洗干净，用开水烫 1 分钟再去皮，切片，入沸水中焯一下，再放入冷水中淘洗沥干。锅置火上，注入食用油，待锅烧热，放入山药翻炒至熟，调入盐即可。

　　2. 滋阴补血、固肾益精：大米用温水泡至发软，入锅中熬成粥；山药洗净切成小块；当粥煮到六成熟的时候加入山药块；熬至熟；粥好后盛碗，浇上蜂蜜即可。

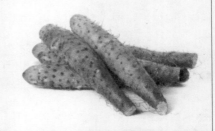

相宜搭配

宜	山药 + 黄瓜 清热润燥	山药 + 菠菜 补铁补血

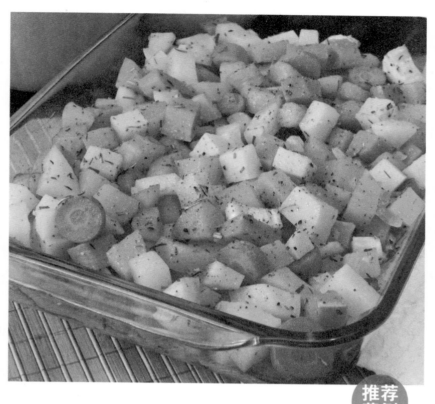

山药萝卜丁

原料: 山药100克,胡萝卜、土豆各50克,酱油、食用油、盐、孜然粉各适量

做法:

① 山药洗净,去皮,切块,用水焯熟。

② 胡萝卜洗净,去皮,切块,用水焯熟。

③ 土豆去皮,切块。

④ 起油锅,把山药、胡萝卜、土豆翻炒均匀,加少量酱油焖熟,加盐、孜然粉调味即可。

功效: 本品具有健脾和胃、益气调中、缓急止痛、通利大便的功效,可用于脾胃虚弱、消化不良、肠胃不和、脘腹作痛、大便不畅的患者。

🌸 温馨提示

　将山药的泥洗净,削去外皮,略用水冲洗一下,切成片(削皮时如有氧化变色,切片后放入加了白醋的水中浸泡,可防止变色)。

271

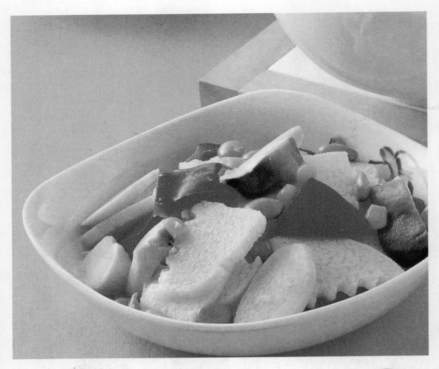

鸡内金山药炒甜椒

原料: 山药 150 克,红甜椒 60 克,玉米粒 35 克,香菇、鸡内金、天花粉、盐、色拉油各适量

做法:

① 鸡内金、天花粉放入棉布袋放入锅中,加入 200 毫升清水,煮沸,约 3 分钟后关火,滤取药汁备用;香菇洗净,切块。

② 新鲜山药去皮洗净,切薄片;红甜椒洗净,去蒂头和子,切片;炒锅倒入色拉油加热,放入所有材料翻炒 2 分钟。倒入药汁,以大火焖煮约 2 分钟,加盐调味即可。

功效: 本品具有温中下气、散寒除湿、开胃消食、消积除胀的功效。

> 🌸**温馨提示**
> 　　山药有很好的美容功效,因为它含有植物雌性激素成分,能防止肌肤老化,让皮肤细嫩。

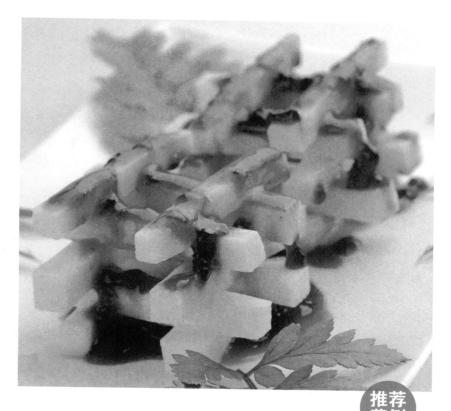

推荐
菜例

蓝莓山药

原料：山药 200 克，蓝莓酱适量

做法：

❶ 山药去皮洗净，先切段，再切成小条。

❷ 锅中入水，大火煮沸后下入山药，再次煮沸后焯 2 分钟，捞出过凉水，沥干水分后码入盘中。

❸ 蓝莓酱加少许水稀释，淋在山药条上即可。

功效：本品含有丰富的不饱和脂肪酸、维生素 E 等，有降低胆固醇、防治动脉硬化的作用，适合高脂血症、冠心病等患者食用。

山药

🍀 温馨提示

切完山药皮肤瘙痒，将手放在大米里反复地搓，能缓解瘙痒感。

马蹄
Ma Ti

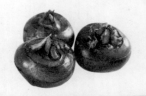

别名：荸荠、乌芋、地栗、地梨　　性味归经：性微凉，味甘。归肺、胃、大肠经

能量：256 千焦 /100 克　　嘌呤含量：2.6 毫克 /100 克

调理关键词

促进代谢、减少尿酸

　　马蹄的含磷量是根茎类蔬菜中最高的，促进人体生长发育和维持生理功能的需要，对牙齿骨骼的发育有很大好处，同时可促进体内的糖、脂肪、蛋白质三大物质的代谢，调节酸碱平衡，促进尿酸排出，缓解痛风症状。

食疗作用

　　马蹄具有清热解毒、凉血生津、利尿通便、化湿祛痰、消食除胀的功效，对黄疸、痢疾、小儿麻痹、便秘等患者有食疗作用。另外，其含有一种抗菌成分，对降低血压有一定的效果，这种物质还对癌症有预防作用。

选购保存

　　马蹄的生产季节在冬春两季，选购时，应选择个体大的，外皮呈深紫色而且芽短粗的。马蹄不宜置于塑料袋内，置于通风的竹箩筐中最佳。

♥ 应用指南

　　1. 清热消炎，生津止渴，防治流感：去皮鲜马蹄 250 克；甘蔗 1 根，去皮切段；将两者入锅煎煮，待熟后即可食用。

　　2. 开胃消食，利肠通便，治疗消化不良、便秘：马蹄 500 克，去皮后煮熟捣烂，加盐挤成丸子，油炸后捞起以生粉勾芡，浇在丸上即可。

　　3. 防治鼻出血：马蹄 250 克，生藕 150 克，白萝卜 100 克。所有食材洗净切片，煎水代茶饮服。

　　4. 治疗痔疮出血：马蹄 500 克，洗净打碎，地榆 30 克，加红糖 150 克，以水煎约 1 小时，每日分两次服。

　　5. 治阴虚肺燥、痰热咳嗽：鲜马蹄 150 克，打碎绞汁，加入藕汁 100 毫升，梨汁 60 毫升，芦根汁 60 毫升，同服。每日 1~2 次。

相宜搭配		
宜	**马蹄 + 核桃仁** 有利于消化	**马蹄 + 黑木耳** 补气强身，益胃助食

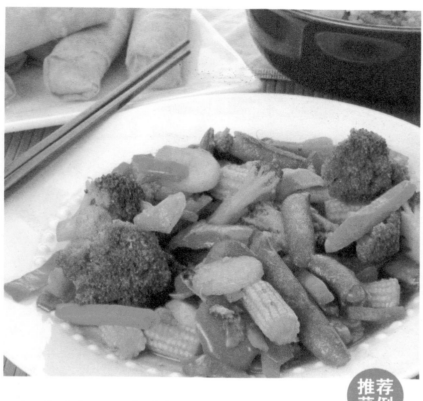

马蹄炒玉米笋

推荐菜例

原料： 马蹄5颗，玉米笋3根，西蓝花50克，柿子椒1个，胡萝卜丝20克，毛豆、食用油、盐各适量

做法：

① 马蹄洗净，去皮切片；毛豆洗净。

② 西蓝花洗净切小块，用沸水焯熟。

③ 玉米笋、柿子椒均洗净切块。

④ 锅入油烧热，把马蹄、西蓝花、玉米笋、柿子椒、胡萝卜丝、毛豆放入锅内翻炒至熟，加盐，混合均匀后装盘。

功效： 本品有健脾和胃、补肝明目、清热解毒、壮阳补肾等功效。

马蹄　　西蓝花

🐌 **温馨提示**

　　咳嗽多痰、咽干喉痛、消化不良、大小便不利、癌症等患者也可多食马蹄；马蹄对于高血压、便秘、糖尿病尿多、尿路感染等患者均有一定疗效。

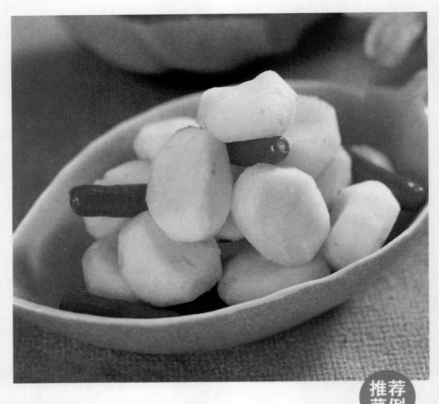

推荐菜例

酸辣泡马蹄

原料： 马蹄1000克，盐、白醋、泡红椒、白糖各适量

做法：

❶ 将马蹄洗净去皮，放入盐水中浸泡；盐、白醋、泡红椒、白糖混匀。

❷ 将用盐水浸过的马蹄放入混匀的调料中，密封后泡24小时即可。

功效： 本品具有养肝、滋肾、润肺的功效。马蹄能凉血而止血，适宜暑热伤津、食欲不振、消化不良等症。

马蹄

盐

🍴 温馨提示

马蹄属于生冷食物，对脾肾虚寒和有血淤的人来说不太适合。马蹄的表皮聚集有大量的有毒物质，所以不能带皮吃。

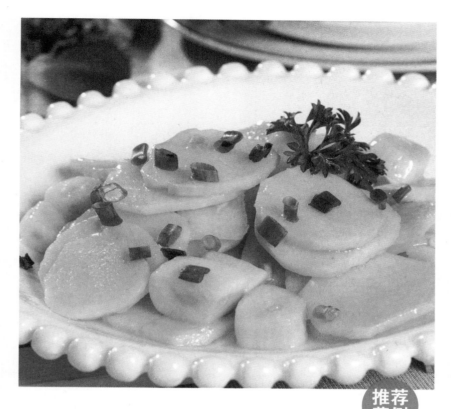

推荐菜例

蒜蓉马蹄

原料： 马蹄 200 克，大蒜 100 克，葱花、盐、味精、食用油各适量

做法：

❶ 将马蹄洗净，切片，放入沸水中焯一下，沥干水分；大蒜洗净，切碎。

❷ 锅置火上，加食用油烧热后，放入马蹄片急速煸炒。

❸ 放入大蒜，加盐、味精煸炒几下，出锅，撒上葱花即可。

功效： 本品有降低血压、血脂的作用，

此外，大蒜还有预防体内淤血以及杀菌的作用，可以在一定程度上预防流感、细菌性痢疾、防止伤口感染、治疗感染性疾病和驱虫。

🍠 **温馨提示**

美国癌症研究人员推进一项使癌症发病率减少一半的"设计食品计划"。在"有可能预防癌症的重要食品"的金字塔结构图中，大蒜位列顶端，即最有效果。

277

魔芋
Mo Yu

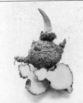

别名: 蒟蒻、鬼芋、花梗莲　　**性味归经:** 性平,味微苦、甘。入脾、肺经

能量: 82 千焦 /100 克　　**嘌呤含量:** 0.1 毫克 /100 克

调理关键词

降脂减肥

魔芋是一种低热量、低脂肪、高碳水化合物的食物,能促进肠胃蠕动,增加饱腹感,有利于肥胖型痛风患者降脂减肥;它的嘌呤含量极低,是痛风患者的良好食物。

食疗作用

魔芋具有降血糖、降血脂、降血压、散毒、养颜、通脉、开胃等多种功效。其所含的大量可溶性植物纤维能促进胃肠蠕动,减少有害物质在胃肠、胆囊中的滞留时间,有效地保护胃黏膜,清洁胃壁,促使排便。

选购保存

饱满、肥厚、圆粗,拿在手中能感到分量的,往往是比较优质的魔芋。吃剩的魔芋可以存放进密闭容器中,放入冰箱里冷藏保存。食用前用清水清洗 2~3 次即可。

♥ 应用指南

1. **防治便秘:** 将魔芋粉和水按照 1∶7 的比例放入锅中,然后一边加热一边不停搅动,直到魔芋粉变透明;将食用碱按照 0.5% 的比例,调成水溶液倒入锅中,搅拌均匀,再倒入容器中,待其冷却成型后倒出来;食用前切好煮 10 分钟即可。

2. **防治糖尿病:** 魔芋粉 5 克,加沸水搅拌均匀即可食用,饭前 10 分钟服用。

3. **体胖减肥者:** 清晨空腹,取魔芋粉 3~5 克,加温水约 250 毫升搅拌均匀,一日 2~3 次,饭前 15 分钟服用。

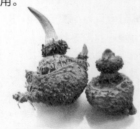

相宜搭配

宜	魔芋 + 大米 健脾益胃	魔芋 + 鸡肉 温中补气、补虚去损

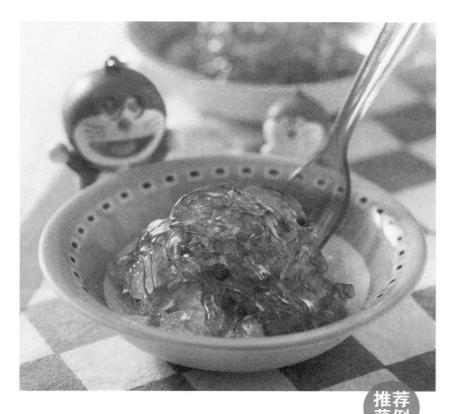

推荐
菜例

糖蜜魔芋凉粉

原料: 魔芋果冻粉 30 克,白糖、冰块、蜂蜜各适量

做法:

❶ 锅中加水烧沸,倒入魔芋果冻粉、白糖拌匀。

❷ 熄火后迅速起锅倒入浅盘中,待凉成型,切成细条状。

❸ 碗中放入冰块,再放上魔芋条,淋入蜂蜜即可。

功效: 本品可补中润燥、清热生津,能预防和治疗结肠癌、乳腺癌,是上等的既饱口福、又治病健体的佳肴。

💬 温馨提示

　　长期食用魔芋粉制品不只是有利于肥胖者,同样有利于痛风、高脂血症患者和想要预防胃、肠癌的人群。

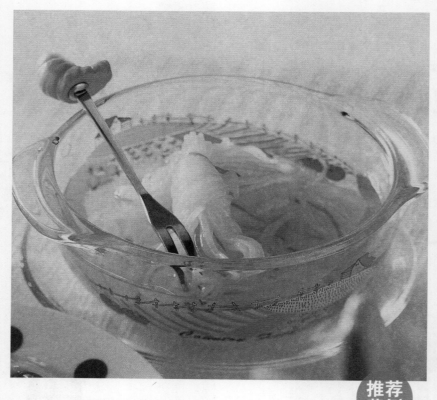

推荐
菜例

蜂蜜魔芋粉

原料： 魔芋粉丝 100 克，枸杞子、韭菜叶、蜂蜜各适量

做法：

❶ 将魔芋粉丝泡水 10 分钟，捞出；韭菜叶、枸杞子洗净备用。

❷ 锅中水烧沸后，下入魔芋粉丝、枸杞子、韭菜叶煮熟，倒入碗中，待凉后加蜂蜜拌匀即可。

功效： 本品具有活血化淤、解毒消肿、宽肠通便、化痰软坚的功效，适用于痛风、高血压、糖尿病患者以及损伤淤肿、便秘腹痛、咽喉肿痛、牙龈肿痛者。

🌸 **温馨提示**

　　魔芋含有的葡苷聚糖，是一种高分子化合物，具有很强的吸水性，吸水后体积可膨胀 80~100 倍，食后不易被消化吸收。

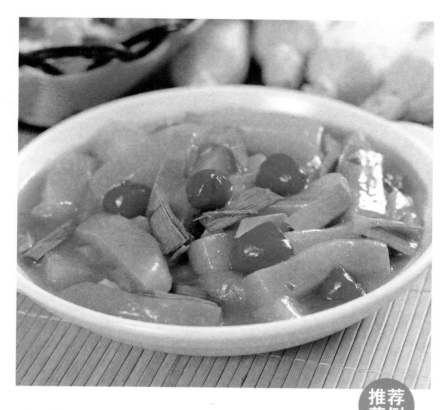

泡菜烧魔芋

原料: 魔芋豆腐400克, 泡萝卜100克, 泡红椒50克, 青蒜叶、姜米、味精、料酒、盐、蒜末、豆瓣酱、食用油各适量

做法:

❶ 先将魔芋豆腐切成条; 泡萝卜切成条形厚片; 泡红椒切成小段。

❷ 将魔芋豆腐入沸水中焯掉碱味。

❸ 净锅置火上, 加食用油, 烧至五成热, 下豆瓣酱炒出红油, 下泡红椒、姜米、蒜末炒出香味, 再下泡萝卜片, 烧沸出

味后下魔芋、料酒, 烧至魔芋入味、汁快干时, 调入盐和味精, 下青蒜叶炒匀。

功效: 魔芋所含的优良膳食纤维能刺激机体产生一种杀灭癌细胞的物质, 能够防治癌症。

> 🌸 **温馨提示**
>
> 魔芋是独特的食品添加剂, 如将少量魔芋粉添加在食品中, 既能增加营养, 又能改善食品质量。

黑木耳
Hei Mu Er

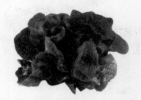

别名： 树耳、木蛾、黑菜　　**性味归经：** 性平，味甘。归肺、胃、肝经

能量： 111 千焦 /100 克　　**嘌呤含量：** 8.8 毫克 /100 克

调理关键词

降低胆固醇、降血压

黑木耳富含的卵磷脂可使体内脂肪呈液态，有利于脂肪在体内完全消耗，可降低血脂和防止胆固醇在体内沉积，是痛风并发高血压病、高脂血症患者的食疗佳品。

食疗作用

黑木耳具有补气血、滋阴、补肾、活血、通便的功效，对便秘、痔疮、胆结石、肾结石、膀胱结石、贫血及心脑血管疾病等患者有食疗作用。黑木耳含维生素 K 和丰富的钙、镁等矿物质，能防治动脉粥样硬化和冠心病。

选购保存

优质黑木耳乌黑光润，其背面略呈灰白色，体质轻松，身干肉厚，朵形整齐，表面有光泽，耳瓣舒展，朵片有弹性，嗅之有清香之气。有霉味或其他异味的说明是劣质黑木耳。黑木耳用塑料袋装好，封严，常温或冷藏保存均可。

♥ 应用指南

1. 治疗贫血：黑木耳 30 克，红枣 10 颗。黑木耳洗净泡发，红枣提前用冷水浸泡约 10 分钟，洗净，剔除枣核。锅内放入清水，加入所有食材，大火煮开，加红糖调服。

2. 治高血压：黑木耳用清水洗净浸泡一夜后，在饭锅上蒸 1~2 小时，加适量冰糖，睡前服用。

3. 治疗吐血、便血，痔疮出血：先用温水浸泡黑木耳，洗净，用小火煮烂后，加白糖适量服用。

4. 清洁、美白：将黑木耳粉 25 克、酸奶 50 毫升搅拌均匀，加一个蛋清即成面膜。每天坚持敷用，在阳光强烈、出油旺盛的季节尤其适合。

搭配宜忌

宜	黑木耳 + 银耳 可提高免疫力	忌	黑木耳 + 田螺 不利于消化

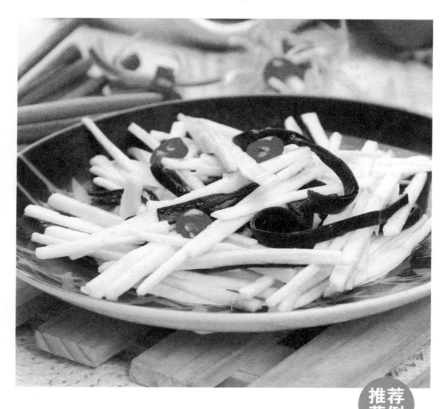

推荐
菜例

山药拌黑木耳

原料：山药 50 克，黑木耳（水发）30 克，葱、姜、红椒丝、盐、香油、白糖、橙汁各适量

做法：

❶ 葱、姜洗净切丝备用。

❷ 山药去皮洗净，切成细丝，用凉水洗 5 分钟，下沸水中焯一下，捞起放入冷开水中过凉，捞起沥干水分。

❸ 黑木耳洗净，切成细丝；将葱丝、姜丝和盐、红椒丝、黑木耳丝一起拌入山药丝中；将盐、香油、白糖和橙汁调成汁，浇在山药丝上即可食用。

功效：本品有健脾补肺、益胃补肾、固肾益精的功效。

💬 温馨提示

　　为防止山药氧化变黑，可将其切好后立即放入水中。

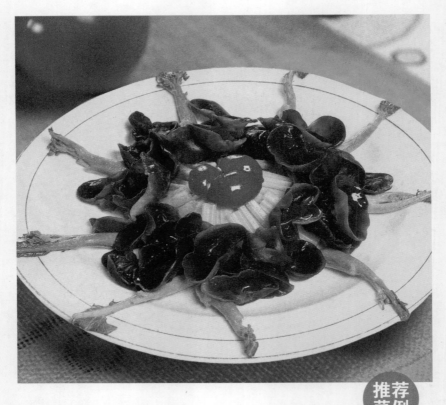

推荐菜例

香芹黑木耳

原料： 芹菜 200 克，黑木耳 100 克，红甜椒、橄榄油、盐、味精各适量

做法：

❶ 芹菜洗净，去梗切成段；黑木耳用水泡发，去蒂洗净；红甜椒洗净切成块。

❷ 炒锅倒橄榄油烧至六成热，放入芹菜、黑木耳翻炒。

❸ 加盐、味精调味，炒至熟，以红甜椒作装饰即可。

功效： 本品具有清热除烦、平肝、利水消肿、凉血止血的作用，适合心脑血管疾病、结石患者食用，特别适合缺铁的人食用。

🍄 温馨提示

　　本菜痛风急性期、间歇期与慢性期的患者都可食。黑木耳较难消化，并有一定的滑肠作用，故脾虚消化不良或大便稀溏者慎食。

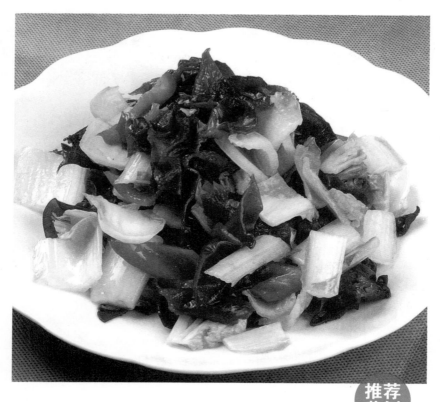

推荐菜例

奶白菜炒黑木耳

原料： 奶白菜 250 克，红椒 100 克，黑木耳 40 克，盐 3 克，味精 2 克，食用油适量

做法：

❶ 奶白菜洗净切段；黑木耳泡发，洗净切小块；红椒去子，洗净切片。

❷ 锅中倒食用油烧热，下黑木耳和红椒翻炒，加入奶白菜，快速翻炒。

❸ 加入盐和味精，炒匀即可。

功效： 本品具有降低血压、血脂，清热泻火，保护血管等功效，适合痛风、高血压、高脂血症、冠心病等患者食用，常食还能预防便秘。

● 温馨提示

　　黑木耳中所含有的多种矿物质元素能使体内的各种结石产生化学反应，使其剥脱，瓦解，不断脱屑、缩小，然后排出体外，所以结石患者可常食黑木耳。

橙子
Cheng Zi

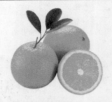

别名: 黄果、香橙、蟹橙、金球　　**性味归经:** 性凉，味甘、酸。归肺、脾、胃经

能量: 202 千焦 /100 克　　**嘌呤含量:** < 25 毫克 /100 克

调理关键词

降低胆固醇、溶解尿酸

橙子含有大量维生素 C 和胡萝卜素，可抑制致癌物质的形成，软化和保护血管，促进血液循环，降低胆固醇和血脂；还能促进尿酸溶解，有利于其排出体外，适合痛风并发高脂血症患者。

食疗作用

橙子有化痰、健脾、温胃、助消化、增食欲、增强毛细血管韧性、降低血脂等功效，对高血压患者有补益作用。糖尿病患者忌食。

选购保存

优质的橙子，表皮的孔相对较多，用手摸起来会觉得手感粗糙，而劣质橙表皮皮孔较少，摸起来相对光滑些。常温下，置阴凉干燥处可保存1~2周，置于冰箱可保存更长时间。

♥ 应用指南

1. 益脾养胃、养颜补血: 橙子1个，樱桃5颗。橙子洗净去皮，切成小块，樱桃去核，备用；在锅中加入约800毫升清水烧开，把橙子、樱桃加到锅中，搅拌均匀，煮至沸腾即可。

2. 益脾养胃、助消化: 橙子2个，凉开水200毫升。橙子去皮，与水一起放入榨汁机中压榨成汁即可。

3. 治疗黄褐斑: 取新鲜橙子1个，洗净去皮，切片，去子后贴敷面部，每天1次，每次20分钟。

4. 健胃和中、生津液: 橙子2个，取瓤囊撕碎，加适量盐、蜂蜜煎熟食用。

5. 祛除面部色素: 取新鲜橙子1个，榨汁，取适量的面粉，调和成糊状，敷脸，每天1次，每次15~20分钟。

6. 促进血液循环，补充眼部水分: 将橙子瓣切成薄片当眼膜使用，敷在眼睛下方后用手指轻轻按压以助吸收，敷10~15分钟。

相宜搭配

宜	橙子 + 蜂蜜 可改善打嗝少食	橙子 + 黄酒 可辅助治疗乳腺炎

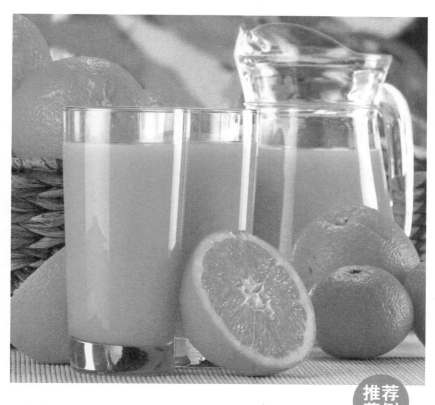

推荐菜例

橙子汁

原料： 橙子 2 个，蜂蜜或白糖适量

做法：

① 橙子洗净剥皮。

② 放入榨汁机中，加 100 毫升凉白水，把橙子压成汁。

③ 饮用时可适当调入蜂蜜或白糖。

功效： 本品可消食开胃、美容养颜。胸膈满闷、恶心欲吐者，饮酒过多、宿醉未醒者尤宜食用。每天一杯橙子汁可补充维生素 C。

橙子

蜂蜜

● 温馨提示

　　吃橙子前后 1 小时内不要喝牛奶，因为牛奶中的蛋白质遇到果酸会凝固，影响消化吸收。

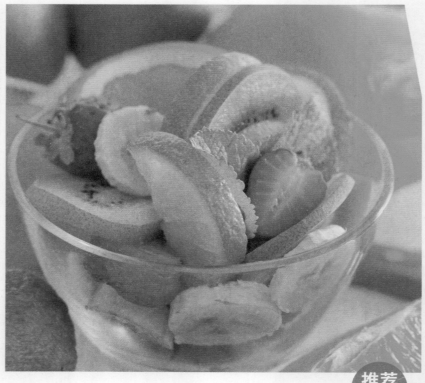

橙子沙拉

原料： 橙子1个，草莓2颗，青柠半个，
香蕉半根，猕猴桃半个，沙拉酱适量

做法：

❶ 橙子洗净切片；青柠洗净切片；草
莓洗净；香蕉去皮切片；猕猴桃去皮，
切成片。

❷ 把水果与沙拉酱混合均匀即可。

功效： 本品有生津解热、和胃降逆、止
渴利尿、滋补强身之功效。多种水果一
起食用，营养丰富，老少皆宜。

橙子

草莓

🌼 **温馨提示**

　　本品对降低冠心病、高血压、
心肌梗死、动脉硬化等心血管疾病的
发病率有特别功效。

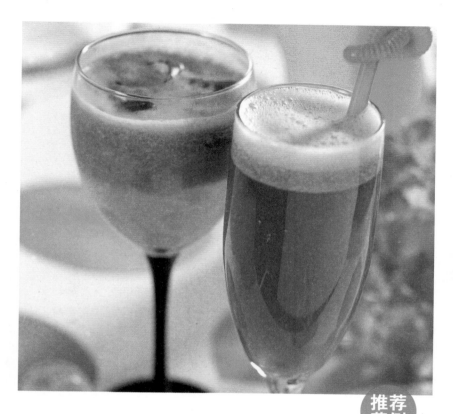

推荐菜例

橙檬香瓜韭菜汁

原料: 橙子1个, 柠檬1个, 香瓜80克, 韭菜70克

做法:

① 柠檬洗净, 切块; 橙子、香瓜去皮和子, 切块。

② 韭菜折弯曲后备用。

③ 将柠檬、橙子、韭菜和香瓜交错放入榨汁机里榨成汁即可。

功效: 橙子、柠檬、韭菜、香瓜都能增强机体抵抗力, 增强毛细血管的弹性,

降低血中胆固醇含量并能降血压, 适宜高血压、动脉硬化患者食用。

橙子

柠檬

🍵 温馨提示

　韭菜捆好后用大白菜叶包裹, 放阴凉处, 可保鲜1周。

橘子
Ju Zi

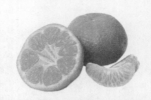

别名：橘柑、柑橘　　**性味归经：**性凉，味酸、甘。归肺胃经

能量：215 千焦 /100 克　**嘌呤含量：**＜ 25 毫克 /100 克

调理关键词

降低胆固醇，防止动脉硬化

橘子富含维生素 C、膳食纤维及果胶，可促进通便、降低胆固醇，促进尿酸排泄，其所含的橘皮苷可预防冠心病和动脉硬化，有助于使动脉粥样硬化发生逆转，适宜痛风患者食用。

食疗作用

橘子具有开胃理气、止渴、润肺的功效，主治胸膈结气、呕逆少食、胃阴不足、口中干渴、肺热咳嗽及饮酒过度。一般人群均可食用，风寒咳嗽、痰饮咳嗽者不宜食用。

选购保存

橘子的底部有明显小圆圈的，为雌橘子，有小圆点的则为雄橘子，雌橘子多半比雄橘子要甜一些；橘子底部捏起来感觉软的，多为甜橘子，捏起来硬硬的，一般皮较厚，吃起来口感多半较酸；拿起橘子，侧面看，长柄的一端突出的比凹进去的酸。橘子可通风保存，也可冷藏。

♥ 应用指南

1. **清热去火、降压安神：**马蹄 9 颗，橘子 1 个，梨 1 个。将所有原材料全部去皮，马蹄、梨切小块，橘子掰成小瓣；在锅内用小火煮马蹄、梨；2 分钟后加入橘子瓣和冰糖再煮 2 分钟即可。

2. **美容养颜、缓解疲劳：**火龙果、橘子、梨、胡萝卜、石榴、柠檬、香蕉、苹果各 1 份，千岛酱适量。所有原料洗净，切丁，取粒，掰开，用千岛酱拌匀，装入火龙果壳里即可。

3. **开胃理气、健脾消食：**甘蔗 80 克，山楂 30 克，橘子 1 个，白糖适量。甘蔗去皮洗净，斩段；山楂倒入水中浸泡；橘子去皮掰成瓣；锅中加入约 800 毫升清水，将所有材料放入锅中小火煮 15 分钟，加白糖搅匀即可。

禁忌搭配		
忌	**橘子 + 螃蟹** 易患软痈	**橘子 + 龙须菜** 影响消化

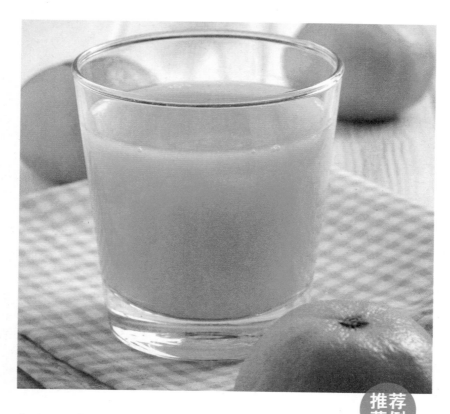

橘子汁

原料： 橘子 3 个

做法：

❶ 橘子剥皮。

❷ 将剥皮的橘子切块放入榨汁机内，加 100 毫升凉白开水，压榨成汁。

功效： 本品有开胃理气、生津润肺、化痰止咳等功效，由于橘子的果汁能清胃热，故凡胸膈烦热、口中干渴或酒毒烦热、食少气逆、排尿不利者，可将橘子汁作为滋养食疗果品。

橘子

🌰 **温馨提示**

橘汁中含有一种名为"诺米林"的物质，具有抑制和杀死癌细胞的能力，对胃癌有预防作用。

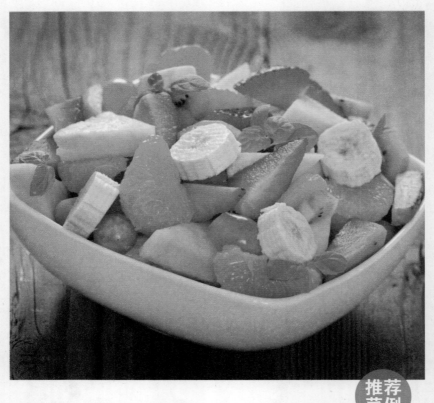

推荐
菜例

橘子沙拉

原料: 橘子1个, 香蕉1根, 猕猴桃1个, 草莓3颗, 青提子30克, 菠萝50克, 橄榄油或蜂蜜适量

做法:

❶ 橘子剥皮, 去橘络; 香蕉剥皮切块; 草莓洗净, 去蒂切块; 青提子洗净; 猕猴桃去皮切块; 菠萝去皮, 用盐水泡10分钟, 切块。

❷ 把所有水果混合均匀即可。可依个人喜好淋少许橄榄油或蜂蜜。

功效: 本品营养均衡, 可美容养颜、生津止渴、润肠通便, 可用于脾胃气滞、胸腹胀闷、呃逆少食、胃肠燥热、肺热咳嗽、便秘、痛风等症。

🌸 温馨提示

　　慢性肠炎、虚寒腹泻、大便溏薄、急慢性肾炎、风寒感冒咳嗽、糖尿病、胃酸过多、关节炎患者, 及女子月经来潮期间痛经者应少食或忌食。

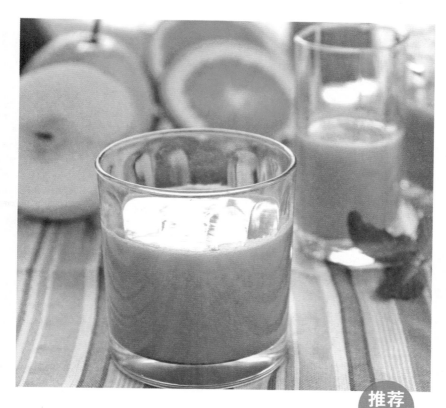

推荐
菜例

苹果橘子生菜汁

原料： 苹果半个，橘子1个，生菜、菠萝各 50 克，冰水 200 毫升

做法：

❶ 将生菜洗净；橘子、菠萝去皮；苹果去皮去子；所有食材切成适当大小的块。

❷ 将所有材料放入榨汁机中一起搅打成汁。

❸ 滤出果肉即可。

功效： 苹果富含果胶，可以降低血中胆固醇的含量，同时还富含维生素 C，可软化血管，预防动脉硬化；生菜富含膳食纤维，可促进胃肠道蠕动，减少肠道对脂肪和胆固醇的吸收；菠萝有利尿、生津止渴的功效。

🍴 温馨提示

　　橘子如果一次食用过多，就可能"上火"，从而诱发口腔炎、牙周炎等症。

葡萄柚
Pu Tao You

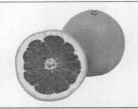

别名: 西柚　　**性味归经:** 性寒，味甘、酸。归肺、脾经

能量: 177 千焦 /100 克　　**嘌呤含量:** < 25 毫克 /100 克

调理关键词

促进尿酸排泄、降压降脂

　　葡萄柚中含有宝贵的天然维生素 P 和丰富的维生素 C，能溶解尿酸盐，促进尿酸排泄。葡萄柚中含有大量钾元素却不含钠，而且还含有能降低血液中胆固醇的天然果胶，是痛风合并高血压、高脂血症患者的食疗佳品。

食疗作用

　　葡萄柚具有增进食欲、利尿、美白、强化肝功能、减肥、增强记忆力等功效，用于偏头痛、耳聋、胆结石、抗蜂窝组织炎、月经不调等症。但高血压患者及贫血、痰多者不宜食用。

选购保存

　　宜选表皮皮孔较多，摸起来比较粗糙的；常温下，置于阴凉干燥处可以保存1~2周，置于冰箱可保存更长时间。

♥ 应用指南

　　1. 治疗痛风：白色苦瓜 8 根，苹果 2 个，葡萄柚 1 个。白色苦瓜洗净切条；苹果洗净去皮切成块；葡萄柚去皮掰成瓣，去内皮；把苦瓜、苹果、葡萄柚、水放进榨汁机中压榨成汁饮用即可。

　　2. 降糖养肺、利尿解暑：葡萄柚 1 个、梨 1 个、冰糖 10 克。将柚子去皮后撕成颗粒，梨去皮后切成丝状；梨丝连汁一块放入锅中，加入少许冷水，煮开；倒入柚子颗粒，大火煮开后再用小火熬煮 20 分钟；加入冰糖，煮至糖化即可。

　　3. 助消化：葡萄柚 1 个，橙子 1/2 个，氨基酸饮料 150 毫升，碎冰块适量。将葡萄柚、橙子分别洗净，切成小瓣，再去皮及核，取出果肉备用；将葡萄柚、橙子放入果汁机中，加入氨基酸饮料、碎冰搅打均匀，倒入杯中即可。

禁忌搭配

忌	葡萄柚 + 螃蟹 产生不良反应	葡萄柚 + 羊肉 伤元气

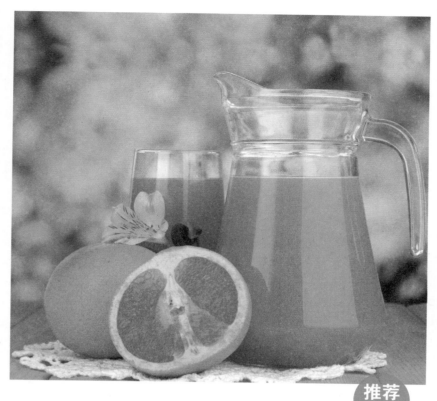

推荐
菜例

葡萄柚果汁

原料: 葡萄柚2个,橙子1个,柠檬半个,蜂蜜适量

做法:

❶ 将橙子、葡萄柚、柠檬洗净,擦干水分,分别切成两半,用挖勺挖出果肉备用。

❷ 将水果放入榨汁机中一同榨取汁液,再调入蜂蜜即可。

功效: 本品开胃润肺、通便排毒,老少皆宜。研究发现,每天饮用葡萄柚汁的

人,较少出现呼吸系统疾病,尤其是感冒、喉咙疼痛时,更能起到缓解作用。

葡萄柚

橙子

🍴 温馨提示

　　高血压患者应慎食葡萄柚,因为一些常用的降血压药物可能与葡萄柚汁相互作用,引起不良反应。

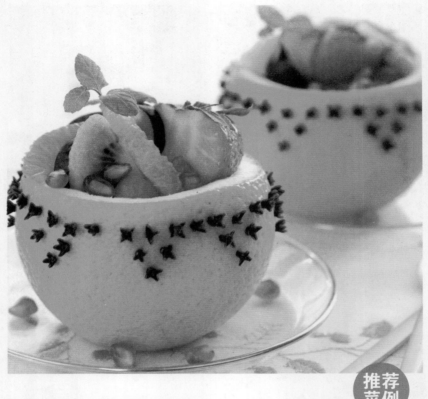

推荐
菜例

柚子肉沙拉

原料：葡萄柚1个,猕猴桃1个,石榴1个,草莓5颗,黑布林2个,柠檬1个

做法：

❶ 葡萄柚洗净,割开顶部四分之一处,挖出果肉。

❷ 猕猴桃去皮切块；石榴去皮,捣散石榴肉；草莓洗净去蒂切块；黑布林洗净,去核切片；柠檬榨成汁。

❸ 把所有水果混合均匀后装入葡萄柚盅内,浇上少许柠檬汁即可。

功效：本品营养均衡,能美容养颜,尤其适宜肥胖症、消化不良、皮肤粗糙者食用。

🌿 **温馨提示**

葡萄柚富含维生素C,常用来舒缓感冒症状,减轻偏头痛,缓解经前综合征及怀孕期间的不适。

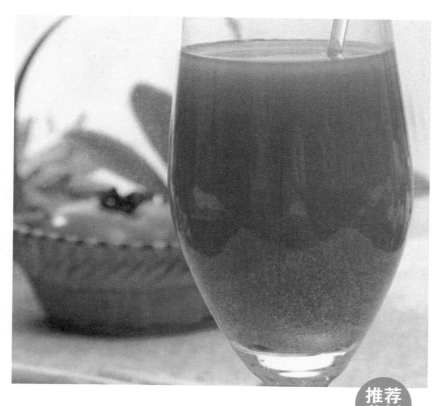

推荐
菜例

葡萄柚汁

原料：葡萄1串，葡萄柚半个

做法：

❶ 将葡萄柚剥去皮，葡萄清洗干净，去子。

❷ 将材料切成适当大小的块，放入榨汁机中一起搅打成汁。

❸ 用滤网把汁滤出来即可饮用。

功效：这款葡萄汁中含有丰富的维生素C，可有效促进铁的吸收；葡萄汁还含有大量的天然糖、维生素、微量元素和有机酸，能促进机体的新陈代谢，对血管和神经系统发育有益。其中，葡萄柚含有丰富的果胶，果胶是一种可溶性纤维，可以溶解胆固醇，对肥胖症、水分潴留、蜂窝组织炎症等有改善作用。

🍀 温馨提示

　　将葡萄去蒂，放在水盆里，加入适量面粉，用手轻搅几下，接着将浑浊的面粉水倒掉，洗净即可食用。

苹果
Ping Guo

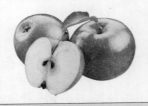

别名: 滔婆、柰、柰子、频婆	**性味归经:** 性平,味甘、微酸。归脾、肺经
能量: 227 千焦 /100 克	**嘌呤含量:** 0.9 毫克 /100 克

调理关键词

降低胆固醇、降血糖

苹果升糖指数较低,含有丰富的维生素和矿物质,其中的胶质和微量元素铬能保持血糖的稳定,还能有效地降低血胆固醇,所以苹果很适合糖耐量异常的痛风并发糖尿病患者食用。

食疗作用

苹果具有生津止渴、润肺除烦、健脾益胃、养心益气、解暑、醒酒的功效。苹果的挥发性物质可使人心情愉悦。苹果含有大量的纤维素,可促进胃肠蠕动,加快代谢废物的排出。

选购保存

应挑个头适中、果皮光洁、颜色艳丽的。苹果放在阴凉处可以保持 7~10 天,如果装入塑料袋放入冰箱可以保存更长时间。

❤ 应用指南

1. 治疗消化不良、少食腹泻,或久泻而脾阴不足者:苹果干 50 克,山药 30 克。共研为细末,每次 15 克,加白糖适量,用温开水送服。

2. 补充维生素 C,提高免疫力:苹果半个,猕猴桃 1 个,蜂蜜适量。猕猴桃去皮切块,苹果去皮去核切块,一同放入搅拌机中,加适量蜂蜜和纯净水,搅打均匀即可。

3. 生津止渴、润肺除烦:苹果 1 个。苹果用水冲洗一下,浸湿表面;在苹果表皮上放少许食盐,双手握着苹果来回搓,表面的脏东西很快就能搓干净,而且盐也可以起到杀菌的作用;用水冲洗干净;将苹果对半切开,去核,切成块;切好的苹果放入小碗内,放入锅上蒸,锅开后,大火蒸 5 分钟;取出稍冷却,即可食用。

相宜搭配

宜	苹果 + 银耳 润肺止咳	苹果 + 洋葱 保护心脏

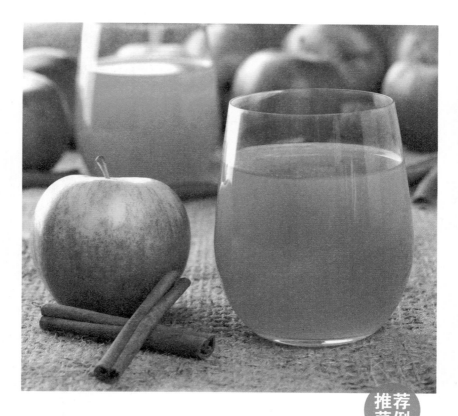

苹果汁

原料： 苹果2个，胡萝卜1根，冰糖或蜂蜜适量

做法：

① 苹果洗净，削皮，去蒂，去核，切块。

② 胡萝卜洗净，去皮，切块。

③ 把苹果块和胡萝卜块一同放入榨汁机中，加100毫升凉白开水，压榨成汁，加入适量冰糖或蜂蜜即可。

功效： 本品可明目、降糖、润肠、助消化、减肥，适宜癌症、高血压、夜盲症、

干眼症患者及营养不良、食欲不振、皮肤粗糙、贫血者食用。

苹果　　　　胡萝卜

温馨提示

　　苹果中的锌对儿童的记忆有益，能增强儿童的记忆力。但苹果中的酸能腐蚀牙齿，吃完苹果后最好漱漱口。

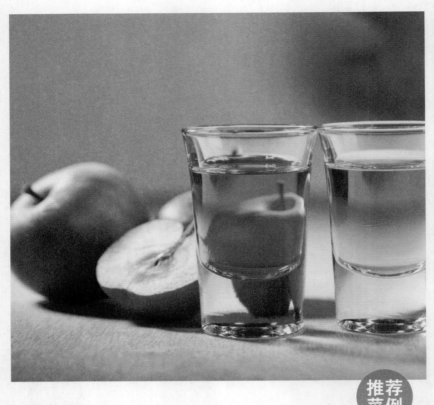

推荐
菜例

苹果醋

原料: 苹果 4 个,米醋、冰糖各适量

做法:

❶ 苹果洗净,擦干表面水分,切成小片。

❷ 在干净无水的玻璃瓶子底部铺上一些冰糖,将苹果片一层层铺满,表面再撒上冰糖。

❸ 倒入米醋,醋要完全没过苹果片。在瓶口蒙上一层保鲜膜,再拧上盖子,置阴凉干燥处放置 3 个月以上,当醋呈金黄色的时候,去渣取醋液即可。

功效: 本品有杀菌、增加免疫力、美白皮肤、抗衰老等作用。

苹果

冰糖

🍮 温馨提示

每天吃 1 个苹果(最好连皮吃)能防止脑卒中,故有"一日一苹果,医生远离我"的说法。

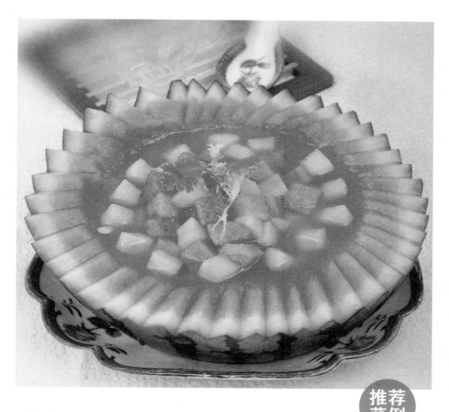

推荐菜例

苹果西瓜汤

原料： 西瓜250克，苹果100克，白糖、水淀粉各适量

做法：

1. 将西瓜、苹果洗净，去皮切成丁。
2. 净锅上火，倒入水，调入白糖烧沸。
3. 加入西瓜、苹果，用水淀粉勾芡即可食用。

功效： 西瓜几乎不含胆固醇和脂肪，并具有清热利尿、泻火解毒、降脂降压的功效。苹果富含果胶和膳食纤维，可以减少肠道内脂肪和胆固醇的堆积，本品非常适合尿道涩痛、湿热泻痢、高脂血症、高血压等患者食用。

> 🌸 **温馨提示**
> 　　西瓜因在汉代从西域引入，故称"西瓜"。西瓜味道甘甜多汁，清爽解渴，是盛夏的佳果，为"瓜中之王"，既能祛暑热，又有很好的利尿作用，因此有"天然的白虎汤"之称。

梨
Li

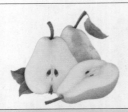

别名： 雪花梨、黄金梨、鸭梨　　**性味归经：** 性凉，味甘、微酸。归肺、胃经

能量： 211 千焦 /100 克　　**嘌呤含量：** 1.1 毫克 /100 克

调理关键词

保护心脏、促进尿酸排泄

梨含有丰富的 B 族维生素、维生素 C 和果胶，能保护心脏、减轻疲劳、增强心肌活力、保护心血管、降低血压；还能促进尿酸排泄，适合痛风患者食用，能有效预防心脑血管并发症。

食疗作用

梨具有止咳化痰、清热降火、养血生津、润肺去燥、润五脏、镇静安神等功效。对高血压、心脏病、口渴便秘、头昏目眩、失眠多梦患者，有良好的食疗作用。慢性肠炎、胃寒病、糖尿病患者忌食生梨。

选购保存

选购梨以果粒完整、无虫害、无压伤、坚实为佳。置于室内阴凉角落处即可，如需冷藏，可装在纸袋中放入冰箱保存 2~3 天。

♥ 应用指南

1. 清热润肺、凉血行淤：梨 1 个，莲藕 100 克。莲藕去皮后切丝，用凉水冲去部分淀粉，入锅焯一下迅速捞出沥干水；焯好的莲藕丝过下凉白开，加少许白糖拌匀；梨去皮切成细丝，加入到莲藕丝中拌匀即可。

2. 清心润肺、消暑解渴：木瓜半个，梨 2 个。将木瓜去皮去子，切小块备用；梨去皮去核，切细丝，用清水浸泡，避免变色；将切好的木瓜块用搅拌机打成泥，再将木瓜泥、梨丝倒入锅中，加水熬煮至黏稠即可。

3. 凉血生津、利尿通便：梨 1 个，马蹄 6 个，莲藕 100 克。梨、马蹄和莲藕去皮切块，用清水浸泡；加入 2 滴柠檬汁、蜂蜜；将所有材料打成汁即可。

4. 润肺化痰、止咳：梨 1 个（个大的），挖去核，川贝母 3 克（研末），冰糖适量，一并纳入梨中，封好，煮熟或蒸熟，分二次服食。

相宜搭配

宜	梨 + 银耳 润肺止咳	梨 + 核桃仁 治疗百日咳

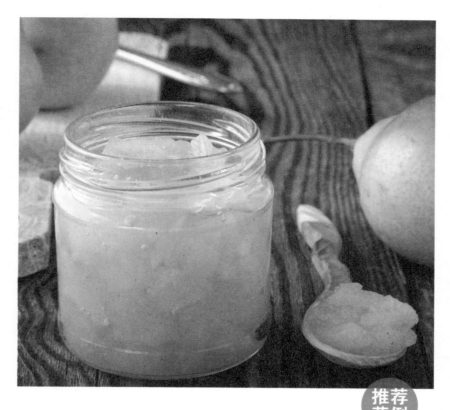

推荐菜例

梨酱

原料：梨4个，冰糖适量

做法：

① 梨洗净，去皮，去核，切成小粒状。

② 把梨、冰糖加入热锅内，炖沸后捞出。

③ 冷却后用干净的玻璃广口罐装梨汁，在开口处前加一层保鲜膜，封盖。

④ 冷藏，3天内吃完。

功效：本品有止咳化痰、清热降火、养血生津、润肺去燥的功效。

梨

冰糖

🍴 **温馨提示**

　　每天在饭后吃一个梨可以有效地帮助我们机体净化肾脏、清洁肠道，适当吃梨可以有效地缓解便秘症状。

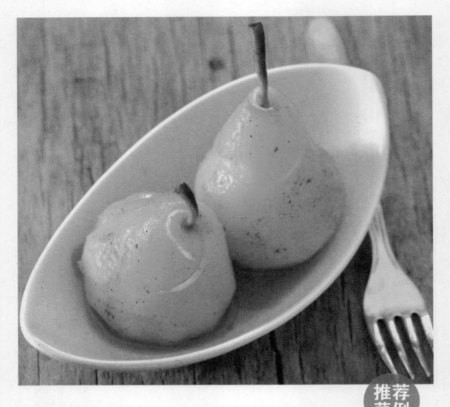

推荐菜例

冰糖蒸梨

原料: 梨 2 个,红枣 10 颗,冰糖、蜂蜜适量

做法:

① 将梨洗净,去皮。

② 红枣洗净,切成两半,去核。

③ 把梨、红枣和冰糖放入炖盅里,隔水加热,至水沸后关火。

④ 拿出梨子,浇少许蜂蜜即可。

功效: 本品可降低血压、养阴清热、补中益气、养血安神。

梨

红枣

🍵 **温馨提示**

梨性偏寒助湿,多吃会伤脾胃,故脾胃虚寒、畏冷食者应少吃;梨有利尿作用,夜尿频者,睡前应少吃梨。

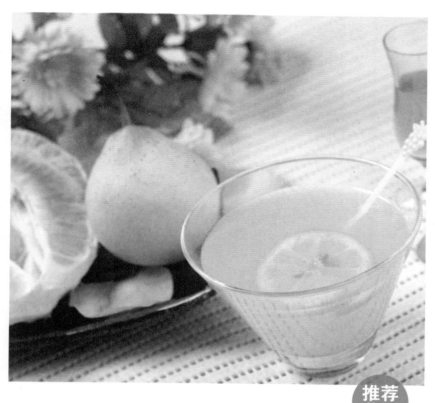

推荐菜例

梨柚汁

原料: 梨1个, 柚子半个, 蜂蜜10毫升, 柠檬片适量

做法:

① 将梨洗净, 去皮, 切块; 柚子去皮, 切成块。

② 将梨和柚子放入榨汁机内榨汁, 再加入蜂蜜, 搅匀, 放入柠檬片即可。

功效: 梨味甘微酸, 具有生津润燥、清热化痰的作用; 柚子清香、酸甜、凉润, 营养丰富, 药用价值很高, 也是人们喜食的水果之一。两者与蜂蜜合用, 适宜热病伤阴或阴虚所致的干咳、口渴、便秘等症, 也可用于内热所致的烦渴、咳喘、痰黄等症。

● 温馨提示

柚子要选体形圆润、表皮光滑、分量较重的。梨被切开后与空气接触会因发生氧化作用而变成褐色, 此时可在盐水里泡15分钟左右。

桃
Tao

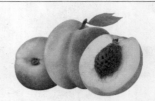

别名： 佛桃、水蜜桃　　**性味归经：** 性温，味甘、酸。归肝、大肠经

能量： 212 千焦 /100 克　　**嘌呤含量：** 1.4 毫克 /100 克

调理关键词

调节身体酸碱平衡

桃属于高钾低钠水果，还富含钙、镁、多种维生素和果胶，是典型的碱性食物，能降低血液和尿液的酸度，防止尿酸沉积在体内，促进尿酸排泄，适合痛风患者食用。

食疗作用

桃具有补心、解渴、充饥、生津之功效，含较多的有机酸和纤维素，能促进消化液的分泌，增加胃肠蠕动，增进食欲，有助于消化。糖尿病患者血糖过高时应少食桃；平时内热偏盛、易生疮疖的人不宜多吃；病体虚弱以及胃肠功能太弱的人不宜食用。

选购保存

好的桃果体大、形状端正、外皮无伤、无虫蛀斑、手感不软不硬。桃宜放入冰箱冷藏。

❤ **应用指南**

1. **生津解渴：** 将熟桃子 4 个去皮核，把肉刮入锅中，另加洗净的桑葚，加 50 克白糖及 250 毫升水，共煮沸，用小火煎成糊状，再搅成浆状待温即可取食。

2. **防治慢性胃炎：** 蜂蜜 10 毫升，鲜桃 1 个。将鲜桃去皮、去核后压成汁，再加入蜂蜜和适量温开水即成。每日 1~2 次，每次 100 毫升。

3. **防治气血不足：** 取鲜桃 25 个，洗净、去核、切块，与 250 克白糖混合，晒去水分即成。每日食用。

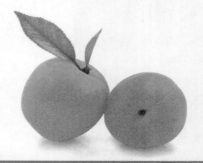

相宜搭配		
宜	**桃 + 牛奶** 滋养皮肤	**桃 + 莴笋** 营养丰富

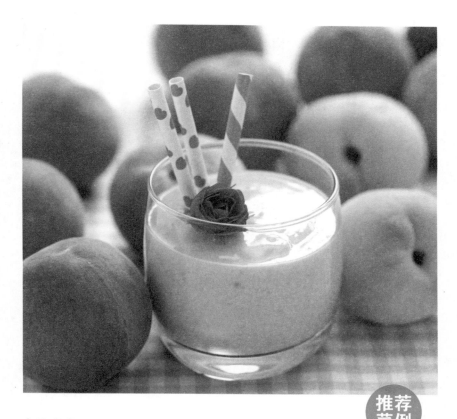

桃汁

原料： 桃 2 个，鲜牛奶 200 毫升，蜂蜜少许

做法：

① 桃洗净，去皮，去核，切成小块。

② 桃与牛奶一同倒入榨汁机中，压榨成汁，倒入杯中，加少许蜂蜜即可。

功效： 本品有补心、解渴、充饥、生津之功效，且桃含较多的有机酸和纤维素，能促进消化液的分泌，增加胃肠蠕动，增进食欲，还有助于消化。

桃

牛奶

> 🍵 **温馨提示**
>
> 　　最好不要给婴幼儿喂食桃子，因为桃中含有大量的大分子物质，婴幼儿肠胃透析能力差，无法消化这些物质，很容易造成变态反应。

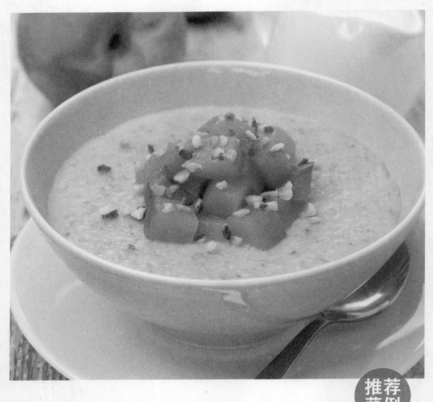

推荐菜例

桃燕麦牛奶羹

原料： 桃 1 个，燕麦 100 克，牛奶 300 毫升，核桃 2 颗，蜂蜜适量

做法：

❶ 桃洗净，去皮，去核，切小块。

❷ 核桃敲碎取仁备用。

❸ 燕麦洗净后，连同桃、牛奶一起放在炖盅里，隔水炖熟，取出，浇上蜂蜜，撒上核桃仁即可。

功效： 本品具有健脾、益气、补虚、止汗、养胃、润肠的功效，可作为早餐食用。

桃　　　　燕麦

🍵 **温馨提示**

　　燕麦不仅能预防动脉硬化、脂肪肝、糖尿病、冠心病，而且对便秘以及水肿等都有很好的辅助治疗作用。

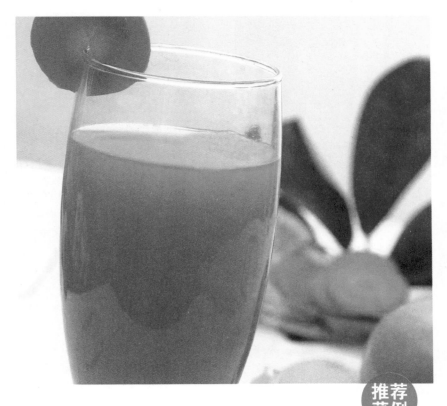

推荐菜例

桃胡萝卜汁

原料： 桃 1/2 个，胡萝卜、红薯各 50 克，牛奶 200 毫升

做法：

❶ 胡萝卜洗净，去皮；桃洗净，去皮，去核；红薯洗净，切块，焯一下水。

❷ 将胡萝卜、桃以适当大小切块，与其他所有原料一起榨汁即可。

功效： 桃素有"寿桃"和"仙桃"的美称，因其肉质鲜美，又被称为"天下第一果"，其具有生津止渴、养心祛暑之功效，与胡萝卜、红薯打成果汁饮用，能促进消化液的分泌，增进胃肠蠕动、增进食欲、有助于消化。

桃

胡萝卜

🌸 温馨提示

　　桃用盐水浸泡，能更好去掉表面的绒毛；本品加入香蕉，味道会更好。

李子
Li Zi

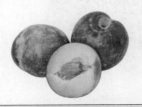

别名: 布朗、麦李、脆李 **性味归经:** 性平,味甘、酸。归肝、肾经

能量: 157 千焦 /100 克 **嘌呤含量:** < 25 毫克 /100 克

调理关键词

利尿、促进尿酸排泄

李子含微量蛋白质、脂肪、胡萝卜素、维生素 B_1、维生素 B_2、维生素 C、烟酸等营养素及钾、钙、磷、铁等矿物质,能降低血液和尿液的酸度,促进尿酸排泄;还有较强的利尿作用,对痛风患者更为有利。

食疗作用

李子具有清热生津、泻肝涤热、活血解毒、利水消肿、止消渴、醒酒的功效。对胃阴不足、口渴咽干、大腹水肿、排尿不利者有一定的食疗效果。李子含大量的果酸,多食伤脾胃,过量食用易引起胃痛,溃疡病及急、慢性胃肠炎患者忌服。多食李子易生痰湿、伤脾胃,又损齿,故脾虚痰湿及小儿不宜多吃。

选购保存

手捏,果子感觉略有弹性,尝李子脆甜适度者,则成熟适中。购买时要选择颜色均匀、果粒完整、无虫蛀的果实,不宜选购成熟度不足的李子,虽然果肉较爽脆,但酸度较高。李子最好放在阴凉处保存,不要洗,或用保鲜袋包装置于冰箱中冷藏,但应尽快食用。

♥ 应用指南

1. 润肠利尿、润肺止咳:李子 500 克,柠檬 1 个。将李子洗净,掰两瓣,除去核;李子放入锅中,放入白糖并挤出青柠檬汁加水煮;煮开以后加入适量麦芽糖继续煮,开后转小火慢慢熬,中间要搅拌,避免粘锅;取汁放凉即可。

2. 养颜润肤:鲜李子 250 克,绞取汁液,和米酒 250 毫升兑匀,夏初服用,每次 1 小杯。

相宜搭配

宜	李子 + 香蕉 美容养颜	李子 + 绿茶 清热利湿、活血利水

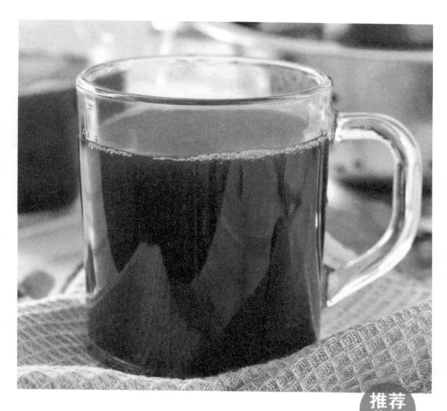

推荐菜例

李子汁

原料： 李子 10 个，冰糖适量

做法：

❶ 李子洗净，在淡盐水中泡 10 分钟。

❷ 捞起李子，洗净，去核，切块。

❸ 把李子放进榨汁机中，加入 100 毫升凉白开水，压榨成汁，倒入杯中，加入少许冰糖即可。

功效： 本品能清热生津、泻肝涤热、活血解毒，常饮有养颜美容、润滑肌肤的作用。

李子

冰糖

🌸 温馨提示

李子对肝病有较好的保养作用，每天食用 3 个李子，对慢性肝炎有很好的疗效。唐代名医孙思邈评价李子时曾说："肝病宜食之"。

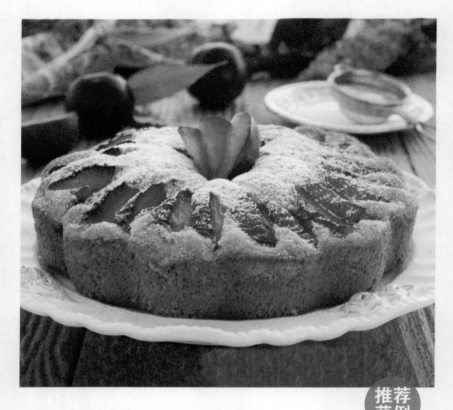

推荐菜例

李子烘焙蛋糕

原料： 李子 10 个，低筋面粉 150 克，鸡蛋 2 个，黄油 100 克，柠檬汁、白糖各适量，酸奶少许

做法：

❶ 黄油室温下软化，加糖打至发白，分次加入提前打匀的蛋液，至体积膨大。

❷ 筛入低筋面粉，用刮刀拌匀，倒入柠檬汁、酸奶拌匀。

❸ 模子提前涂粉，把拌好的糊糊先装入裱花袋，挤入模中；上面放上李子片。

❹ 烤箱预热至 170℃，中层，上下火，烤 30 分钟。烤好后取出晾凉，加入少许李子片点缀。

功效： 本品具有清热生津、利水消肿的功效。

🍴 **温馨提示**

　　李子营养丰富，但是不能过食，若过食可生疖疮，伤筋骨。胃肠功能不佳者宜少吃或不吃。

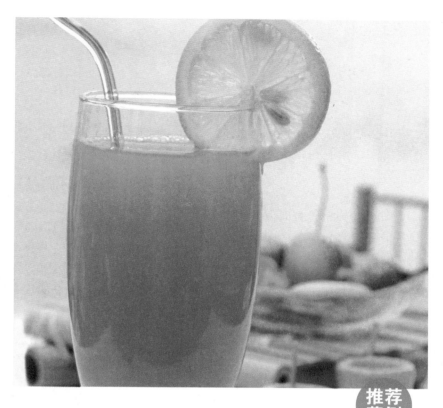

推荐
菜例

李子柠檬生菜汁

原料: 李子1个，柠檬1个，生菜150克，白糖少许

做法:

① 将生菜洗净，菜叶卷成卷。

② 将李子清洗干净，去核；柠檬连皮切三片，余下的柠檬用保鲜膜包好，放入冰箱保存，以备下次用。

③ 将生菜、李子、柠檬一起放入榨汁机中榨成汁，调入白糖即可。

功效: 本品具有清热泻火、降压、杀菌、润肠、养颜等功效，非常适合痛风、高血压、高脂血症患者及便秘、内火旺盛、皮肤粗糙、雀斑等患者食用。

🍃 温馨提示

　　柠檬具有酸性，是很好的抗菌解毒剂，我们在吃海鲜烧烤类食物时，旁边都会附上一片柠檬，用柠檬洒过的海鲜无腥味，因为柠檬酸可以将含氨的腥味转化掉。

西瓜
Xi Gua

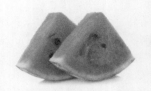

别名：寒瓜、夏瓜	性味归经：性寒，味甘。归心、胃、膀胱经
能量：108 千焦 /100 克	嘌呤含量：< 25 毫克 /100 克

调理关键词

利尿、减少尿酸

西瓜富含矿物质，是典型的碱性食物，能使尿液碱性化，从而增加尿酸在尿中的可溶性，促进尿酸排出；其具有极强的利尿作用，对痛风患者大有益处。

食疗作用

西瓜具有清热解暑、除烦止渴、降压美容、利水消肿等功效，还具有平衡血压、调节心脏功能、预防癌症的作用。糖尿病患者宜少食，建议两餐中食用；脾胃虚寒，湿盛便溏者慎食。

选购保存

宜选购瓜皮表面光滑、花纹清晰，用手指弹瓜可听到"咚咚"声的熟瓜。西瓜未切开时放入冰箱可保存 5 天左右，切开后用保鲜膜裹住，放入冰箱可保存 3 天左右。

♥ 应用指南

1. 清热降火，生津解暑：西瓜去皮，将瓜肉切成块状；淀粉加水调成淀粉浆备用；砂锅中加适量水，冰糖放入水中；淀粉浆倒入砂锅内，不停地用勺子搅拌，防止粘锅；汤汁熬至黏稠；盛入碗内，放西瓜肉即可使用，冷冻后风味更佳。

2. 生津止渴，补虚开胃：牛奶250 毫升，西瓜 150 克，雪莲菌 50克。清水洗净雪莲菌，放进玻璃器皿；将牛奶倒入玻璃器皿中，常温静置 24 小时以上，待牛奶凝固成酸奶；用过滤网滤出酸奶；西瓜去皮、去子切块；把酸奶和西瓜一同放入榨汁机中压榨成泥即可。

3. 减肥、预防中暑：西瓜 200 克，番茄 1 个。用压榨器压出西瓜瓤汁，将番茄用沸水冲烫后去皮，切碎，压出汁水。两汁和匀，随时饮用。

相宜搭配

宜	西瓜 + 冬瓜 降暑消渴	西瓜 + 绿茶 清热祛火

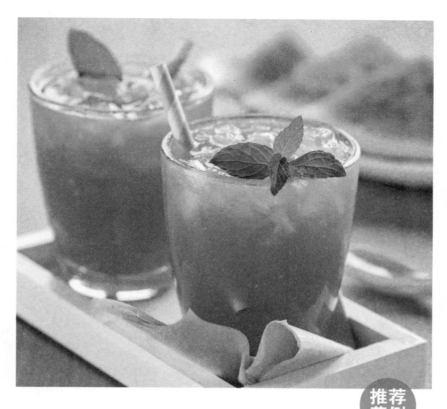

西瓜汁

原料: 西瓜 1/4 个, 冰块、冰糖各适量

做法:

① 西瓜去皮, 切成小块。

② 把西瓜、冰块、冰糖一同放入榨汁机中压榨成汁即可。

功效: 本品可清热除烦、生津解暑、降压美容、利水消肿。对肾炎及膀胱炎等疾病有辅助治疗疗效; 对心血管病, 如高血压等亦有疗效。

西瓜

冰糖

🍵 温馨提示

　　若酒精中毒或酒醉后头晕, 可喝一杯西瓜汁, 利用其排尿作用, 帮助排走肝脏中的酒精成分。

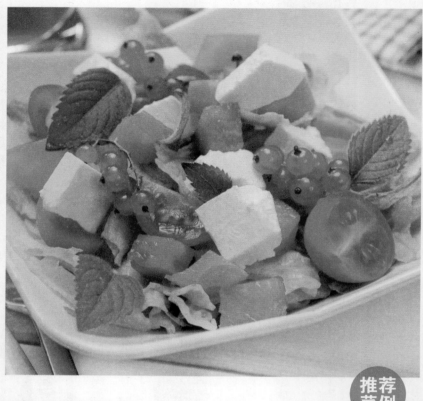

推荐菜例

西瓜沙拉

原料：西瓜 200 克，番茄 150 克，红醋栗 50 克，乳酪、包菜各适量

做法：

❶ 包菜洗净，撕成小块放在盘底。

❷ 西瓜去皮切小块；番茄洗净，用开水烫去皮，切块；乳酪切块；红醋栗洗净。

❸ 把西瓜、番茄、乳酪、红醋栗混合均匀，装盘即可。

功效：本品可健胃消食、养阴生津、益气养颜。这款西瓜沙拉中含有大量的膳食纤维、维生素，夏天食用最佳，可预防中暑。

🌸 温馨提示

　　西瓜中含有大量的水分，在急性热病发热、口渴汗多、烦躁时，吃上一块又甜又沙、水分十足的西瓜，症状会马上改善。

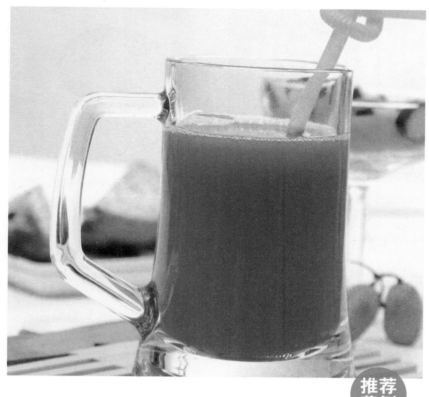

推荐
菜例

西瓜胡萝卜汁

原料: 西瓜300克,胡萝卜200克,蜂蜜、柠檬汁各适量

做法:

❶ 将西瓜去皮、去子切块;胡萝卜洗净,切块。

❷ 将西瓜和胡萝卜一起放入榨汁机中,榨成汁。

❸ 加入蜂蜜与柠檬汁,拌匀即可。

功效: 本品清热泻火、利尿降脂,常食可有效降低血脂、血压。

西瓜

胡萝卜

🌸 温馨提示

　　辨别西瓜生熟:一手托西瓜,一手轻轻地拍打,或者用食指和中指进行弹打,成熟的西瓜敲起来会发出比较沉闷的声音,不成熟的西瓜敲起来声脆。

哈密瓜
Ha Mi Gua

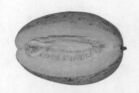

别名：甜瓜、甘瓜、果瓜　　性味归经：性寒，味甘。归肺、胃、膀胱经

能量：143 千焦 /100 克　　嘌呤含量：＜ 25 毫克 /100 克

调理关键词

保护心脏、预防并发症

　　哈密瓜营养丰富，含有蛋白质、膳食纤维及矿物质等多种营养成分，在矿物质中钾的含量是最高的，能促进尿酸排出，还能够保持正常的心率和血压，可以有效地预防痛风并发冠心病。

食疗作用

　　哈密瓜具有利便、益气、清肺热、止咳的功效。对肾病、胃病、咳嗽痰喘、贫血和便秘等症的患者有一定的食疗效果。同时对身心疲倦、心神焦躁不安或是口臭者也有治疗作用。但请注意，糖尿病患者忌食。

选购保存

　　用手轻轻地按压瓜的顶端，如果手感绵软，说明这个瓜成熟了；绿皮和麻皮的哈密瓜成熟时顶端会变成白色；黄皮的哈密瓜成熟时顶部会变成鲜黄色。不同品种的哈密瓜，根据顶端颜色就可以断定成熟的程度。哈密瓜不易变质，易于储存，若是已经切开的哈密瓜，则要尽快食用，或用保鲜膜包好，放入冰箱保存。

♥ 应用指南

　　1. 补肝益肾，通利肠胃：哈密瓜 200 克，香蕉 2 根，老酸奶 1 盒。把香蕉去皮切块、哈密瓜去皮去瓤切块，一同装盘，淋上老酸奶即可。

　　2. 润肠通便、健脾补肺：哈密瓜 100 克，西米 50 克，酸奶 100 毫升。哈密瓜切小块；锅入水烧开，放入西米，煮至 1/3 透明；倒出热水，加入凉水，再煮 8 分钟，再次倒出热水，加入凉水，煮至透明；关火，倒出热水，加入冷水；将哈密瓜加入果汁机中，加入酸奶，搅拌 30 秒；把西米放入碗中，然后倒入哈密瓜酸奶，混合均匀即可。

相宜搭配

宜	哈密瓜 + 银耳 润肺止咳、滋润皮肤	哈密瓜 + 香蕉 润肠通便

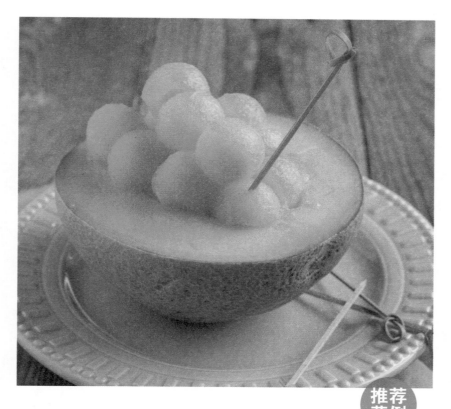

哈密瓜球

原料： 哈密瓜 1 个

做法：

① 把哈密瓜切成两半，并挖去瓜瓤。

② 其中一半备用。

③ 用挖球勺把另一半哈密瓜挖成肉球。

④ 把挖好的肉球放入哈密瓜盅内，放入冰箱，冷藏 10 分钟。

功效： 哈密瓜有清凉消暑、除烦热、生津止渴的作用，是夏季解暑的佳品。本品有利便、益气、清肺热、止咳的功效。

哈密瓜

🍀 **温馨提示**

　　同肉类相比，哈密瓜中的铁含量较之等量的鸡肉多 2 倍，鱼肉多 3 倍，牛奶多 17 倍。

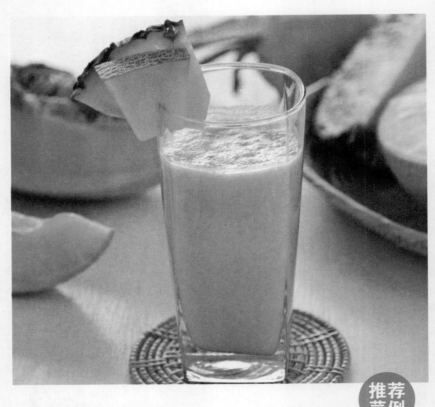

推荐
菜例

哈密瓜菠萝汁

原料: 哈密瓜 1/4 个,菠萝半个

做法:

❶ 哈密瓜去皮切成块状。

❷ 菠萝去皮,放入盐水中浸泡 10 分钟,取出,沥干水分,切块。

❸ 把哈密瓜、菠萝一同放入榨汁机中榨汁即可。

功效: 本品具有清暑解渴、消食止泻、补脾胃、固元气、益气血、消食、祛湿等功效。

哈密瓜　　　　菠萝

🌸 温馨提示

患有溃疡病、肾脏病、凝血功能障碍的人应禁食菠萝,发热及患有湿疹疥疮的人也不宜多吃。

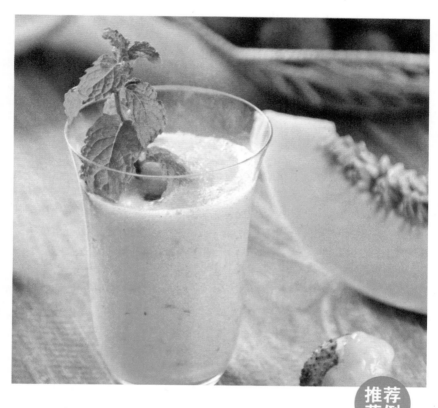

推荐菜例

哈密瓜奶

原料: 哈密瓜 100 克, 鲜奶 100 毫升, 蜂蜜 5 毫升, 矿泉水少许

做法:

1 将哈密瓜去皮、去子, 切块。

2 将哈密瓜、牛奶放入榨汁机中, 加入矿泉水、蜂蜜, 搅打均匀即可。

功效: 哈密瓜有"瓜中之王"的美称, 形态各异, 风味独特, 有的带奶油味, 有的含柠檬香, 但都味甘如蜜, 奇香袭人。与鲜奶、蜂蜜搭配具有润肺止咳、生津止渴、润肠降脂的功效, 适合肺虚咳嗽、暑热烦渴、口干咽燥的患者食用。

哈密瓜

鲜奶

🍀 温馨提示

　　最好选择从外表上看有密密麻麻的网状纹路且皮厚的哈密瓜。

香蕉
Xiang Jiao

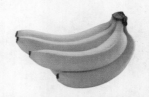

别名：蕉果　**性味归经**：性平，味甘。入肝、肾、肺经

能量：389 千焦 /100 克　**嘌呤含量**：< 25 毫克 /100 克

调理关键词

降脂减肥、促进尿酸排出

　　香蕉是低热量、低脂肪、低胆固醇食物，有利于减肥降脂，非常适合痛风并发肥胖症、高脂血症患者食用；香蕉富含钾元素，能促进尿酸排出体外，减少尿酸沉积，不过痛风并发肾病患者不宜多食。

食疗作用

　　香蕉具有清热、通便、解酒、降血压、抗癌之功效。香蕉中的钾能降低机体对钠盐的吸收，故其有降血压的作用。纤维素可润肠通便，对于便秘、痔疮患者大有益处。维生素 C 是天然的免疫强化剂，可抵抗各类感染。但请注意，慢性肠炎、虚寒腹泻、大便溏塞、急性肾炎、慢性肾炎、风寒感冒咳嗽、糖尿病、胃酸过多、关节炎、肌肉疼痛、女子月经来潮期间及有痛经等症的患者忌食。

选购保存

　　果皮颜色黄黑泛红，稍带黑斑，表皮有皱纹的香蕉风味最佳。香蕉手捏后有软熟感的一定是甜的。买回来的香蕉最好悬挂起来，减少受压面积。

♥ 应用指南

　　1. **通便排毒、安神**：香蕉 8 根，冰糖 30 克，陈皮 5 克。陈皮用温水浸泡后切丝备用；香蕉去皮后切成三段；将陈皮放入砂煲内，加清水适量，用大火煲至水开，放入香蕉再煲沸，改用小火煲 15 分钟，加入冰糖调味即成。

　　2. **润肠通便、镇心安神**：香蕉 100 克，鸡蛋 1 个，面粉、油各适量。面粉放入碗里，打入鸡蛋，加入清水，搅拌至面粉没有小碎粒；香蕉剥皮，切成厚片；把香蕉厚片放入面糊里，裹上一层面糊 锅里放油烧热，转小火，放入包裹好面糊的香蕉片，煎至两面金黄即可。吃时可根据口味蘸果酱。

相宜搭配

宜	香蕉＋燕麦 改善睡眠	香蕉＋川贝母 清热生津、润肺滑肠

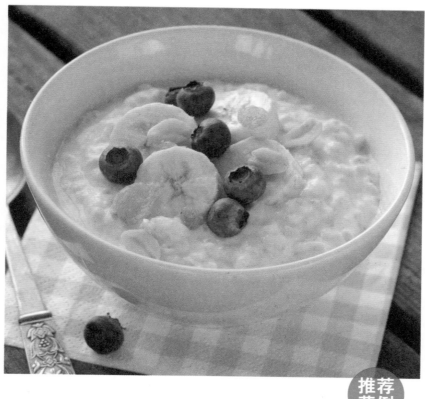

香蕉蓝莓牛奶羹

推荐菜例

原料： 香蕉1根，生麦芽100克，蓝莓6颗，牛奶300毫升，盐少许

做法：

❶ 生麦芽洗净，与牛奶一起放入锅中，放少许盐，熬成稠状粥。

❷ 香蕉去皮，切块；蓝莓洗净。

❸ 把香蕉和蓝莓撒在牛奶羹上即可。

功效： 本品有预防癌症和心脏病的功效，能防止脑神经衰老、增强脑力。由于香蕉的消化、吸收相当良好，因此从小孩到老年人，都能安心食用，并能补给均衡营养。

🍄 **温馨提示**

香蕉性寒，根据"热者寒之"的原理，最适合燥热人士享用。痔疮出血者、因燥热而致胎动不安者，都可生吃蕉肉。

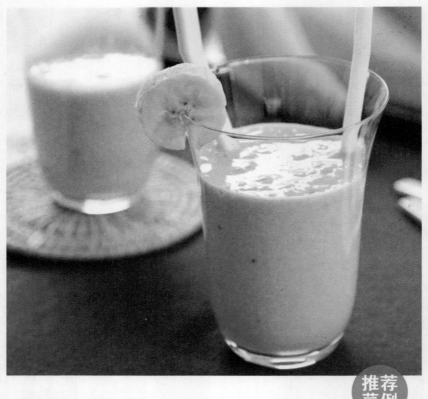

推荐
菜例

香蕉牛奶

原料： 香蕉 2 根，牛奶 200 毫升，蜂蜜适量

做法：

❶ 香蕉去皮，切块。

❷ 把香蕉和牛奶一同加入榨汁机中，倒入适量蜂蜜，压榨成汁即可。

功效： 本品有补虚损、益肺胃、生津润肠之功效；可用于治疗久病体虚、气血不足、营养不良、消渴、便秘等。

香蕉

牛奶

温馨提示

香蕉可治抑郁和情绪不安，上班一族常食能缓和紧张的情绪，提高工作效率，缓解疲劳。

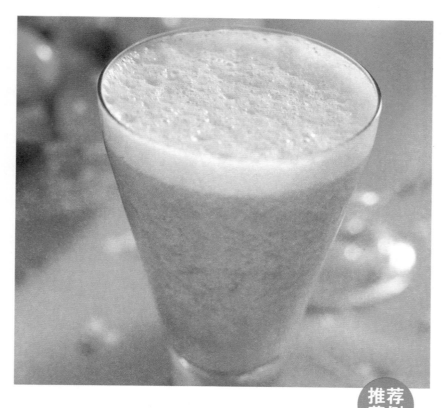

推荐菜例

香蕉苦瓜苹果汁

原料: 香蕉1根,苦瓜100克,苹果50克,水100毫升

做法:

① 香蕉去皮,切成小块;苹果洗净,去皮,去核,切小块。

② 将苦瓜洗净去子,切块。

③ 将全部材料放入搅拌机内搅打成汁即可。

功效: 香蕉中富含大量的膳食纤维和维生素 C,可促进胃肠蠕动,预防便秘;苦瓜富含维生素 C,可减少低密度脂蛋白及甘油三酯含量,增加高密度脂蛋白含量;苹果富含钾和膳食纤维,可有效降低血中胆固醇。

🌸 **温馨提示**

未熟透的香蕉不宜食用,因为没有熟透的香蕉含较多鞣酸,对消化道有收敛作用,会抑制胃液分泌和胃肠蠕动,从而加重便秘。

杨桃
Yang Tao

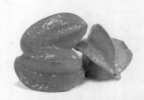

别名：三廉、酸五棱、阳桃　　性味归经：性寒，味甘、酸。归肺、胃、膀胱经

能量：131 千焦 /100 克　　嘌呤含量： < 25 毫克 /100 克

调理关键词

补充水分、降脂减肥

杨桃含碳水化合物、维生素 C、果糖、维生素 B_1、维生素 B_2，以及钙、钾、镁、微量脂肪和蛋白质，能迅速补充人体水分，减少对脂肪的吸收，适合肥胖型痛风患者食用，可减肥降脂，缓解痛风症状。

食疗作用

杨桃具有清热、生津、止咳、利水、解酒、保护肝脏，以及降低血糖、血脂、胆固醇，减少机体对脂肪的吸收的功效。

选购保存

以果皮光亮，皮色黄中带绿，棱边青绿的杨桃为佳。如棱边变黑，皮色接近橙黄，表示已熟多时；反之皮色太青会过酸。保存杨桃时，用保鲜袋包好，放入冰箱冷藏即可。

♥ 应用指南

1. 生津止渴、润肺除烦：杨桃2个，苹果2个。杨桃洗净后用盐水泡10分钟；苹果去皮切块；杨桃切成块状并装盘；用沙拉酱把切好的苹果搅拌好倒入盘里即可。

2. 生津除烦、舒筋通络：杨桃半个，桂圆5颗，木瓜半个，蜜枣2颗。杨桃、木瓜洗净去皮去子切块；把所有材料放进砂锅中滚煮至熟即可。

3. 健脾益胃：杨桃、大米各100克，芡米、白糖各50克。杨桃洗净，切成果丁，大米以清水淘洗干净；将杨桃丁、芡米、大米同放入一大瓦罐中，加750毫升清水，以小火慢炖60分钟，再加入白糖即成。

4. 消食和中：杨桃1个，红醋50毫升。将杨桃以清水洗净，用水果刀一分为二；将鲜果放入杯中，加红醋浸10分钟后取出，慢慢嚼服。

相宜搭配

宜	杨桃 + 红醋 消食	杨桃 + 白糖 消暑利水

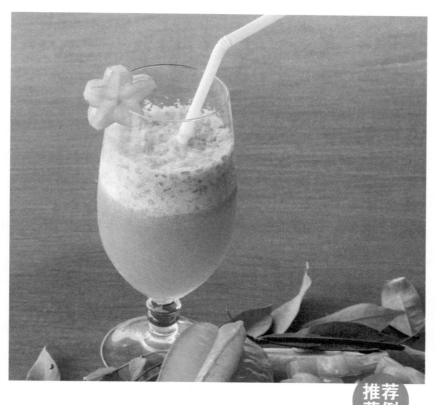

杨桃汁

原料： 杨桃 2 个，盐适量

做法：

❶ 杨桃洗净，用盐在表面搓均匀后，用水冲洗干净，切片，去掉杨桃角。

❷ 把杨桃放入榨汁机中，加入 100 毫升凉白开水，压榨成汁即可。

功效： 本品具有清热、生津、止咳、利水、解酒、保护肝脏，降低血糖、血脂、胆固醇，减少机体对脂肪的吸收的功效。

杨桃

盐

🐚 **温馨提示**

杨桃又分为酸杨桃和甜杨桃两大类。酸杨桃果实大而酸，俗称"三稔"，较少生吃，多作烹调配料或加工成蜜饯。

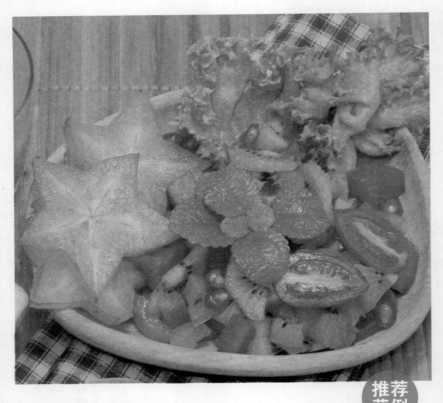

推荐
菜例

杨桃水果沙拉

原料: 杨桃1个,猕猴桃1个,生菜、石榴、西瓜、木瓜各50克,圣女果3颗

做法:

❶ 杨桃洗净,用细盐在表面搓均匀后,用水冲洗干净,切片。

❷ 西瓜、木瓜去皮切块,圣女果对切、猕猴桃去皮切块。

❸ 生菜洗净,装盘。

❹ 把杨桃、西瓜、猕猴桃、木瓜、圣女果、石榴装盘即可。

功效: 本品可美容养颜、润肺补虚、调和脾胃、提高记忆力,老少皆宜,尤其适宜女性、小儿、老年人食用。

● 温馨提示

　　甜杨桃可分为"大花""中花""白壳仔"三个品系,其中以广州郊区花地产的"花红"口味最佳,它清甜无渣,特别可口。

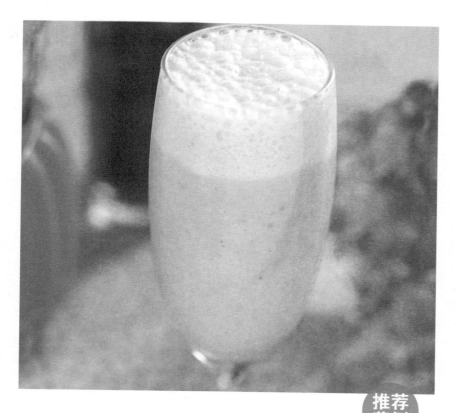

推荐
菜例

杨桃香蕉牛奶

原料： 杨桃1个，香蕉1根，柠檬半个，牛奶200毫升，冰糖少许

做法：

① 将杨桃清洗干净，切块；香蕉去皮切块；柠檬去皮、去子，切片。

② 将杨桃、香蕉、柠檬、牛奶放入果汁机中，搅打均匀。

③ 在果汁中加入少许冰糖调味即可。

功效： 这款饮品营养非常丰富，能改善便秘，补充人体日常消耗的营养。其中，

杨桃含有多种营养成分，并含有大量的挥发性成分，带有一股清香。这有赖于杨桃中维生素C及有机酸含量丰富，能促进食欲，并能起到迅速补充体内水分、生津止渴、消除疲惫的作用。

🍵 **温馨提示**

用蜂蜜代替冰糖口感也不错。牛奶应选择品质有保证的，可以到大型商场选购。

枇杷
Pi Pa

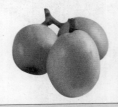

别名：芦橘、芦枝、金丸　性味归经：性平，味甘、酸。归肺、胃经

能量：170 千焦 /100 克　嘌呤含量：1.3 毫克 /100 克

调理关键词

清热止痛

枇杷富含纤维素、果胶、胡萝卜素、苹果酸、柠檬酸、钾、磷、铁、钙及维生素 A、B 族维生素等，能促进尿酸排泄，减少尿酸沉积，清热消炎，缓解痛风引起的关节肿痛。

食疗作用

枇杷具有生津止渴、清肺止咳、和胃除逆之功效，主要用于治疗肺热咳嗽、久咳不愈、咽干口渴、胃气不足等症，有一定的食疗作用。其 B 族维生素的含量也很丰富，对保护视力，保持皮肤滋润健康，促进胎儿发育有重要作用。脾虚泄泻者、糖尿病患者要忌食。

选购保存

要选择颜色金黄、质不软不硬、没有黑点、外皮上面有茸毛和果粉的枇杷。枇杷在阴凉通风条件下可以存放一周，若存放于冰箱内能保存更长时间。

♥ **应用指南**

1. 润肺化痰、生津解渴：枇杷 3 个，雪梨 1 个，金橘 3 颗。枇杷去皮去子切块；雪梨去皮去核切块；金橘洗净，切成两半。把水果放入炖盅内，加适量水炖熟，加少许冰糖即可。

2. 养阴生津、除烦止渴：枇杷 3 个，大米 100 克。枇杷洗净去皮去核切块；大米洗净发泡至软，在锅内把大米熬成糊状；加入枇杷块熬 10 分钟，调入盐或糖即可。

3. 润肺止渴、滋润皮肤：大米 100 克，枇杷 40 克，银耳 30 克，冰糖 10 克。大米淘洗干净，泡发；枇杷洗净，撕去外皮，对切，剔去果核；银耳泡发，撕碎；锅入水、银耳、大米，用大火煮沸后，改用小火熬煮，至粥将成时，加入枇杷、冰糖，再煮两三滚即成。

禁忌搭配

忌	枇杷 + 黄瓜 消化不良	枇杷 + 小麦 导致腹痛

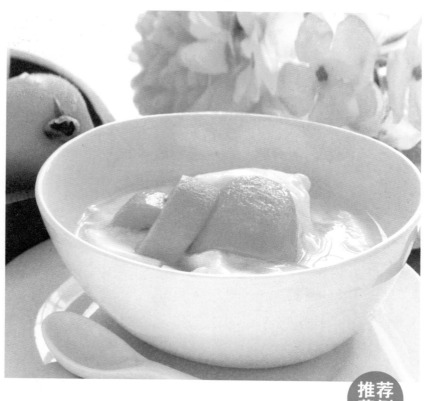

推荐菜例

枇杷糖水

原料： 枇杷 4 个，牛奶 50 毫升，冰糖适量

做法：

❶ 把枇杷洗净去皮，去蒂，对半切开，去核。

❷ 把枇杷和冰糖放入炖盅里，隔水加热 10 分钟。

❸ 取出，待凉后淋上牛奶即可。

功效： 本品具有补虚损、益肺胃、生津润肠之功效，用于久病体虚、气血不足、营养不良、噎膈反胃、胃及十二指肠溃疡、消渴、便秘。

枇杷

牛奶

🔴 **温馨提示**

　　虽然孕妇吃枇杷有好处，但因为枇杷性凉，也不能过量食用。多食枇杷还会助湿生痰、继发痰热。

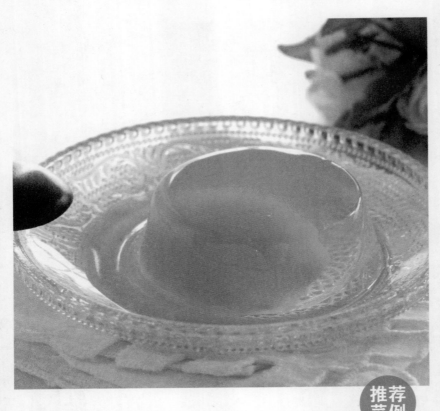

推荐
菜例

枇杷果冻爽

原料: 枇杷 2 个,鱼胶粉 40 克,纯净水 400 毫升,白糖适量

做法:

❶ 鱼胶粉放入碗中,加入 400 毫升纯净水,使鱼胶粉充分吸入水分;枇杷去皮、去核,对半切开。

❷ 在 20 毫升热开水中加入白糖,搅拌使糖溶化,放凉。

❸ 将糖水加入鱼胶粉水中搅匀,倒入果冻模中,倒至 8 分满。

❹ 在每个模子中放入半个枇杷,放入冰箱冷藏 3~4 小时凝固即可。

功效: 本品能促进消化、润肺止咳、预防感冒、防止呕吐。

🍃 温馨提示

如果把枇杷浸于冷水、糖水或盐水中,可防止其变色。尚未成熟的枇杷切勿食用。

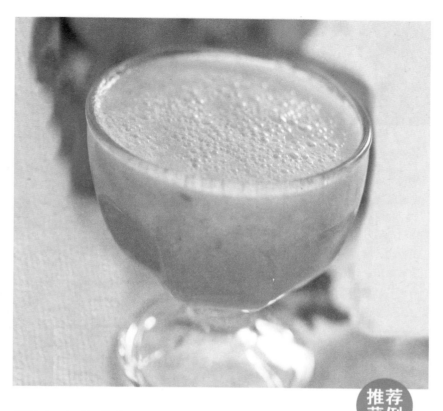

推荐菜例

枇杷蜜汁

原料： 枇杷 150 克，菠萝 100 克，香瓜 50 克，蜂蜜 15 毫升

做法：

❶ 将香瓜清洗干净，去皮，切成小块；将菠萝去皮，洗净切成块；将枇杷清洗干净，去皮去核、切块。

❷ 将蜂蜜、凉开水和准备好的材料放入榨汁机中榨成汁即可。

功效： 枇杷除富含维生素 C 和 B 族维生素外，还含有碳水化合物、纤维素、果酸、苹果酸、柠檬酸等营养成分，其所含的有机酸，能刺激消化腺分泌，增进食欲、帮助消化吸收。

🍀 温馨提示

菠萝中含有刺激作用的苷类物质和菠萝蛋白酶，应将果皮和果刺修净，在稀盐水或糖水中浸渍，浸出苷类后再食用。

333

菠萝
Bo Luo

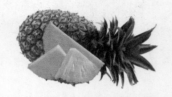

别名：凤梨、番梨、露兜子　　**性味归经：**性平，味甘。归脾、胃经
能量：182 千焦 /100 克　　**嘌呤含量：**0.9 毫克 /100 克

调理关键词

促进血液循环

菠萝含有一种叫"菠萝朊酶"的物质，能分解蛋白质，溶解阻塞于组织中的纤维蛋白和血凝块，改善局部血液循环，消除炎症和水肿。菠萝中所含无机盐类和蛋白酶可利尿，能促进尿酸排泄，对痛风患者大有益处。

食疗作用

菠萝具有清暑解渴、消食止泻、补脾胃、固元气、益气血、祛湿等功效。患有溃疡病、肾脏病、凝血功能障碍的人应禁食菠萝，发热及患有湿疹疥疮的人也不宜多吃。

选购保存

如果菠萝突顶部充实，果皮变黄，果肉变软，呈橙黄色，说明它已达到九成熟，这样的菠萝果汁多、糖分高、香味浓、风味好。

♥ 应用指南

1. 治疗青春痘、雀斑、黑斑：苹果 30 克，柠檬 40 克，菠萝 50 克，芹菜 30 克，卷心菜 20 克。将以上原料绞汁，过滤后调蜂蜜或冰糖服用。

2. 滋阴清热、补血、缓解更年期症状：菠萝 150 克，水发银耳 50 克，红枣、冰糖各适量。菠萝去皮，洗净切块，银耳洗净撕碎，红枣洗净去核。汤锅加适量清水加入银耳、红枣，煮至银耳黏软，倒入菠萝块煮至熟，加冰糖，待其溶化，搅匀即可。

3. 促进血液循环、活肤：芹菜 100 克，番茄 1 个，柠檬 3 片，菠萝 140 克。番茄、菠萝去皮切块，和芹菜一起放入搅拌机，加柠檬汁搅拌即成。

4. 清热除烦、生津止渴：菠萝半个，胡萝卜 1 根，蜂蜜 5 毫升，柠檬汁适量。菠萝洗净、去皮、切块，胡萝卜洗净、切块，一起放入果汁机中榨汁，加入蜂蜜，滴几滴柠檬汁拌匀。

相宜搭配

宜	菠萝 + 木瓜 滋肝养肾、养血明目	菠萝 + 牛奶 健胃消食

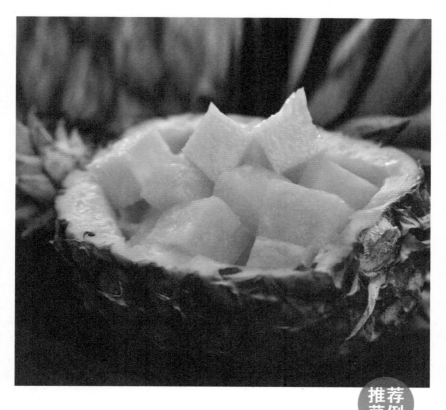

推荐菜例

盐水菠萝

原料： 菠萝1个，盐适量

做法：

❶ 将菠萝对半切开，一半去皮，把菠萝切成丁，把另一半菠萝挖成盅形。

❷ 把菠萝丁放在盐水中泡10分钟，捞起沥干水分，装在菠萝盅里即可。

功效： 本品清暑解渴、消食止泻。菠萝果肉里的"菠萝朊酶"能分解蛋白质，帮助消化，还能改善局部血液循环，消除炎症和水肿。

菠萝

盐

🥄 温馨提示

　　如果我们吃了没有泡过盐水的菠萝果肉后，口腔、舌头以至嘴唇都会有一种轻微的麻木刺痛的感觉，这就是酶起的作用。

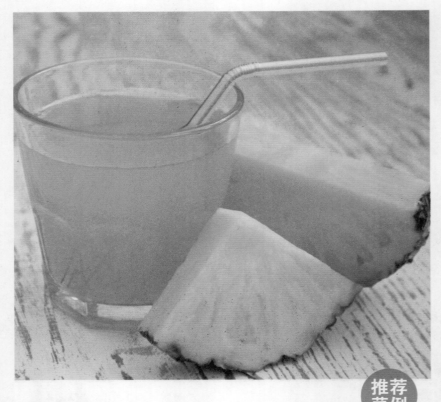

菠萝甜汁

原料: 菠萝1个, 蜂蜜、盐各适量

做法:

① 将菠萝对半切开, 去皮, 去心, 切成块。

② 把菠萝块放在淡盐水中浸泡10分钟, 捞起, 沥干水分。

③ 把菠萝块放进榨汁机中, 加200毫升水, 榨成汁, 去渣; 在菠萝汁中调入蜂蜜即可。

功效: 本品可开胃顺气、清热生津、除烦止渴。菠萝和蜂蜜可以同时食用, 而且菠萝加蜂蜜煎水服可治支气管炎。

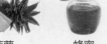

菠萝　　　　　蜂蜜

🍀 **温馨提示**

　　在食肉类或油腻食物后, 吃些菠萝对身体大有好处。

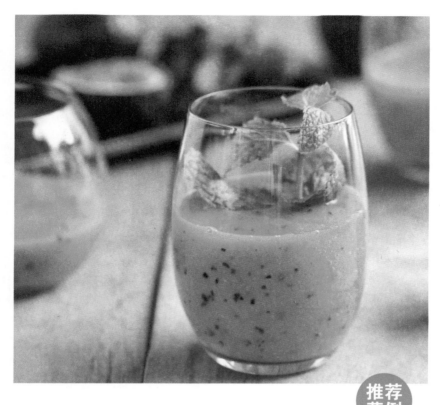

菠萝火龙果汁

原料：菠萝 150 克，火龙果 50 克，芒果 1 个，盐适量

做法：

① 将火龙果清洗干净，对半切开后挖出果肉，切成小块；将菠萝去皮，清洗干净后将果肉切成小块，放入盐水中浸泡 10 分钟，沥干水分；芒果去皮、核，切块。

② 将火龙果、芒果和菠萝放入搅拌机中，加入凉开水，搅打成汁即可。

功效：这款饮品有预防便秘、保护眼睛、增加骨质密度、降血糖、降血压、帮助细胞膜形成、预防贫血、降低胆固醇、美白皮肤防黑斑的作用。火龙果中的种子有促进肠胃消化之功能，能预防便秘。

🍲 **温馨提示**

储存太久的火龙果不宜食用；果汁榨好后要立马饮用，否则维生素将会有损失。

蓝莓
Lan Mei

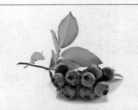

别名：笃斯、越橘、都柿	性味归经：性平，味甘、酸。归心、肝经
能量：234 千焦 /100 克	嘌呤含量：< 25 毫克 /100 克

调理关键词

碱性食物、促进尿酸排泄

　　每 100 克蓝莓鲜果中花青苷色素含量高达 163 毫克。其维生素含量也高于其他水果,微量元素含量也很高,属高氨基酸、高铜、高锌、高铁的果品,能调节酸碱平衡,促进尿酸排泄,缓解痛风症状。

食疗作用

　　蓝莓能有效降低胆固醇,防止动脉粥样硬化,促进心血管健康,有增强心脏功能、预防癌症和心脏病的功效,能防止脑神经衰老、增强脑力,也可以强化视力,减轻眼球疲劳。新鲜蓝莓有轻泻作用,腹泻时勿食。肾脏病或胆囊炎未治愈的患者应避免摄入太多蓝莓。

选购保存

　　应选择颜色从淡蓝到紫黑而完整的,并有均匀果粉的蓝莓。因为蓝莓大都是装在透明塑胶盒里贩卖,容易因为挤压而破裂,也极易因为皮薄和含有水分而滋生细菌,一定要慎选。买回来的蓝莓最好立刻放入冰箱,且最佳保存温度为 1~3℃。

♥ 应用指南

　　1. **改善睡眠、预防癌症**：蓝莓 200 克,柠檬 1 个,白糖适量。蓝莓洗干净后放入白糖,柠檬切开,取其柠檬汁,和蓝莓拌匀后稍微腌上一会;用勺子把蓝莓碾碎;把蓝莓糊倒入锅中,小火不停搅拌直到黏稠,放凉装入密封罐即可。

　　2. **开胃消食、降血脂**：蓝莓 200 克,土豆 1 个,冰糖 1 块。蓝莓洗净压成酱,制成蓝莓果酱;将冰糖和蓝莓果酱倒入锅内,倒入适量水,然后放到火上开始熬制,熬到一定程度后冷却一下;土豆煮熟、剥皮,压成土豆泥,摆盘;把冷却好的蓝莓酱倒在土豆上面即可。

相宜搭配

宜	蓝莓 + 牛奶 提高免疫力、壮骨	蓝莓 + 酸奶 开胃消食

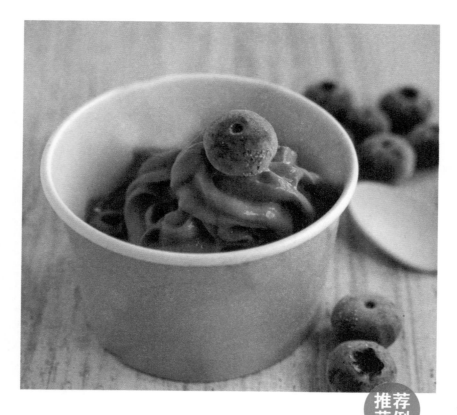

蓝莓酸奶糊

原料： 蓝莓 30 克，酸奶 200 毫升，蓝莓酱 20 克，冰块适量

做法：

① 酸奶加入到搅拌杯中，再加入冰块。

② 蓝莓酱、蓝莓也放入搅拌杯搅拌均匀即可。

功效： 本品生津止渴、补虚开胃、润肠通便、降血脂、抗癌。经常食用可明显地增强视力，消除眼睛疲劳、滋养皮肤、延缓脑神经衰老。

推荐菜例

蓝莓

酸奶

🍧 温馨提示

蓝莓拥有极高含量的抗氧化剂，能增进脑力和预防阿尔茨海默病等。

339

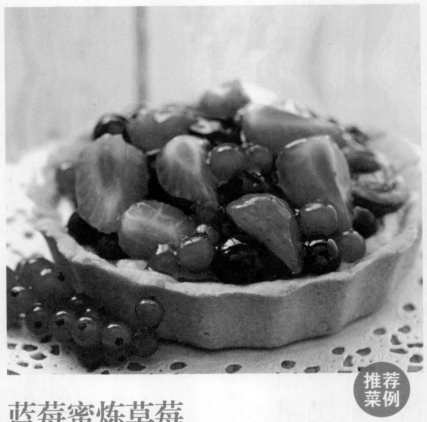

推荐菜例

蓝莓蜜炼草莓

原料： 蓝莓50克，草莓5个，红醋栗、蜂蜜各适量

做法：

① 蓝莓洗净。

② 草莓洗净，去蒂，切块；红醋栗洗净。

③ 把蜂蜜加水放入热锅中煮5分钟，加入蓝莓和草莓再煮10分钟，期间要放水防止烧焦；加上红醋栗即可。

功效： 本品具有补虚损、益肺胃、生津润肠之功效。蜂蜜不适宜糖尿病患者食用，脾虚泻泄及湿阻中焦的脘腹胀满、苔厚腻者及婴儿也不宜食用。

蓝莓　　　草莓

🍮 **温馨提示**

蓝莓营养丰富，不仅富含常规营养成分，而且还含有极为丰富的黄酮类和多糖类化合物，因此又被称为"水果皇后"和"浆果之王"。

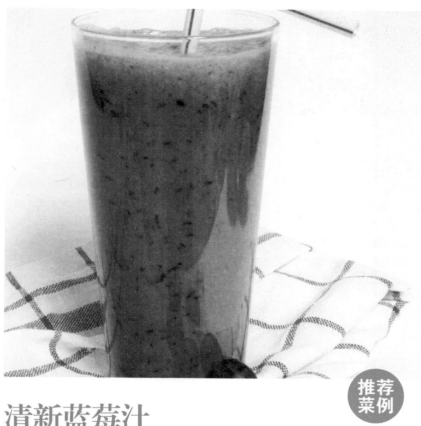

推荐菜例

清新蓝莓汁

原料: 蓝莓300克, 蜂蜜10毫升, 白糖、冷开水各适量

做法:

① 蓝莓洗净, 对半切开。

② 将蓝莓放入搅拌机中, 倒入适量冷开水, 搅打均匀, 倒入杯中, 加入蜂蜜和白糖搅匀即可。

功效: 本品具有降低胆固醇、防止动脉粥样硬化、促进心血管健康、增强心脏功能、预防癌症和心脏病的作用。此外, 本品还具有抗衰老、抗氧化的作用。

蓝莓

蜂蜜

🐝 温馨提示

　　蓝莓中含有大量草酸盐, 不宜与高钙食物或钙片同食, 以避免生成不溶性的草酸钙。

341

桑葚
Sang Shen

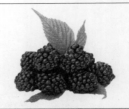

别名: 桑葚子、桑实、桑果　**性味归经:** 性寒，味甘。归心、肝、肾经
能量: 240 千焦 /100 克　**嘌呤含量:** < 25 毫克 /100 克

调理关键词

降压、降低胆固醇

桑葚中含有的脂肪酸，主要由亚油酸、硬脂酸及油酸组成，具有分解脂肪、降低血脂、防止血管硬化等作用，可预防痛风并发高脂血症、心脏病等。

食疗作用

桑葚有补血滋阴、生津润燥、乌发明目、止渴解毒、生津润肠、养颜的功效，用于眩晕耳鸣、心悸失眠、须发早白、津伤口渴、内热消渴、血虚便秘、肝肾阴亏、关节不利等症。尤其适合更年期女性食用，对因肝肾阴血不足造成的头发早白、干枯无光泽、眩晕耳鸣、心悸失眠、目暗昏花、关节不利等症的患者有一定食疗效果，也可用于阴虚津伤口渴、内热消渴、肠燥便秘等症。桑葚中的成分具有分解脂肪、降低血脂、防止血管硬化等作用。

选购保存

挑选桑葚应注意选择颗粒比较饱满、厚实、没有挤压出水的。新鲜桑葚不耐久放，应该尽快食用，或者做成果酱放入干净瓶中保存。

❤ 应用指南

1. **补血益气：** 桑葚 60 克，桂圆肉 30 克。桑葚、桂圆肉洗净，锅置火上，加适量清水放入全部食材，中火炖至熟烂即可。每日食用两次。

2. **美容养颜、健脾开胃：** 桑葚 50 克，百合 50 克，红枣 5 颗。将百合、桑葚、红枣洗净，沥干水分，并将红枣掰开，再将所有材料同煮 20 分钟即可。

3. **去皱润肤：** 桑葚、白糖各 30 克，薏苡仁 20 克，大米 50 克。将桑葚、薏苡仁洗净，用冷水浸泡数小时。大米淘净，置锅中，加桑葚、薏苡仁及浸泡水，先用大火煮开，再改用小火煨粥，粥成时加入白糖即可食用。

搭配宜忌

宜	桑葚 + 糯米 滋肝养肾、养血明目		桑葚 + 鸭蛋 对肠胃不利

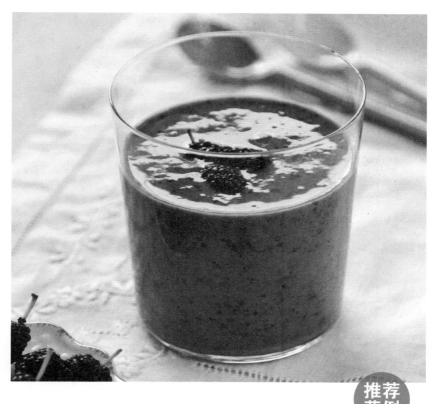

推荐菜例

桑葚奶

原料： 桑葚 50 克，老酸奶 1 盒，牛奶 100 毫升，蜂蜜适量

做法：

❶ 桑葚洗干净，沥干水分。

❷ 把桑葚、酸奶、牛奶倒入榨汁机中榨汁，然后倒入杯中，浇上蜂蜜、桑葚。

功效： 本品生津止渴、补虚开胃、润肠通便、降血脂、抗癌，尤其适合肝肾阴血不足、少年发白、病后体虚、体弱、习惯性便秘者食用。

桑葚

牛奶

🍄 **温馨提示**

　　少年儿童不宜多吃桑葚。因为桑葚内含有较多的胰蛋白酶（蛋白酶的一种）抑制物——鞣酸，会影响人体对铁、钙、锌等物质的吸收。

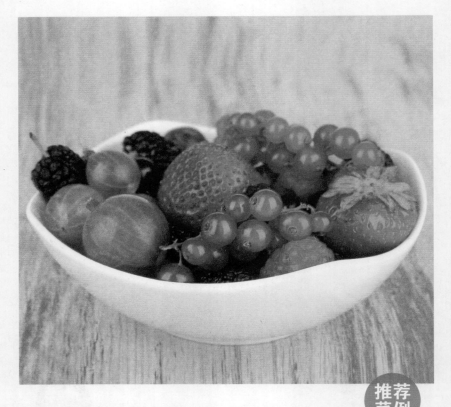

推荐菜例

桑葚草莓沙拉

原料： 桑葚 100 克，草莓 5 颗，红醋栗 30 克，沙拉酱适量

做法：

❶ 把桑葚洗净，沥干水分；草莓洗净，沥干水分；红醋栗洗净，沥干水分。

❷ 把桑葚和红醋栗、草莓、沙拉酱混合均匀，放冰箱冰 10 分钟口味更佳。

功效： 本品生津润肠、清肝明目、安神养颜、补血乌发。爱美女性、中老年人及用眼过度者更宜食用。

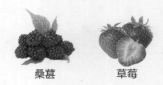

桑葚　　　　草莓

💬 温馨提示

　　熬桑葚时忌用铁器，因为桑葚会分解出酸性物质，和铁质容器接触会发生化学反应而导致中毒。

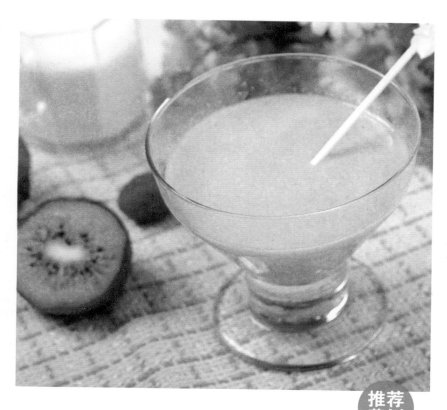

推荐
菜例

桑葚猕猴桃奶

原料： 桑葚 80 克，猕猴桃 1 个，牛奶 150 毫升

做法：

❶ 将桑葚洗干净；猕猴桃洗干净，去掉外皮，切成大小适中的块。

❷ 将桑葚、猕猴桃放入果汁机内，加入牛奶，搅拌均匀即可。

功效： 本品富含果胶和维生素 C，可抑制胆固醇在动脉内壁的沉积，从而有助于防治动脉硬化，还可改善心肌功能，对于防治心脏病等也有一定的食疗作用。此外，本品还能滋阴补肝肾、增强胃肠蠕动功能、有效预防便秘。

🍵 温馨提示

　　每日吃 1~2 个猕猴桃即能满足人体需要，其营养成分又能被人体充分吸收；食用时间以饭前饭后 1~3 小时较为合适，不宜空腹吃。

火龙果
Huo Long Guo

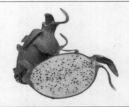

别名：青龙果、红龙果　　性味归经：性凉，味甘。归胃、大肠经

能量：213 千焦 /100 克　嘌呤含量：< 25 毫克 /100 克

调理关键词

降低胆固醇，平衡酸碱度

火龙果中含有丰富的蛋白质、膳食纤维、维生素、铁、水溶性膳食纤维等，能减低胆固醇，降低血液和尿液的酸度，促进尿酸排出，对痛风患者有利。

食疗作用

火龙果具有明目、降火的功效，且能预防高血压。还具有预防便秘、促进眼睛健康、增加骨质密度、助细胞膜生长、预防贫血、抗神经炎、预防口角炎、增加食欲、美白皮肤、防黑斑等作用。其中富含的水溶性膳食纤维，能减肥、降低胆固醇并能预防便秘、大肠癌；其含有的植物性白蛋白，能与人体内的重金属离子结合而起到解毒的作用；而其含有的花青素，是一种强力的抗氧化剂，能够保护人体免受有害物质伤害。

选购保存

以外观光滑亮丽、果身饱满、颜色呈鲜紫红的火龙果为佳。热带水果不宜放入冰箱中保存，建议现买现食或放在阴凉通风处储存。

♥ 应用指南

1. 美容养颜、缓解疲劳：火龙果 1 个，西米 50 克，吉利丁适量。西米入开水锅，煮好后捞出过凉备用；吉利丁片提前用冰水泡软；红心火龙果加椰汁用搅拌机打匀；将打好的火龙果汁倒进小锅里，放入泡好的吉利丁片，小火加热至吉利丁彻底溶化；把煮好过凉的西米倒进容器里；倒入做好的火龙果汁，入冰箱冷藏至凝固。

2. 润肠、抗衰老：火龙果 1 个，冰淇淋 80 克，酸奶 100 毫升。将火龙果去皮，切成小块，倒入榨汁机中，再放入酸奶，榨 30 秒，再将冰淇淋倒入榨好汁的火龙果酸奶中拌匀即可。

禁忌搭配

忌	火龙果 + 鲜贝 产生有毒物质	火龙果 + 巧克力 影响钙的吸收

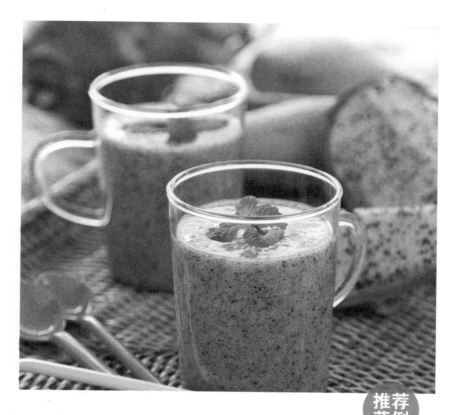

推荐
菜例

火龙果汁

原料： 火龙果1个，橄榄油5毫升

做法：

❶ 火龙果去皮，切丁后洗净。

❷ 把火龙果放入榨汁机内，加入橄榄油榨成汁，搅打好后倒入杯中饮用即可。

功效： 本品能明目降火、美容养颜、润肠通便、防止血管硬化、美白减肥、排毒护胃、预防贫血等。由于本品性属寒凉，故女性体质虚冷者应少量饮用或不宜饮用。

火龙果

橄榄油

🌸**温馨提示**

　　橄榄油能防止动脉硬化、高血压、心力衰竭等疾病，长期食用可以有效缓解便秘，还能提高生物体的新陈代谢功能以及起到美容的作用。

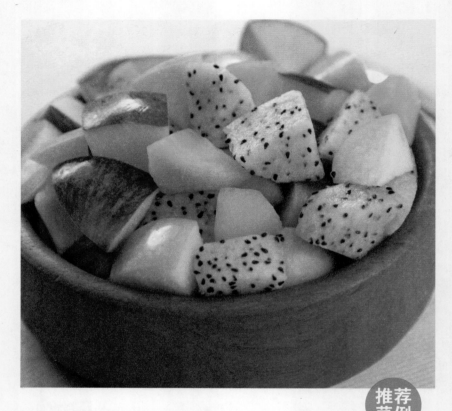

火龙果水果沙拉

原料: 火龙果1个,苹果2个,菠萝1/4个,盐适量

做法:

❶ 火龙果去皮,切成丁。

❷ 菠萝去皮,用盐水泡10分钟,捞起沥干盐水,切成丁。

❸ 苹果泡一下水,拿起来在表面抹少许盐,轻轻搓均匀,再冲洗干净,去蒂去核,切成块。

❹ 把所有水果混合均匀即可。

功效: 本品具有生津止渴、润肺除烦、健脾益胃、养心益气、润肠、止泻、解暑、醒酒的功效。

火龙果

苹果

🍎 温馨提示

　　患有溃疡病、肾脏病、凝血功能障碍、湿疹疥疮的人不宜多吃菠萝。

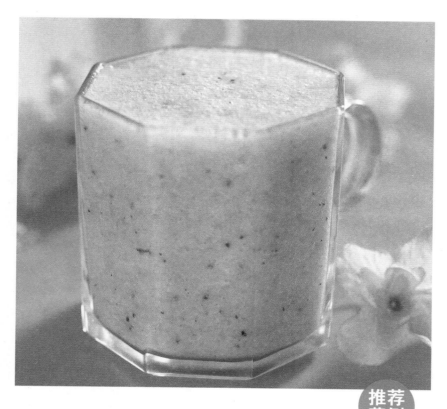

火龙果芭蕉萝卜汁

原料： 火龙果 200 克，芭蕉 2 根，白萝卜 100 克，柠檬半个

做法：

① 将柠檬清洗干净，去皮；将芭蕉剥皮；将火龙果削去皮；将白萝卜清洗干净，削去皮；以上材料均切成丁。

② 将柠檬、芭蕉、火龙果、白萝卜放入搅拌机中，加水适量，搅打成汁即可食用。

功效： 火龙果中的铁含量丰富，铁是制造血红蛋白及其他铁质物质不可缺少的元素，摄入适量的铁可以预防贫血。芭蕉含有丰富的叶酸，人体叶酸的储存是保证胎儿神经管正常发育，避免无脑、脊柱严重畸形发生的关键性物质。

🌱 **温馨提示**

应选用新鲜的火龙果、芭蕉、白萝卜榨汁。此饮品加入少许蜂蜜，味道会更佳。

山竹
Shan Zhu

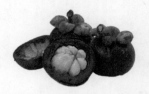

别名：莽吉柿　　性味归经：性平，味甘、微酸。归脾经

能量：290 千焦 /100 克　　嘌呤含量：< 25 毫克 /100 克

调理关键词

促进尿酸排出

山竹果肉含丰富的膳食纤维、糖类、维生素及镁、钙、磷、钾等矿物质元素，能降低血液和尿液的酸度，调节人体酸碱平衡，改善痛风患者酸性体质。

食疗作用

山竹具有降燥、清凉解热、生津的功效，对脾虚腹泻、口干、烧伤、烫伤、湿疹、口腔炎有治疗作用，体质偏寒者宜少吃。山竹富含蛋白质和脂肪，对于皮肤不好、营养不良的人群有很好的食疗效果，饭后食用还能分解脂肪，有助于消化。山竹因含糖分较高，肥胖者宜少吃，糖尿病者更应忌食。山竹也含较高钾质，故肾病及心脏病患者应少吃。山竹中的氧杂蒽酮被指出可能有抗病效果，但过量摄入此物质会增加酸中毒的可能性。

选购保存

新鲜山竹果蒂呈绿色，果皮呈暗紫红色，捏起来外壳比较软，有弹性，若以拇指和食指轻捏能将果壳捏出浅指印，则表示已成熟。山竹保存时需放冰箱冷藏，最多只能贮藏 10 天。

♥ 应用指南

1. 生津止渴、润肠通便：山竹 6 个，老酸奶 2 盒。山竹去壳剥成瓣状装在碗里，淋上酸奶即可。

2. 美容、抗衰老、养肝护胃：桃胶 10 克，山竹适量，银耳 2 朵。先将桃胶略微冲洗一下，去除杂质，然后放入炖盅内用清水浸泡一天一夜；将银耳泡发，剪去黄色的根蒂，撕成小块；剥开山竹。小汤锅中放入适量的水，将银耳，桃胶放入，煮开后开小火慢慢煲 30 分钟，加入冰糖至溶化后，再入山竹稍煮即可。

搭配宜忌

宜	山竹 + 榴莲 可减轻榴莲的热性	忌	山竹 + 豆浆 会产生不良反应

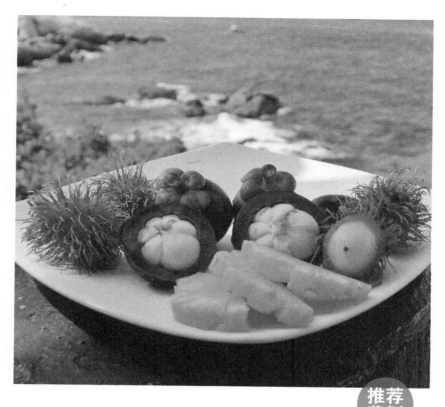

山竹菠萝片

原料： 山竹 4 个，菠萝 1/8 个，红毛丹
4 个

做法：

① 将山竹去皮；红毛丹去皮。

② 菠萝去皮，然后放入淡盐水中浸泡
10 分钟左右，捞起沥干盐水，切成片。

③ 把准备好的水果装盘即可。

功效： 本品有润肤养颜、清热解毒、增
强人体免疫力、健脾止泻、生津止渴、
滋养强壮、补血理气的作用。

山竹

菠萝

🍈 温馨提示

　　红毛丹是热带水果，性温，不
宜多吃。由于红毛丹表面粗糙、皮薄，
清洗较为困难，而清洗不净容易有病
菌和农药存在，所以在食用前要认真
洗净。

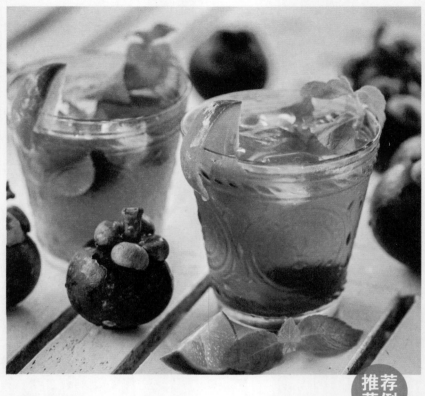

山竹汁

原料： 山竹 10 个，黑加仑浓缩汁 20 毫升，凉白开水、薄荷叶、柠檬各适量

做法：

❶ 山竹洗净，去皮，去核取果肉；薄荷叶洗净；柠檬洗净，切块备用。

❷ 把山竹、黑加仑浓缩汁、凉白开水同倒入搅拌机中，压榨成汁，搅打好后取汁，放入冰箱中冷藏 30 分钟，放上薄荷叶、柠檬块装饰即可。

功效： 本品能生津止渴、美容养颜、健

脾止泻，夏天饮用可以清热解暑，对热病患者较为适宜。

山竹　　　　　　柠檬

🍃 **温馨提示**

　　山竹果皮苦涩，剥皮时注意避免将果皮汁液染到肉瓣上。

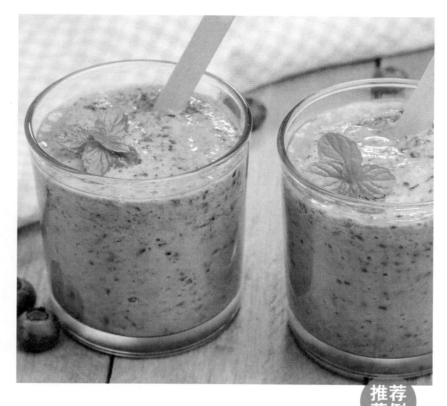

推荐菜例

山竹蓝莓乳

原料：山竹3个，蓝莓适量，酸奶300毫升，蓝莓果酱、薄荷叶各适量

做法：

❶ 山竹切开，取果肉洗净后，去核，放入搅拌机；蓝莓洗净与酸奶一起倒入搅拌机；薄荷叶洗净。

❷ 用搅拌机搅拌均匀后，倒入杯中，放入蓝莓果酱拌匀，再放上薄荷叶装饰即可。

功效：山竹具有清热生津、安神养心之效；蓝莓含有丰富的营养成分，具有防止脑神经老化、保护视力、强心、抗癌、软化血管、增强人机体免疫等功能，营养成分较高。两者合用对脾虚腹泻、面色萎黄有改善作用，体质偏寒者宜少吃。

🍵 温馨提示

如果在炎热的夏季食用，可提前放入冰箱冷冻10分钟，口味更佳。

猕猴桃
Mi Hou Tao

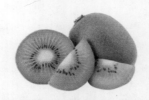

别名： 毛桃、羊桃、藤梨　　**性味归经：** 性寒，味甘、酸。归胃、膀胱经

能量： 257 千焦 /100 克　　**嘌呤含量：** < 25 毫克 /100 克

调理关键词

促进血液循环、预防痛风并发症

　　猕猴桃富含精氨酸，能有效改善血液流动，阻止血栓的形成，对降低冠心病、高血压、心肌梗死、动脉硬化等心血管疾病的发病率有特别功效，可预防痛风并发高血压、心脏病等。

食疗作用

　　猕猴桃有生津解热、和胃降逆、止渴利尿、滋补强身之功效。平素脾胃虚寒、腹泻便溏者，糖尿病患者忌食。猕猴桃有滑泻之性，先兆流产和妊娠期的妇女应忌食。猕猴桃含有精氨酸，能有效地改善血液流动，阻止血栓的形成，对降低冠心病、高血压、心肌梗死、动脉硬化等心血管疾病的发病率有特别功效，其含有的谷胱甘肽，可抑制原癌基因的激活，对肝癌、肺癌、皮肤癌、前列腺癌等多种癌细胞病变有一定的抑制作用。

选购保存

　　优质猕猴桃果形比较规则，每颗 80~140 克，呈椭圆形，表面光滑无皱，果脐小而圆并向内收缩，果皮呈均匀的黄褐色，果毛细而不易脱落。

♥ 应用指南

　　1. **生津解热、止渴利尿：** 金银花露 100 毫升，猕猴桃 50 克，白糖适量。猕猴桃去皮切成块；锅中加入约 800 毫升清水，将白糖加入锅中，煮至白糖完全溶于水中；把切好的猕猴桃倒入锅中，轻搅片刻，将糖水煮至沸腾；在锅中倒入准备好的金银花露，将锅中材料轻轻拌匀，煮至沸腾，将煮好的糖水盛出即可。

　　2. **清热解毒、生津止渴：** 猕猴桃 200 克，苹果 1 个，香蕉 2 根。将猕猴桃、苹果、香蕉分别洗净，切丁；将猕猴桃丁、苹果丁、香蕉丁放锅内，加适量水煮沸，再加白糖，用淀粉勾芡，出锅即成。

相宜搭配

宜	**猕猴桃 + 蜂蜜** 清热生津、润燥止渴	**猕猴桃 + 薏苡仁** 抑制癌细胞

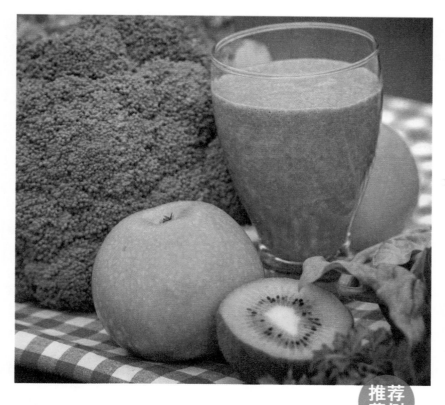

推荐菜例

猕猴桃苹果蔬菜汁

原料: 猕猴桃 1 个,青苹果 1 个,西蓝花 100 克,凉白开水 200 毫升,蜂蜜适量

做法:

① 西蓝花洗净,沥干水分切块,在沸水中焯熟,捞起备用。

② 青苹果洗净,去皮去核切块。

③ 猕猴桃去皮,切成小块。

④ 把全部食材一同放入榨汁机中,加凉开水搅拌成汁。

⑤ 滤去渣,取果蔬汁,调入蜂蜜即可饮用。

功效: 本品具有生津、通便、养颜、抗癌、消食化积、爽喉开音、润肺止咳等功效。

> 🍀 温馨提示
>
> 猕猴桃中富含叶酸和维生素等营养成分,由于叶酸和维生素遇高温易被分解破坏,故猕猴桃以生吃(或榨汁吃)为好。

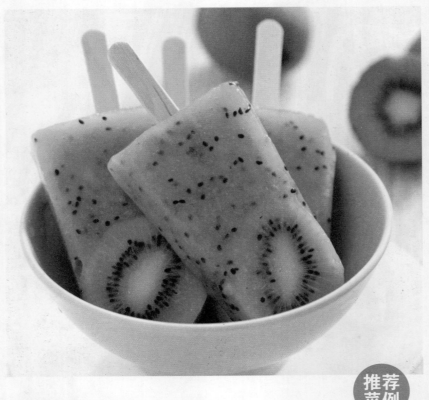

推荐菜例

狝猴桃雪糕

原料： 狝猴桃 4 个，老酸奶 200 毫升，蜂蜜适量

做法：

❶ 狝猴桃去皮，洗净，其中一个切成片，其余三个切成块。

❷ 将狝猴桃块、蜂蜜和酸奶一同倒入榨汁机中，压榨成汁。

❸ 把狝猴桃片放入模具中，再把果汁倒入模具中，放冰箱冰冻 2 小时，取出即可食用。

功效： 本品具有生津解热、和胃降逆、止渴利尿、滋补强身等功效。

狝猴桃

蜂蜜

🍃 **温馨提示**

糖尿病患者若想食用请勿加蜂蜜。本品性寒，也属于生冷食品，脾胃虚弱者不宜食用。

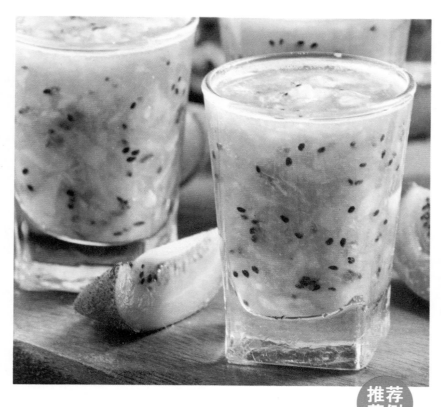

推荐菜例

猕猴桃包菜柠檬汁

原料：猕猴桃 2 个，包菜 150 克，柠檬半个

做法：

❶ 将包菜放进清水中彻底洗干净，卷成卷。

❷ 猕猴桃洗净，去皮，切成块；柠檬洗净，切片。

❸ 将所有材料放入榨汁机中搅打成汁即可。

功效：猕猴桃富含维生素 C 和果胶成分，能有效降低血液中胆固醇浓度，预防心脑血管疾病；包菜中含有酸性的降压成分，有明显的降压作用；柠檬富含维生素 C 和维生素 P，可有效降低血脂和血压，预防心脑血管疾病的发生。

🍴 **温馨提示**

　　猕猴桃中维生素 C 含量很高，食用猕猴桃后，不要马上喝牛奶或吃其他乳制品，以免影响营养物质的消化吸收。

樱桃
Ying Tao

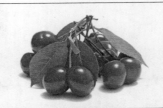

别名： 莺桃、荆桃、樱株　　**性味归经：** 性热，味甘。归脾、胃经
能量： 194 千焦 /100 克　　**嘌呤含量：** 17 毫克 /100 克

调理关键词

抗氧化、促进尿酸排泄

樱桃对消除肌肉酸痛十分有效，它含有丰富的花青素、花色素及维生素 E 等，可以促进血液循环，有助于尿酸的排泄，并可缓解因痛风、关节炎所引起的不适，是很有效的抗氧化剂来源。

食疗作用

樱桃具有益气、健脾、和胃、祛风湿的功效，主治病后体虚气弱、气短心悸、倦怠食少、咽干口渴、风湿腰腿疼痛、四肢不仁、关节屈伸不利、冻疮等病症。有溃疡症状者、上火者慎食；热性病及虚热咳嗽者忌食；孕妇少食。

选购保存

樱桃要选大颗、颜色深有光泽、饱满、外表干燥、樱桃梗保持青绿的。避免购买有碰伤、裂开和枯萎的樱桃。

一般的加州樱桃品种颜色较鲜红，吃起来的口感比较酸，比较好吃的则是暗枣红色的樱桃。樱桃较易破损及变质，应轻拿轻放，放置于冰箱冷藏。

♥ 应用指南

美容、补血活血：将樱桃先用水冲干净，然后放入盆中倒入清水没过樱桃，再撒一点点盐将樱桃泡 10 分钟后捞出，用清水冲干净；将樱桃的核去掉，放入容器中，加入白糖拌匀，盖上盖子腌渍 2 小时；将腌渍好的樱桃捞出放入带盖的容器中，腌渍出的樱桃汁放入适量清水，搅匀，倒入干净的小锅中，放入糖桂花或干桂花煮开；转小火，将少许玉米淀粉用少许水稀释，倒入锅中搅拌均匀，使糖水变得稍浓一些即可关火；将做好的糖水趁热倒入腌渍好的樱桃中盖上盖子，待凉后放入冰箱中冷藏取用。

搭配宜忌

宜	樱桃 + 银耳 除痹止痛、美容养颜	忌	樱桃 + 牛肝 破坏维生素 C

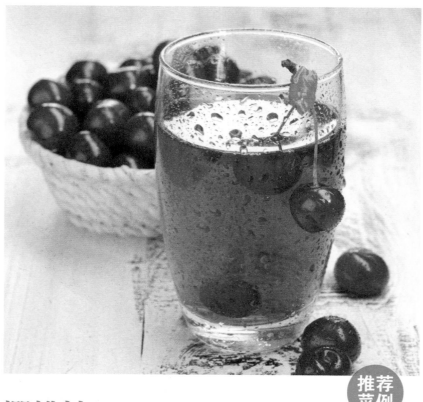

推荐菜例

樱桃汁

原料： 樱桃 100 克，蜂蜜适量，凉白开水 200 毫升

做法：

① 将樱桃去蒂、去核洗净，沥干水分。

② 将樱桃和凉白开水倒入榨汁机中搅打成汁，搅打好后取汁倒入杯中，加入蜂蜜拌匀即可饮用。

功效： 本品具有抗贫血、防止麻疹、祛风渗湿、收涩止痛、养颜驻容、润肠通便的作用。尤为适宜消化不良、风湿腰腿痛、体质虚弱、痛风、面色无华者饮用。

🍒 **温馨提示**

樱桃是温热性水果，故不宜多食。樱桃含钾量是不可轻视的，资料显示每 100 克樱桃含钾 258 毫克，这对于肾病患者是一个不小的数字，故肾病患者不宜。

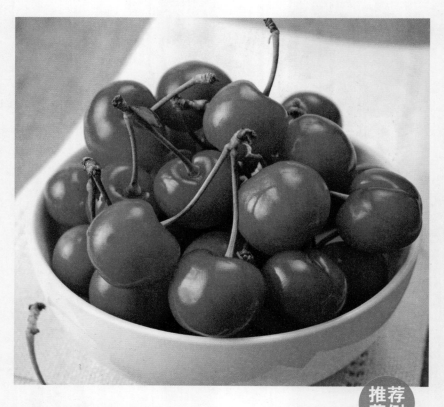

推荐
菜例

糖水泡樱桃

原料： 樱桃 500 克，冰糖适量，盐少许

做法：

❶ 将樱桃先用清水冲干净，去蒂，然后放入盆中倒入清水没过樱桃，再撒一点盐将樱桃浸泡 10 分钟后捞出，洗净，备用。

❷ 将冰糖溶在水里，泡入樱桃，使糖水没过樱桃，浸渍 2 小时，捞起，沥干水分。

功效： 本品能美容、补血、活血。由于樱桃具有促进血液再生的功能，所以对缺铁性贫血患者尤为适宜。

> 🔊 温馨提示
>
> 每 100 克樱桃中含铁量多达 59 毫克；维生素 A 含量比葡萄、苹果、橘子多 4~5 倍；B 族维生素、维生素 C 及钙、磷等矿物元素含量也很高。本品老少皆宜。

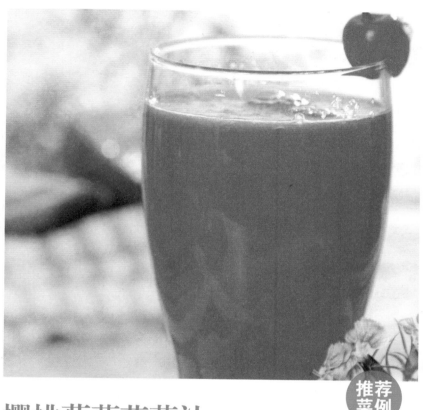

推荐
菜例

樱桃葡萄草莓汁

原料： 葡萄 250 克，草莓 200 克，樱桃 150 克

做法：

❶ 将葡萄、樱桃、草莓清洗干净；将葡萄对切，把大颗草莓切块，然后与去核的樱桃一起放入榨汁机中榨汁。

❷ 把成品倒入玻璃杯中，加樱桃装饰即可。

功效： 这款饮品味道酸甜，不仅能促进食欲，还能增强机体的抵抗力、防治贫血。樱桃含有丰富的铁元素，有利生血，并含有磷、镁、钾，其维生素 A 的含量比苹果高出 4~5 倍。

🌸 **温馨提示**

　　用清水加少许盐将樱桃浸泡一会儿，可去除表皮残留物。制作此款饮品时，应将葡萄去皮、去子。

361

鸡蛋
Ji Dan

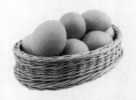

别名： 鸡子，鸡卵　　**性味归经：** 性平，味甘。归脾，胃经

能量： 602 千焦 /100 克　　**嘌呤含量：** 0.4 毫克 /100 克

调理关键词

补充蛋白质

鸡蛋中富含水分、蛋白质、卵磷脂、钙、磷、铁、无机盐和维生素 A、维生素 B_2 和维生素 D 等，能为痛风患者补充蛋白质，还能缓解痛风症状。

食疗作用

鸡蛋可补肺养血、滋阴润燥，用于气血不足、热病烦渴、胎动不安等，是扶助正气的常用食物，适用于血虚所致的乳汁减少、眩晕、夜盲、病后体虚、营养不良、阴血不足、失眠烦躁、心悸、肺胃阴伤、失音咽痛、呕逆等患者。患高热、腹泻、肝炎、肾炎、胆囊炎、胆石症等患者均应忌食。

选购保存

将鸡蛋对着日光透射，新鲜的鸡蛋呈微红色，半透明状态，蛋黄轮廓清晰；昏暗不透明或有污斑的，说明鸡蛋已经变质。用手轻轻摇动，没有声音的是鲜蛋，有水声的是陈蛋。将鸡蛋放入冷水中，下沉的是鲜蛋，上浮的是不新鲜的蛋。保存鸡蛋，要将其大头朝上放置，且不要先洗净再保存，以免鸡蛋变质。

❤ 应用指南

1. 益脾养胃、助消化：鸡蛋 3 个，橙汁 50 毫升，牛奶 200 毫升，白糖适量。牛奶、橙汁和白糖倒入碗里，隔热水加热，不断搅拌，直到白糖刚好融化即可；把鸡蛋打入牛奶液里，搅拌均匀；把蛋液过筛两次，倒入容器内，为了保证细腻的口感，过筛好后放一边静置 30 分钟左右；锅内放清水，把盛蛋液的容器放入锅中，水开后转中小火蒸 10 分钟即可。

2. 清热解暑：冬瓜 100 克，鸡蛋 2 个。冬瓜洗净，去皮切块，然后将其放入沸水锅中滚至无白心，再加入鸡蛋搅拌均匀，煮熟，浇上橄榄油，加盐即可。

禁忌搭配

忌	鸡蛋 + 兔肉 导致腹泻	鸡蛋 + 鲤鱼 性味相克

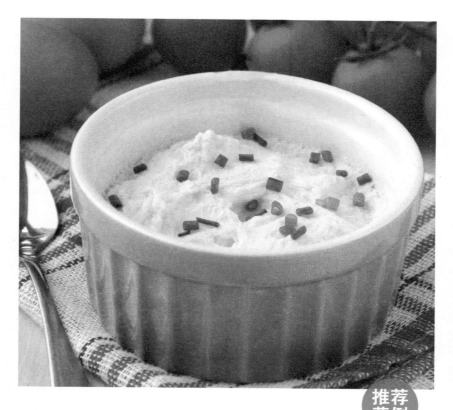

推荐
菜例

葱花蒸鸡蛋

原料：鸡蛋3个，盐5克，葱花少量，水适量

做法：

① 蒸锅中倒入水烧开。

② 鸡蛋冲洗干净，准备和鸡蛋差不多等量的温开水。

③ 鸡蛋磕入碗中，加少许盐，兑入温开水，打散后，用滤网过滤一遍，滤去浮沫。

④ 蒙上保鲜膜，用牙签在保鲜膜上戳几个小洞，放入水已煮开的蒸锅中，蒸7~8分钟，再打开保鲜膜撒上葱花即可。

功效：本品可保护肝脏、健脑益智、防治动脉硬化、预防癌症、美容护肤。

> 🍀**温馨提示**
> 肾病、胆固醇过高者忌食。早餐最好不要食用煎蛋，因为鸡蛋在煎炸过程中营养有损失，所以最好是煮着食用。

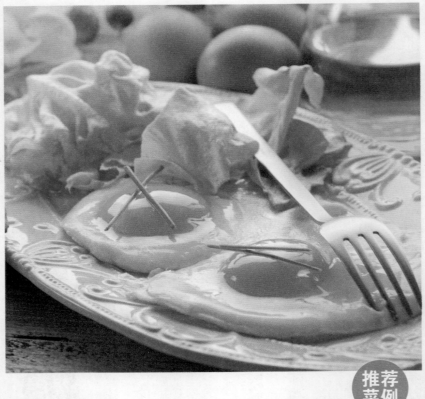

推荐
菜例

煎鸡蛋

原料: 鸡蛋 2 个, 盐、葱段、橄榄油各适量

做法:

① 热平底锅,锅热后放橄榄油、盐。

② 把鸡蛋打入锅内,马上关小火。

③ 1 分钟后看到蛋白有点凝固的时候,往鸡蛋上洒上两勺热水,马上盖上锅盖。

④ 改小火继续煎 1~2 分钟,装盘后用葱段装饰即可。

功效: 本品可保护肝脏、健脑益智、防治动脉硬化、预防癌症、延缓衰老、美容护肤。

鸡蛋

盐

🍄 **温馨提示**

对儿童来说,还是蒸蛋羹、蛋花汤最适合,因为这两种做法能使蛋白质松解,从而易被儿童消化吸收。

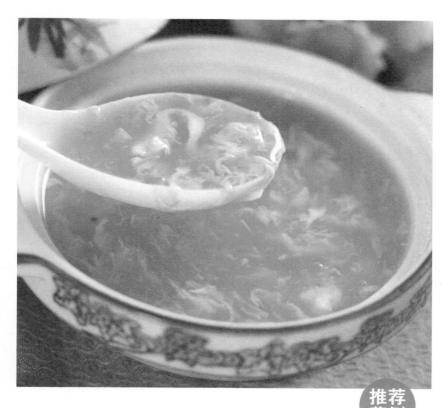

推荐
菜例

鸡蛋玉米羹

原料： 玉米浆 300 毫升，鸡蛋 2 个，菱粉 75 克，葱 15 克，鸡油 10 克，料酒 10 毫升，白糖 2 克，盐、味精各适量

做法：

❶ 鸡蛋打散；葱择洗净，切成葱花。

❷ 锅置火上，倒入玉米浆、料酒、盐、味精，大火烧开后用菱粉勾成薄芡，淋入蛋液。

❸ 调入白糖，再淋入鸡油推匀，撒上葱花即可起锅。

功效： 玉米含丰富的粗纤维、钙、镁、硒等物质以及卵磷脂、维生素 E、亚油酸等，这些成分都具有降低血清胆固醇的作用，可预防高血压和冠心病，减轻动脉硬化和脑功能衰退症状。

🍮 温馨提示

　　鸡蛋几乎含有人体需要的所有营养要素，所以被人们誉为"理想的营养库""完全蛋白质模式"。

鸭蛋
Ya Dan

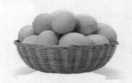

别名： 鸭卵　　**性味归经：** 性微寒，味甘、咸。入肺、脾经

能量： 753 千焦 /100 克　　**嘌呤含量：** < 25 毫克 /100 克

调理关键词

促进尿酸排泄

鸭蛋含有蛋白质、磷脂、维生素 A、维生素 B_1、维生素 B_2、维生素 D、钙、钾、铁、磷等营养物质，能降低血液和尿液的酸度，促进尿酸排泄，适合痛风患者食用。

食疗作用

鸭蛋具有滋阴清肺、止痢之功效，对喉痛、牙痛、热咳、胸闷、赤白痢等症有食疗作用，外用还可以缓解疮毒。但是中老年人不宜多食或久食。鸭蛋的脂肪含量高于蛋白质的含量，胆固醇含量也较高，每 100 克约含 565 毫克，中老年人常食容易加重和加速心血管系统的硬化和衰老。

选购保存

品质好的鸭蛋外壳干净，光滑圆润，蛋壳呈青色；轻摇蛋体，质量好的鸭蛋应该有轻微的颤动感觉。鸭蛋放入冰箱保存，要大头朝上，小头在下，这样可以使蛋黄上浮后贴在气室下面，既可以防止微生物侵入蛋黄，也有利于保证鸭蛋的质量。

❤ 应用指南

1. 清热解毒、凉血止血：2 个鸭蛋打散煎熟；200 克马齿苋去掉老茎和根洗净。锅入水烧沸，加入少许食用油和盐，下入马齿苋焯烫；捞出过冷开水，与鸭蛋一起炒匀；用蒜蓉、青椒丁、红椒丁和盐、剁椒、生抽、香油调成味汁，淋在马齿苋上即可。

2. 大补虚劳、滋阴养血、润肺美肤：50 克黑木耳洗净泡发至软，切成丝；2 个鸭蛋打散备用；在锅内煮沸水，加入黑木耳丝滚熟，再加入鸭蛋，搅拌均匀至熟；浇上橄榄油，加入盐即可。

搭配宜忌

宜	鸭蛋 + 黑木耳 滋阴养血、润肤美肤	忌	鸭蛋 + 桑葚 对肠胃不利

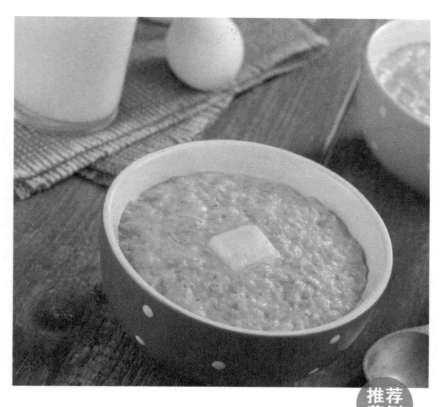

推荐菜例

鸭蛋燕麦牛奶羹

原料： 鸭蛋1个，燕麦片、玉米粉各100克，牛奶300毫升，白糖适量

做法：

① 鸭蛋切丁备用；燕麦片洗净，放入锅内，加适量水煮至熟并呈开花状。

② 牛奶和玉米粉搅拌，调成玉米糊。

③ 将玉米糊缓缓倒入煮熟的燕麦片锅里，加入鸭蛋丁，用勺不停搅拌，烧沸。

④ 转用小火煮10分钟，熄火，加入白糖调味即可。

功效： 本品养胃润肠、通宿便，可用于调理慢性肠胃炎。

🌸 温馨提示

　　燕麦片富含蛋白质、脂肪、碳水化合物，还含较多的维生素 B_1、维生素 B_6 及钙、磷、铁。对营养不良及不思饮食者较为适宜。

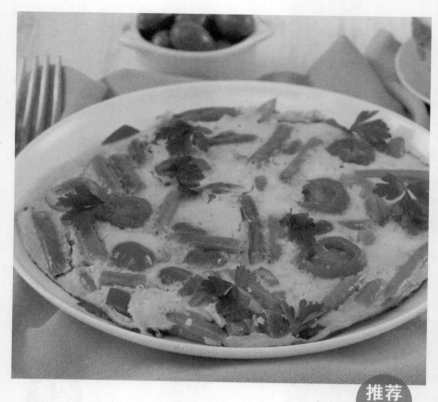

煎鸭蛋

原料: 鸭蛋2个,圣女果5颗,豇豆50克,橄榄油适量,芹菜叶、盐各少许

做法:

❶ 圣女果洗净去蒂,切成两半;豇豆洗净切段。

❷ 鸭蛋在碟内打散,加少许盐,放入圣女果和豇豆搅拌均匀,再浇上橄榄油搅拌均匀。

❸ 隔水蒸熟后,取出撒上芹菜叶即可。

功效: 本品具有止血、降压、利尿、健胃消食、生津止渴、清热解毒、凉血平肝的功效。

鸭蛋　　　　　　圣女果

🍵 **温馨提示**

　　脾胃虚寒、月经期间、急性肠炎、菌痢者及溃疡活动期的患者不宜食用圣女果。

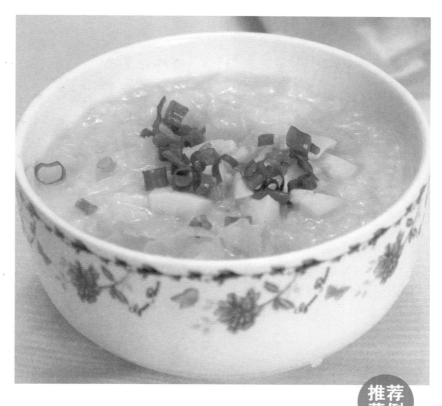

推荐菜例

鸭蛋银耳粥

原料： 大米 80 克，熟鸭蛋 1 个，银耳 20 克，白糖 5 克，香油、米醋、葱花各适量

做法：

❶ 熟鸭蛋剥壳切丁；大米淘洗干净，放入清水中浸泡；鸭蛋煮熟后切碎；银耳泡发后撕成小朵。

❷ 锅置火上，注入清水，放入大米煮至五成熟，放入银耳，煮至粥将成时，放入鸭蛋丁，加白糖、香油、醋煮至粥稠，撒上葱花即可。

功效： 鸭蛋富含营养，能降低血液和尿液的酸度，促进尿酸排泄，适合痛风患者食用；银耳具有滋阴润肺、美白养颜之效，两者合用有润肺生津、和中益气的功效。

🍮 温馨提示

　　银耳泡发后量会增加较多，故注意选用干银耳的量。

鹌鹑蛋
An Chun Dan

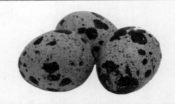

别名: 鹑鸟蛋、鹌鹑卵　**性味归经:** 性平，味甘。归大肠、脾、肺、肾经

能量: 669 千焦 /100 克　**嘌呤含量:** < 25 毫克 /100 克

调理关键词

促进尿酸排泄、缓解不适

鹌鹑蛋含蛋白质、脑磷脂、卵磷脂、赖氨酸、胱氨酸、维生素 A、维生素 B_1、维生素 B_2、铁、磷、钙等营养物质，可为痛风患者补充营养，还能促进尿酸排泄，缓解痛风引起的不适。

食疗作用

鹌鹑蛋具有强筋壮骨、补气益气、去风湿的功效，为滋补食疗佳品。对胆怯健忘、头晕目眩、久病或老弱体衰、气血不足、心悸失眠等病症有食疗作用。鹌鹑蛋的营养价值很高，超过其他禽蛋，适合体质虚弱、营养不良、气血不足者和儿童生长发育者食用。

选购保存

一般鹌鹑蛋的外壳为灰白色，上面布满了红褐色和紫褐色的斑纹。优质的鹌鹑蛋色泽鲜艳，壳比较硬，不易碎，放在耳边摇一摇，没有声音，打开来蛋黄呈深黄色，蛋白黏。鹌鹑蛋需放入冰箱保存，要大头朝上，小头在下。

♥ 应用指南

1. 补虚润燥、降血压：鹌鹑蛋 10 个，水发银耳、鲜百合各 50 克，红枣、冰糖各适量。鹌鹑蛋煮熟去壳；银耳去蒂撕成小朵；百合洗净掰成瓣；红枣洗净去核。将银耳、红枣同煮至熟软，放入鹌鹑蛋、百合煮 20 分钟，加冰糖溶化拌匀即可。

2. 补肾养心、补气益血：水发海藻 100 克，鹌鹑蛋 50 克，白糖 30 克。锅中加入约 800 毫升清水，烧沸。打开盖，放入剥好壳的鹌鹑蛋，大火煮约 3 分钟；将洗净的海藻放入锅中，用汤勺拌匀，再将白糖加入锅中，搅拌均匀，加热至白糖完全溶化；将煮好的鹌鹑蛋海藻糖水盛出即可。

搭配宜忌

宜	鹌鹑蛋 + 银耳 健脑强身	忌	鹌鹑蛋 + 香菇 引起不良反应

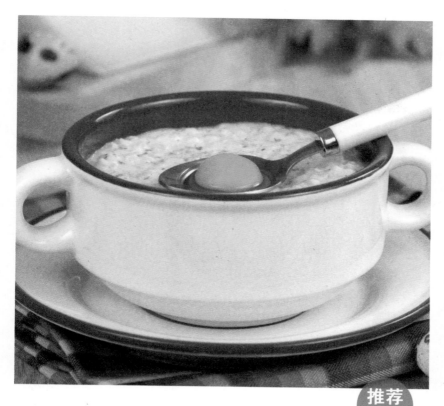

推荐
菜例

鹌鹑蛋燕麦牛奶粥

原料： 鹌鹑蛋 5 个，燕麦 50 克，牛奶 300 毫升，白糖少许

做法：

❶ 燕麦洗净，去除杂质，放入锅内，加适量水煮至燕麦熟并呈开花状，加入牛奶，调成糊状。

❷ 加入鹌鹑蛋，用勺不停搅拌，大火烧沸。

❸ 转用小火煮 10 分钟，熄火，加入白糖调味即可。

功效： 本品具有补虚损、益肺胃、生津润肠之功效。

鹌鹑蛋

燕麦

🍲 温馨提示

　　本品可作为久病体虚、气血不足、营养不良、噎膈反胃、胃及十二指肠溃疡、糖尿病、痛风患者的食疗方。

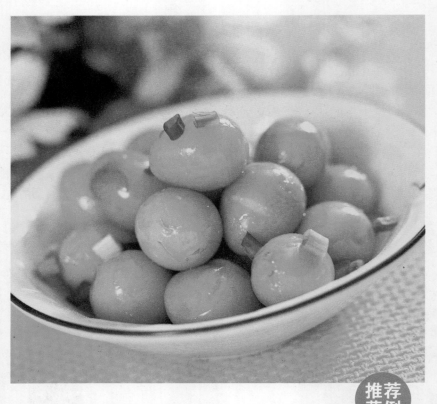

推荐
菜例

卤味鹌鹑蛋

原料: 鹌鹑蛋 500 克,盐、桂皮、八角、花椒、红油、葱花各适量

做法:

❶ 将鹌鹑蛋放入水中煮熟,取出剥去外壳。

❷ 将八角、桂皮、花椒和鹌鹑蛋一起入锅煮 30 分钟。

❸ 将煮好的鹌鹑蛋加入盐、红油、葱花一起拌匀即可。

功效: 本品具有散寒、健胃、发汗、祛痰、杀菌、降血脂、降血压、降血糖、抗癌之功效。

鹌鹑蛋

盐

🍳 **温馨提示**

鹌鹑蛋的营养丰富,少量食用对心血管有益,但是过多地食用反而有害,能促进脑溢血的发生。

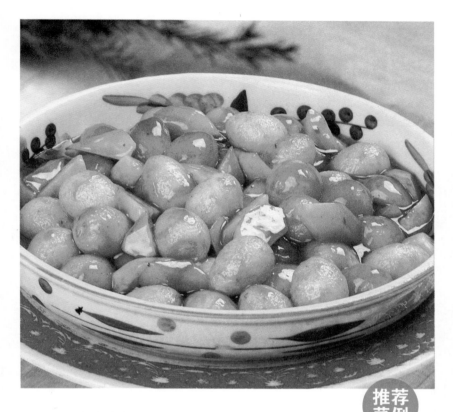

推荐
菜例

鱼香鹌鹑蛋

原料: 黄瓜150克,鹌鹑蛋200克,盐、胡椒粉、红油、料酒、生抽、水淀粉各适量

做法:

❶ 将黄瓜清洗干净,去皮切块;将鹌鹑蛋煮熟,去壳放入碗内,放入黄瓜,调入生抽和盐,入锅蒸约10分钟。

❷ 炒锅置火上,加料酒烧开,加盐、红油、胡椒粉,用水淀粉勾薄芡后淋入碗中。

功效: 鹌鹑蛋的营养价值很高,可补气益血、强筋壮骨。黄瓜肉质脆嫩,含有蛋白质、脂肪、维生素、纤维素以及钙、磷、铁、钾等丰富的营养。尤其是黄瓜中含有的细纤维素,可以降低血液中胆固醇、甘油三酯的含量,促进肠道蠕动,加速废物排泄,改善人体的新陈代谢。

🍎 温馨提示

　　黄瓜块要切小一点,与鹌鹑蛋大小相近最好。

酸奶
Suan Nai

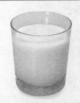

别名：酸牛奶　性味归经：性平，味酸、甘。归脾、胃、心经
能量：301 千焦 /100 克　嘌呤含量：< 25 毫克 /100 克

调理关键词

碳水化合物、脂肪、蛋白质

　　酸奶含有多种酶，能促进消化吸收，通过抑制腐生菌在肠道的生长，抑制腐败所产生的毒素，使肝脏和大脑免受这些毒素的危害，并有助于尿酸排出体外，对痛风患者有益。

食疗作用

　　酸奶可以生津止渴、补虚开胃、润肠通便、降血脂、抗癌。酸奶能抑制肠道腐败菌的生长，还含有可抑制体内合成胆固醇还原酶的活性物质，又能刺激机体免疫系统，调动机体的积极因素，有效地抗癌，所以经常饮用可以增加营养，防治动脉硬化、冠心病及癌症，并能降低胆固醇。

选购保存

　　不要选择不凝固或凝块不紧密、易分散、乳清分离、稀汤状的酸奶。宜买低糖酸奶或低脂酸奶（脂肪含量

1.0%~1.5%），蛋白质含量 >2.3% 的普通酸奶也可以；注意不要买蛋白质含量 >1.0% 的，那不是真正的酸奶。保存牛奶的容器最好选市场上卖的那种冰箱和微波炉兼用保鲜盒，这种容器密封效果好，酸奶不易变质。

♥ 应用指南

　　1. 润肠通便、利尿消炎：酸奶200 毫升，火龙果 1 个，猕猴桃 1 个，哈密瓜 120 克，柚子 2 瓣。将所有水果去皮后切成丁，放入大碗中淋上酸奶，拌匀；放进冰箱冷冻 10 分钟即可。

　　2. 润肠通便、解暑：紫薯 200 克，熟糯米粉 10 克，酸奶 200 毫升，牛奶 200 毫升，蛋黄 2 个，白糖 40 克。将蛋黄、糖、牛奶放在一个碗里并搅拌成蛋奶糊，再加入熟糯米粉拌匀；紫薯去皮蒸熟压碎；加入酸奶、蛋奶糊混合均匀，放冰箱冷冻至硬即可。

搭配宜忌

宜	酸奶 + 荔枝 养颜美容，促进消化	忌	酸奶 + 黄豆 影响钙的吸收

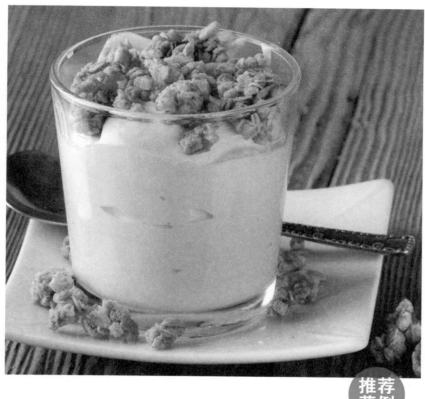

推荐菜例

酸奶核桃仁

原料: 老酸奶 2 盒,牛奶 100 毫升,核桃 10 颗

做法:

❶ 核桃去壳取核桃仁,敲碎,放进烤箱内,选择 150℃的温度,烘烤 10 分钟,或者用油锅炸熟。

❷ 把酸奶和牛奶放入搅拌机中搅拌均匀,倒入杯中,撒上核桃仁即可。

功效: 本品具有滋补肝肾、强健筋骨、润肠、促进食欲、防癌抗癌之功效。

酸奶

核桃

🥄 **温馨提示**

　　本品营养丰富,尤其牛奶中含有乳酸菌,能合成维生素 C,可以使维生素 C 含量增加,长期饮用能抗衰老。

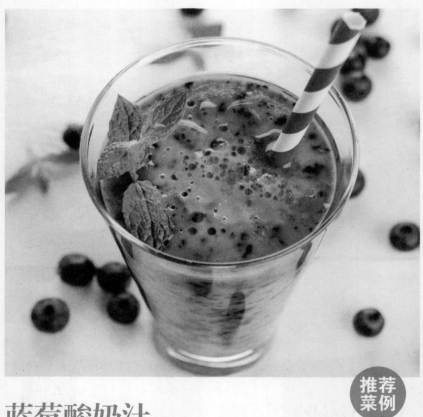

推荐菜例

蓝莓酸奶汁

原料：蓝莓 30 克，酸奶 200 毫升

做法：

① 蓝莓洗净，沥干水分待用。

② 将酸奶和蓝莓同放入榨汁机中搅拌均匀后榨汁，倒入杯中即可饮用。

功效：本品能有效降低胆固醇、防止动脉粥样硬化、促进心血管健康，有增强心脏功能、预防癌症和心脏病的功效，能防止脑神经衰老、增强脑力。

蓝莓　　　　　酸奶

🦪 **温馨提示**

　　生蓝莓具有轻泻作用，不能多食；肾脏或胆囊未治愈的患者应避免摄入太多蓝莓。

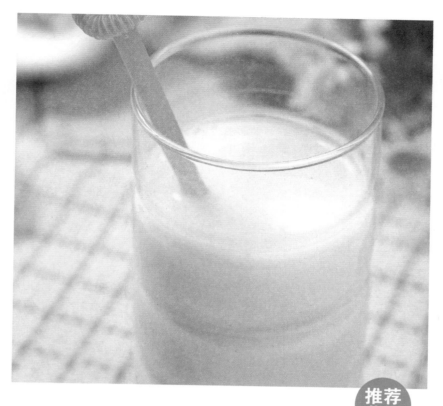

甜瓜酸奶汁

推荐菜例

原料： 甜瓜 100 克，酸奶 200 毫升，蜂蜜适量

做法：

❶ 将甜瓜清洗干净，去皮、子，切块，放入榨汁机中榨成汁。

❷ 将果汁倒入搅拌机中，加入酸奶、蜂蜜，搅打均匀即可。

功效： 这款饮品奶香十足，酸甜可口。酸奶除能提供必要的能量外，还可提供维生素、叶酸和磷酸。经常食用酸奶，可以增加营养，降低胆固醇。甜瓜营养丰富，可补充人体所需的能量及营养素，其中富含的碳水化合物及柠檬酸等营养成分，可消暑清热、生津解渴。

🍜 温馨提示

选择甜瓜时要注意闻瓜的头部，有香味的瓜一般比较甜。此饮品若加入青苹果，味道会更好。

猪血
Zhu Xue

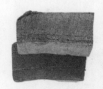

别名： 液体肉、血豆腐、血花、血红　　**性味归经：** 性平，味咸。归肝、脾经

能量： 230 千焦 /100 克　　**嘌呤含量：** 11.8 毫克 /100 克

调理关键词

维生素 B$_2$、维生素 C

猪血富含维生素 B$_2$、维生素 C、烟酸、蛋白质等营养成分以及铁、磷、钙等矿物质，能净化血液、排出毒素、促进尿酸排出体外，而且其嘌呤含量很低，对痛风患者很有益处。

食疗作用

猪血具有清血化淤、止血、利大肠的功效。对贫血、中腹胀满、肠胃嘈杂、宫颈糜烂等症的患者具有一定的食疗作用。

选购保存

假猪血由于掺了色素或血红，颜色非常鲜艳，而真猪血则颜色呈深红色；假猪血由于掺杂了甲醛等化学物质，比较柔韧，怎么切都不会碎，而真猪血则较硬，用手碰时，容易破碎；猪血切开后，如果切面光滑平整，看不到有气孔，说明有假，如果切面粗糙，有不规则小孔说明是真猪血；真猪血，有股淡淡的腥味，如果闻不到一点腥味，可能是假的，不宜选购。鲜猪血可以用盐水浸泡后放入冰箱保存，但时间不宜过长。

♥ 应用指南

补血益肝、治疗贫血：猪血 300 克，花生仁 50 克，大茴香 2 个，盐 4 克，白胡椒粉少许，葱白适量，陈醋 10 毫升。将猪血洗净，切成 1 厘米见方的小块；将花生仁洗净，用温开水浸泡 1 小时，捞出盛碗内备用；炒锅内放入 10 毫升食用油加热后，将大茴香、葱白（切碎）放入，炸出香味；将猪血块放锅内炒熟；加入开水 1000 毫升，煮 10 分钟；将花生仁放入，再煮 10 分钟；加入盐、白胡椒粉、陈醋，化开后起锅即可。

相宜搭配

宜	猪血 + 菠菜 润肠通便	猪血 + 韭菜 清肺健胃

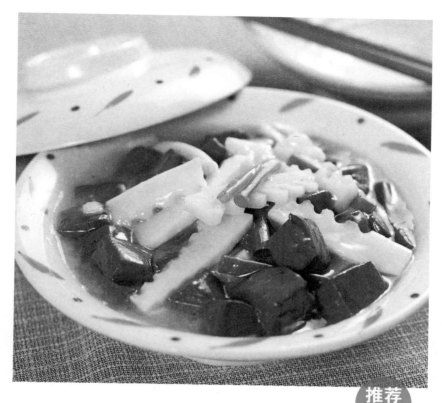

猪血炒春笋

原料: 猪血200克,春笋100克,橄榄油、盐、葱、酱油各适量

做法:

❶ 猪血切成小块;春笋去皮洗净,切成片。

❷ 猪血、春笋一起入锅中焯水待用。

❸ 炒锅上火,注入橄榄油烧热,下葱花炝锅,加入春笋、猪血、酱油、盐炒熟即可。

功效: 本品可化痰止咳、消食、补血益气、明目、健脾、通便,对头风眩晕、贫血、痛风、便秘等患者有食疗效果。

推荐菜例

猪血

春笋

🍴 温馨提示

　　高胆固醇、高血压患者不宜多吃;肾病患者忌食。

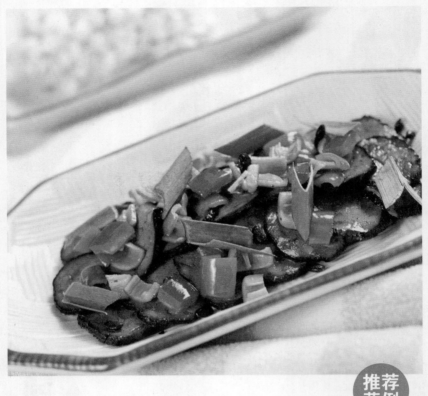

推荐菜例

蒜香猪血丸子

原料： 猪血丸子2个，青椒1个，红椒2个，橄榄油、盐、蒜苗各适量

功效： 本品可增强抵抗力、防癌抗癌、清肠排毒、预防感冒。

做法：

❶ 将青椒、红椒洗净去蒂和子，切成片；蒜苗择洗干净，切小段；猪血丸子切片。

❷ 将猪血丸子片放入沸水中焯烫后，沥干水分，再入油锅炸熟。

❸ 锅内留少许底油，放入辣椒片炒香，再放入猪血丸子，调入盐、蒜苗，炒香入味即可。

🌸 温馨提示

上消化道出血者忌食大蒜；阴虚火旺之人，经常出现面红、午后低热、口干便秘、烦热等症状者不宜食用大蒜。

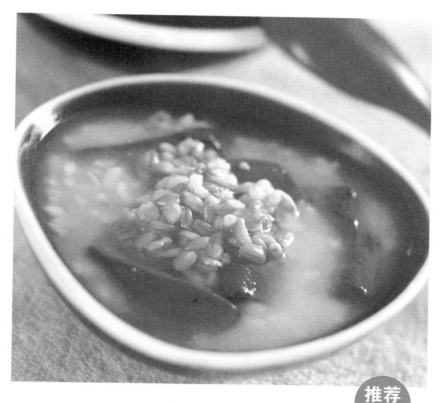

推荐菜例

燕麦猪血粥

原料： 燕麦 150 克，猪血 100 克，大米 50 克，盐适量

做法：

① 将猪血洗净，切成小块；燕麦、大米洗净。

② 将燕麦、大米、猪血放入锅中煮 1 小时。

③ 待成粥后，加入盐调味即可。

功效： 本品中的燕麦含有高质量的膳食纤维，有降低血脂，缓解结肠癌、糖尿病、便秘等功效；而猪血含有一定量的卵磷脂，能抑制低密度脂蛋白的有害作用，适合痛风、贫血、高血压、高脂血症患者食用。

🍀 **温馨提示**

燕麦经加工，可制成麦化罐头、饼干、燕麦片、糕点；燕麦还有很好的医药保健作用，可用于产妇催乳、婴儿发育不良以及老年体弱症。

乳酪
Ru Lao

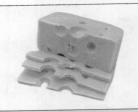

别名：干酪、奶酪、芝士	**性味归经：**性平，味甘、酸。归脾、胃、心经
能量：1372 千焦 /100 克	**嘌呤含量：**7 毫克 /100 克

调理关键词

促进代谢、降血糖

乳酪是含钙最多的奶制品，能增进人体抵抗疾病的能力，促进代谢，增强活力，降低血糖，对痛风并发糖尿病患者有积极作用。

食疗作用

乳酪具有明目、润肺、养颜护肤、养阴补虚、壮骨的功效。对虚热烦渴、肠燥便艰、肌肤枯涩、瘾疹瘙痒等症有一定辅助疗效。乳酪中含有的碳水化合物和糖类，易被人体吸收，可以直接为人体补充能量；其含有的胆固醇也较低，适当的食用对心血管有益。

选购保存

白霉乳酪以表面的白霉分布均匀细密者为最佳；蓝纹乳酪可选择蓝霉纹路匀称、质地滑腻如乳霜状者。宜冷藏储存。

♥ 应用指南

1. 养阴补虚、温肾暖脾：羊乳酪100 克，鲜乳酪 200 克，开心果仁120 克。将羊乳酪放进碗中，用汤匙碾碎，然后加上鲜乳酪，将其拌匀，直到调料成黏稠状；将开心果仁切成小块，再舀起一小块调制好的乳酪和开心果仁一起做成正方块即可；做好后放进冰箱冷藏，方便食用。

2. 润肠通便、抗衰老：乳酪 2 片，鸡蛋 2 个，红薯 2 个，白糖、牛奶各适量。红薯洗净外皮，对半剖开成两瓣；入蒸锅蒸熟，用勺子挖出红薯肉，挨着红薯皮的地方留点厚度；红薯肉搅碎后，加入软化好的乳酪，拌入蛋黄液，再加入白糖、牛奶彻底搅拌均匀；将拌好的红薯泥回填到红薯壳里，表面再撒一层乳酪；烤箱预热至180℃，上下火烤 15 分钟左右，烤到表面的乳酪呈金黄色即可。

禁忌搭配

忌	**乳酪 + 鲈鱼** 引起不良反应	**乳酪 + 羊肉** 引起不良反应

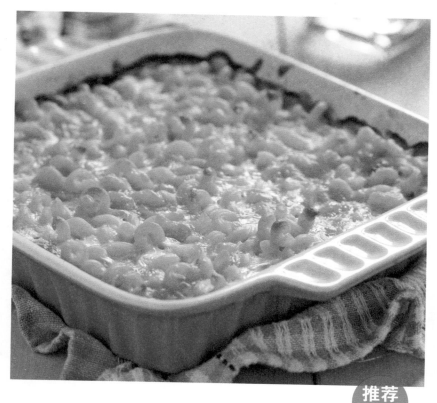

推荐菜例

玉米焗乳酪

原料： 乳酪150克，玉米粒100克，土豆1个，黄油适量

做法：

① 黄油放锅里加热使之融化。

② 土豆去皮蒸熟，放入碗中压成泥。

③ 把黄油、土豆、玉米搅拌均匀，表面铺上一层乳酪。

④ 入烤箱，烤箱预热至200℃，上层烤10分钟左右即可。

功效： 本品具有开胃、利胆、通便、利尿、软化血管、延缓细胞衰老、防癌抗癌的功效。

乳酪

玉米粒

🍀 **温馨提示**

　玉米含有丰富的纤维素，可以刺激肠蠕动、促进胆固醇的代谢。

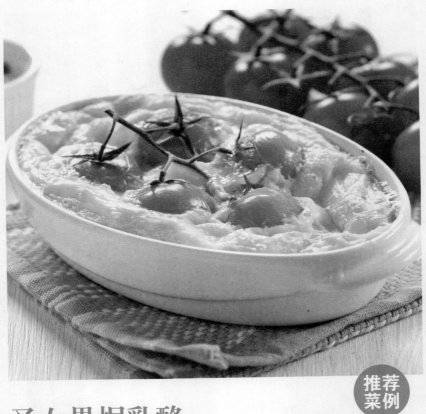

推荐
菜例

圣女果焗乳酪

原料： 乳酪 150 克，土豆 1 个，圣女果 4 个，黄油适量

做法：

❶ 黄油放锅里加热使之融化。

❷ 圣女果烫去皮；土豆蒸熟去皮，放入碗中压成泥。

❸ 把黄油、土豆泥、圣女果搅拌均匀，表面铺上一层乳酪。

❹ 入烤箱，烤箱预热至 200℃，上层烤 10 分钟左右即可。

功效： 本品具有止血、降压、利尿、健胃消食、生津止渴、清热解毒、凉血平肝的功效。

🍲 温馨提示

　　圣女果可以补血养血和增进食欲，但是不宜生吃和空腹食用，尤其是脾胃虚寒及月经期间的女性。

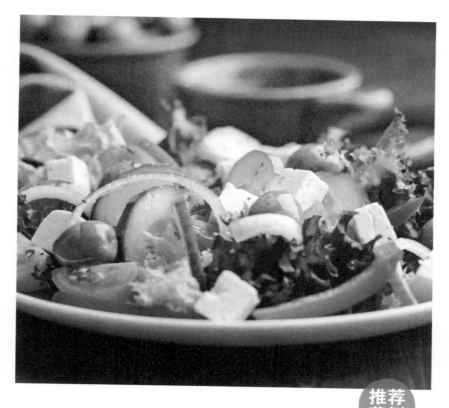

推荐菜例

乳酪蔬菜沙拉

原料：生菜100克，黄瓜、乳酪、番茄各75克，彩椒70克，橄榄、葱花、洋葱丝、橄榄油、黑醋、迷迭香碎、胡椒粉、沙拉酱各适量

做法：

① 黄瓜、番茄、彩椒洗净，切块；生菜、橄榄均洗净；乳酪切块。

② 将生菜铺在盘底，然后摆入黄瓜、番茄、彩椒、乳酪、橄榄，再放入葱花和洋葱丝。

③ 加入橄榄油、黑醋、迷迭香碎、胡椒粉、沙拉酱，拌匀即可。

功效：生菜的纤维素和维生素C含量比白菜要多。生菜除生吃、清炒外，还能与蒜蓉、菌菇同炒，这样能使生菜发挥不同的功效。

🌸 **温馨提示**

　　切洋葱时可把刀蘸点清水，这样洋葱味就不会刺激眼睛流泪。

核桃仁
He Tao Ren

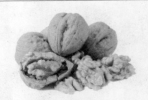

别名：山核桃、胡桃仁、羌桃　性味归经：性温，味甘。归肺、肾经
能量：2576 千焦 /100 克　嘌呤含量：8.4 毫克 /100 克

调理关键词

降低胆固醇，减少尿酸

核桃仁含有丰富的不饱和脂肪酸，能减少肠道对胆固醇的吸收，并能润肠、降低胆固醇、促进尿酸排泄。核桃中的脂肪酸主要是亚油酸，是人体的必需脂肪酸，对痛风患者有益。

食疗作用

核桃仁具有滋补肝肾、强健筋骨之功效。核桃油中油酸、亚油酸等不饱和脂肪酸高于橄榄油，饱和脂肪酸含量极微，是预防动脉硬化、冠心病的优质食用油。核桃能润泽肌肤、乌须发，并有润肺强肾、降低血脂的功效，长期食用还对癌症具有一定的预防效果。但肺脓肿、慢性肠炎患者忌食。

选购保存

应选个大、外形圆整、干燥、壳薄、色泽白净、表面光洁、壳纹浅而少的核桃。带壳核桃风干后较易保存，

核桃仁要用有盖的容器密封装好，存放在阴凉、干燥处，避免潮湿。

♥ 应用指南

健脾补肺、固肾益精：核桃仁 50 克，山药 100 克，黑木耳 50 克，芹菜 1 棵，橄榄油、蜂蜜、白糖、生抽、盐各适量。核桃仁切成小粒，放入微波炉热 3 分钟；再另取一碗放入蜂蜜、白糖，少量水，搅匀后放入微波炉加热 2 分钟；再将核桃仁放进去搅拌均匀，放入微波炉热 2 分钟至核桃表面的糖呈漂亮的焦糖色取出备用；芹菜去叶，切小段，黑木耳泡发，洗净摘小朵，山药去皮切薄片，放入沸水里焯 2 分钟，取出；锅内放入适量的食用油，油热后放入黑木耳翻炒片刻至黑木耳变熟；加入芹菜和山药，翻炒片刻；加入适量的盐和少许生抽，翻炒均匀后出锅，将做好的焦糖核桃撒在菜的表面即可。

禁忌搭配

忌	核桃仁 + 茯苓 削弱茯苓的药效	核桃仁 + 鸭 不利于营养的吸收

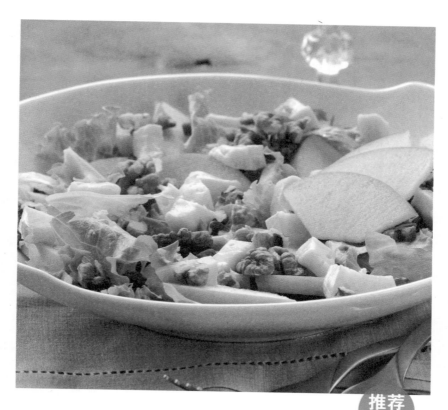

推荐
菜例

生菜青瓜拌核桃仁

原料：生菜 50 克，青瓜半根，核桃仁
30 克，乳酪、盐适量

做法：

❶ 将生菜洗净，沥干水分，切片；青
瓜洗净，去瓤，切片；核桃仁切碎。

❷ 把生菜、青瓜、核桃仁、乳酪装盘，
搅拌均匀后食用即可。

功效：本品可消脂减肥、镇痛催眠、驱
寒利尿、抑制病毒、清热解毒、抗衰老。

生菜　　　核桃仁

🍴 温馨提示

　　尿频、胃寒的人应少食生菜。
核桃仁中油脂含量丰富，消化功能不
强者不宜多食，每天 3~5 个即可。

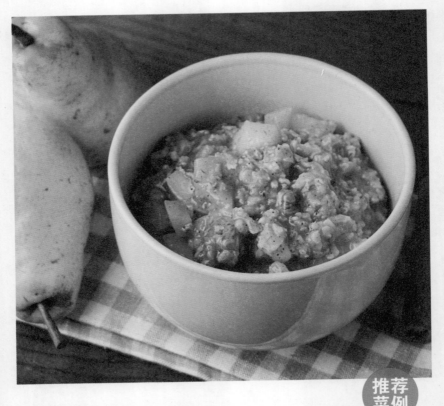

推荐菜例

核桃梨燕麦粥

原料: 核桃10颗,梨1个,燕麦100克,橄榄油适量

做法:

❶ 燕麦用清水泡发一段时间,去除杂质并洗净,然后放入锅中加入适量的清水煮粥,煮至半熟。

❷ 核桃去壳取仁,洗净;梨去皮,切块,洗净,然后将核桃仁和梨子块同入锅煮至熟。

❸ 加入少许橄榄油,拌匀即可。

功效: 本品能健脾益气、润肠通便、清热润肺、止咳。

核桃仁

梨

温馨提示

　　一般人均可食用本品,尤其适合健忘、疲倦、便秘、腰膝酸软、神经衰弱、心脑血管疾病患者。

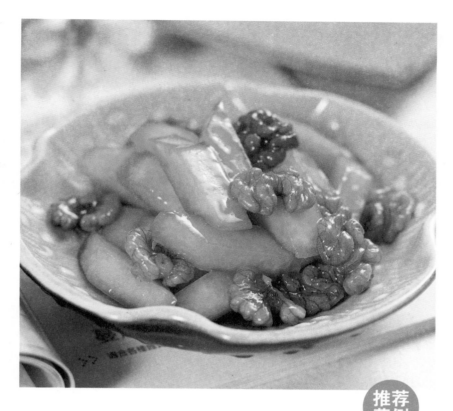

推荐菜例

红烧冬瓜核桃仁

原料： 冬瓜200克，核桃仁100克，白糖、冰糖、食用油、糖色各适量

做法：

❶ 将冬瓜洗净，削皮去瓤，切菱形片；核桃仁切片备用。

❷ 油锅烧热后放入清水、白糖、冰糖、糖色烧沸，放入冬瓜片，用大火烧约10分钟，然后用小火慢慢收稠糖汁。

❸ 待冬瓜呈琥珀色时，撒入核桃仁片，装入盘内即可。

功效： 本品具有润肠通便、利尿通淋、补肾益智、降脂减肥等功效，适合痛风、便秘、肥胖症、高脂血症患者食用。

🍲 温馨提示

　　核桃含有较多脂肪，所以一次吃得太多，会影响消化。如果将核桃仁表面的褐色薄皮剥掉，就会损失掉一部分营养，所以不要剥掉。

橄榄油
Gan Lan You

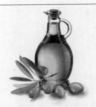

别名：无　性味归经：性平，味辛、甘。归心、胃、大肠经
能量：3696 千焦 /100 克　嘌呤含量：< 25 毫克 /100 克

调理关键词

不饱和脂肪酸

橄榄油中含有较高的不饱和脂肪酸以及丰富的维生素 A、维生素 D、维生素 E、胡萝卜素等脂溶性维生素和抗氧化物等多种成分，并且不含胆固醇，非常适合痛风患者食用。

食疗作用

橄榄油可以降血脂、降血糖，治疗肠胃疾病，减少动脉血栓的形成。特别是对老年人以及高血压、心脏病患者尤为有益。橄榄油能防止动脉硬化以及动脉硬化并发症、高血压、心脏病、心力衰竭、肾衰竭、脑出血等。它可刺激胆汁分泌，激化胰酶的活力，使油脂降解，被肠黏膜吸收，以减少胆囊炎和胆结石的发生。它还有润肠功能，长期食用可以有效缓解便秘。橄榄油还有提高生物体的新陈代谢功能以及美容的作用，对孕妇尤为有益。

选购保存

选择油体透亮、浓，呈浅黄、黄绿、蓝绿、蓝，直至蓝黑色的，有果香味的橄榄油。保存时要避免强光照射、避免高温，勿放入金属器皿中保存。

♥ 应用指南

1. 健胃消食、生津止渴、润肠通便：熟玉米粒 150 克，番茄 2 个，熟鸡蛋 2 个，橄榄油适量。将熟鸡蛋去壳后切丁；将番茄洗净煮烂后，捞起去皮；用橄榄油热锅，加入玉米粒、番茄、鸡蛋，翻炒 5 分钟即可。

2. 清热解毒、降血压：黑木耳菜 500 克，橄榄油、蒜末、盐各适量。黑木耳菜只要顶部和完好的叶子，洗净，下入加了一勺盐的沸水焯烫一下，捞出过冷水，充分冷却，沥干水分，轻轻挤一下，挤去多余水分；在热锅内加入橄榄油、蒜末，爆炒 1 分钟后关火；加入黑木耳菜拌匀即可。

相宜搭配

宜	橄榄油 + 芹菜 清热利湿、平肝健胃	橄榄油 + 菠菜 润燥滑肠、清热除烦

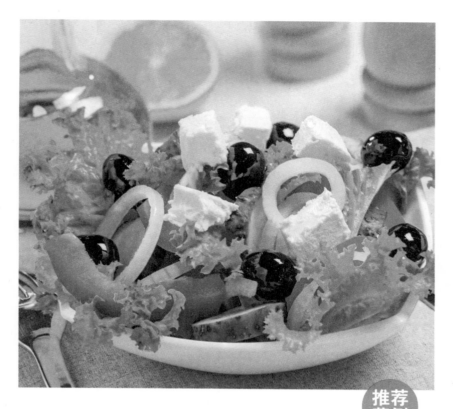

橄榄油拌蔬菜沙拉

原料：生菜 100 克，红甜椒 1 个，黄瓜半根，葡萄 10 颗，乳酪 20 克，橄榄油适量

做法：

① 生菜择洗干净，沥干水分，切块。

② 红甜椒洗净，切块，用沸水焯熟。

③ 黄瓜洗净，切块；葡萄洗净。

④ 把食材混合均匀后淋上橄榄油，撒上乳酪即可。

功效：黄瓜具有除湿、利尿、降脂、镇痛、促消化的功效，和生菜同用能加强清热利尿的作用。

生菜

红甜椒

温馨提示

黄瓜中所含的纤维素能促进肠内腐败食物排泄，有助于润肠通便、防止便秘。

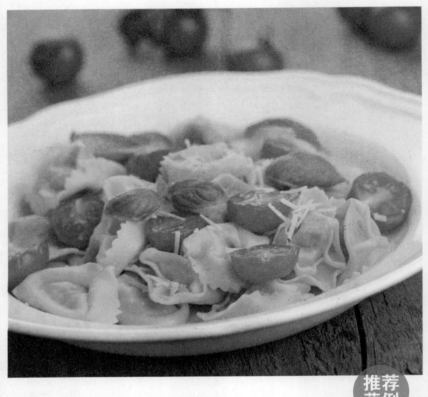

推荐
菜例

橄榄油拌蝴蝶面

原料：蝴蝶面100克，圣女果10颗，
椰丝、盐各少许，橄榄油适量

做法：

❶ 圣女果洗净，在沸水中焯3分钟，
捞起，切成两半。

❷ 蝴蝶面在沸水中煮熟，放少许盐，
与圣女果一起装盘，混合均匀。

❸ 淋上橄榄油，撒上椰丝即可。

功效：本品具有止血、降压、健胃消食、
生津止渴、清热解毒、凉血平肝的功效。

圣女果　　　盐

🍀 温馨提示

　　脾胃虚寒、月经期间、急性肠炎、
菌痢者及溃疡活动期的人不宜食用。

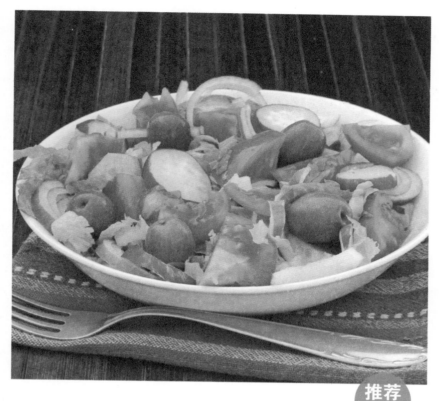

推荐
菜例

樱桃萝卜橄榄沙拉

原料: 樱桃萝卜、番茄各 50 克,洋葱 35 克,橄榄 20 克,盐、黄瓜、生菜各适量,苹果醋 5 毫升,橄榄油 10 毫升

做法:

① 洋葱洗净,切条;樱桃萝卜洗净,切片;番茄洗净,切块;黄瓜洗净,去皮,切片;生菜洗净,切好;橄榄洗净。

② 将上述食材装盘备用。

③ 取一小碟,倒入橄榄油、苹果醋、盐一同调成料汁。

④ 将调好的料汁淋在沙拉上,拌匀即可食用。

功效: 樱桃萝卜富含维生素 C、矿物质、芥子油、木质素等多种成分,生食可促进肠胃蠕动、增进食欲、帮助消化。

🍀 **温馨提示**

樱桃萝卜根、叶都可食用,其根果生食蘸甜面酱,脆嫩爽口,具有解油腻、解酒的功效。

牛蒡
Niu Bang

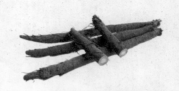

别名： 牛菜、大力子、牛子　　**性味归经：** 性寒，味苦。归脾经

能量： 174 千焦 /100 克　　**嘌呤含量：** < 25 毫克 /100 克

调理关键词

降低血压、促进尿酸排泄

牛蒡根中含有丰富的膳食纤维，能促进钠排出，从而达到降血压的目的；还能促进血液循环、利于通便、清除肠胃垃圾、降低胆固醇、帮助尿酸排泄，是痛风患者的良好食品。

食疗作用

牛蒡能疏散风热、宣肺透疹、消肿解毒，可治风热咳嗽、咽喉肿痛、斑疹不透、风疹作痒、痈肿疮毒。大便溏泻者不宜使用，另外痘症、虚寒、气血虚弱者也要忌服。牛蒡根中钙的含量是根茎类蔬菜中最高的，而钙可将钠离子导入尿液并排出体外，从而达到降低血压的目的。另外，牛蒡根中蛋白质的含量也极高，蛋白质可以使血管变得柔韧，能将钠从细胞中分离出来，并排出体外，也具有预防慢性高血压的作用。

选购保存

手握牛蒡较粗一段，如牛蒡自然弯曲下垂，表示此牛蒡十分新鲜细嫩，口感上佳。保存时要置于通风干燥处，防蛀。

♥ 应用指南

1. 治疗老人脑卒中：牛蒡根 500 克去皮，切碎，晒干，打成面，加大米 200 克，合做成饼，在豉汁中煮熟，添葱椒五味，经常空心取食，极有效。

2. 治风疾，年久不愈：用牛蒡根 200 克，生地黄、牛膝各 100 克，装在袋子里，泡在 1000 毫升酒内，每天取饮适量。

3. 提高人体免疫力，清除体内毒素，净化人体环境：牛蒡 300 克，白萝卜、胡萝卜各 100 克，萝卜叶适量。将牛蒡洗净，切成 2 毫米厚的薄片，其他蔬菜洗净后连皮切成大块；加水 1500 毫升，大火煮沸后转小火熬 10~15 分钟即可。

相宜搭配

宜	牛蒡 + 莲藕 生津、排毒	牛蒡 + 杜仲 补肝益肾

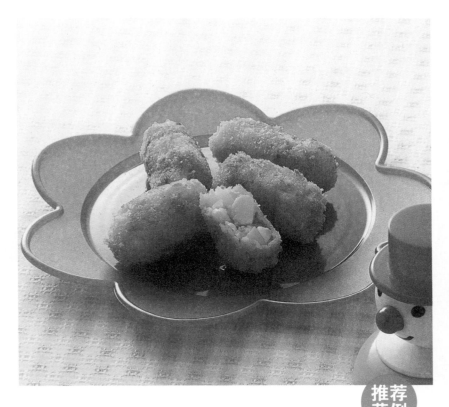

推荐
菜例

牛蒡甜不辣

原料： 牛蒡、芝士、低筋面粉各50克，蒜、乳酪、白糖、食用油各适量

做法：

❶ 牛蒡洗净，切成丝；蒜去皮，洗净，剁泥。

❷ 低筋面粉、乳酪、芝士、白糖、蒜泥充分搅拌均匀，加入牛蒡丝混合均匀，分别捏成手掌大小。

❸ 油烧热，放入牛蒡芝士饼，炸至呈金黄色即可。

功效： 本品能疏散风热、润肠通便、养颜美肌、降低血压、清热解毒、消肿。对风热感冒、咳嗽、痛风、头晕目眩等有一定疗效。

🍮 **温馨提示**

　　牛蒡性寒，能滑肠通便，故脾虚腹泻者忌用，痛疽已溃、脓水清稀者也不宜食用。

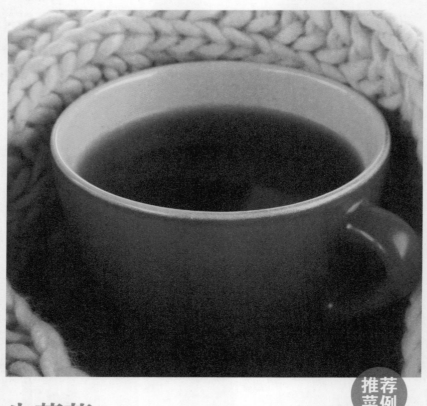

推荐菜例

牛蒡茶

原料： 牛蒡20克

做法：

取牛蒡片用开水冲泡5分钟即可饮用。

功效： 牛蒡茶可降脂、通便，纯天然的牛蒡茶可清热解毒、祛湿、健脾开胃、通便、平衡血压、调节血脂、补血补钙、滋阴壮阳、润泽肌肤、美容祛痤、延年益寿。长期饮用牛蒡茶还可有效地抑制癌细胞的滋生与扩散。

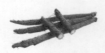

牛蒡

🍵 **温馨提示**

　　将牛蒡丝泡在水里，当水变成铁锈色时，必须再换清水，否则不能保持牛蒡的原色。

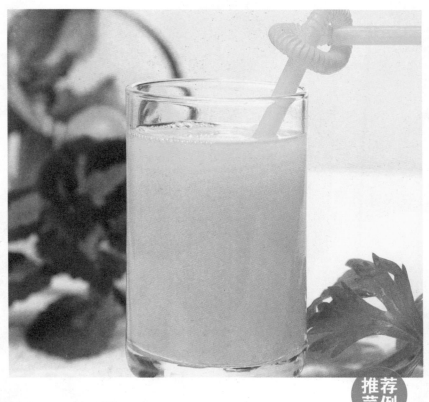

推荐
菜例

牛蒡芹菜汁

原料： 牛蒡2根，芹菜2根，凉开水
200毫升，蜂蜜少许

做法：

① 将牛蒡洗净，去皮，切块备用。

② 将芹菜洗净，去叶后切断备用。

③ 将上述材料与凉开水一起放入榨汁
机中，榨汁后，加入蜂蜜，搅拌均匀后
即可饮用。

功效： 牛蒡根中含有丰富的膳食纤维，
而膳食纤维有吸附钠的作用，并能随粪

便排出体外，使体内钠的含量降低，达
到降压的目的。

牛蒡

芹菜

🌸 温馨提示

　　牛蒡用水焯一下再榨汁，味道
更佳；部分初饮者会出现排便功能增
强现象；加入莲藕，味道会更好。

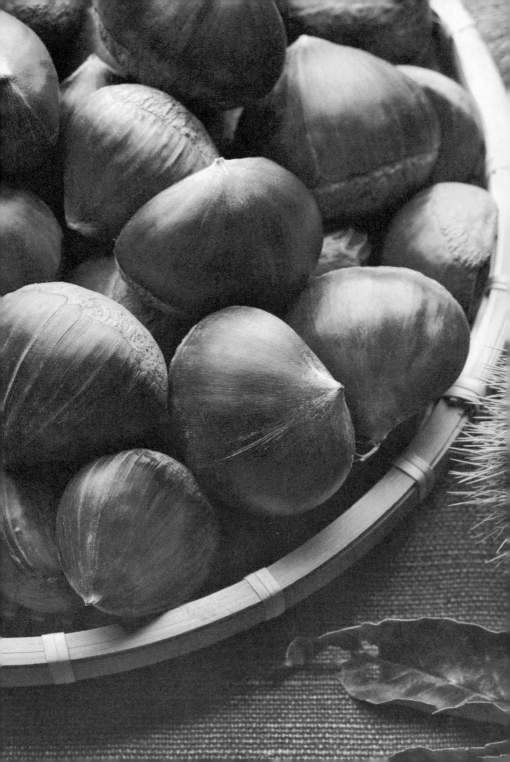

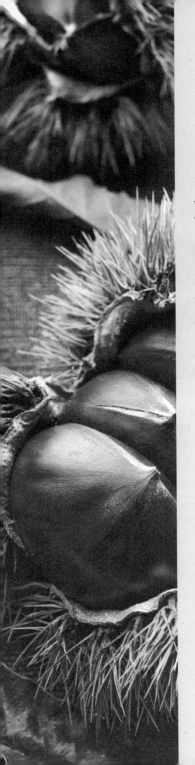

第五章

72 种痛风患者不宜食用的食物

有些人容易将痛风和风湿混淆，因为两者都有关节肿大和疼痛的症状，区别在于风湿多数呈对称性，而痛风则不是。痛风是一种吃出来的疾病。生活水平的提高，改变了不少人的生活习惯和饮食习惯，喜欢吃海鲜、喝啤酒和熬夜的生活方式是导致痛风发生的最主要原因。痛风患者有很多食物都不能吃，能吃的食物也应适量食用。而根据痛风的致病原理和中医的辨证论型，我们就不难发现其慎吃的食物。只有了解了这些慎吃的食物，才能避免误食，并避免痛风发作导致的疼痛。

牛肝

关键词：
嘌呤

不宜食用牛肝的原因

牛肝及各种动物肝脏中所含嘌呤物质极高（460~554 毫克 /100 克），而痛风患者，从现代医学角度来说，主要是机体嘌呤代谢障碍所致的，食用此类食物无疑会引发痛风。牛肝的胆固醇含量很高，多食可使血液中的胆固醇和甘油三酯水平升高，胆固醇堆积在血管壁致使管腔狭窄，使血压升高。而高血压是导致痛风的高发因素，故食用牛肝后对身体不利。

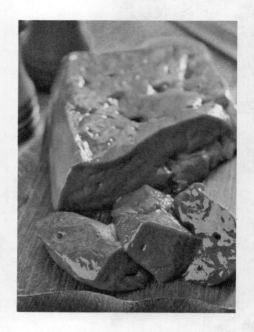

猪肾

关键词：
嘌呤

不宜食用猪肾的原因

猪肾是人们常食用的动物内脏中的一种，其嘌呤含量极高（334 毫克 /100 克）。对于嘌呤代谢障碍的痛风患者来说，食用此类食物后会使嘌呤物质堆积最终转化为尿酸，引发痛风。并且，猪肾是动物的排泄器官，或多或少存在一些有毒成分和重金属物质，食用后会导致有毒物质在体内存留，对患者的健康不利。

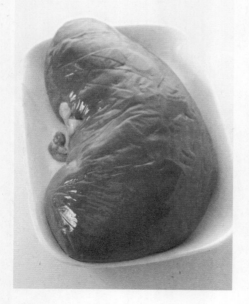

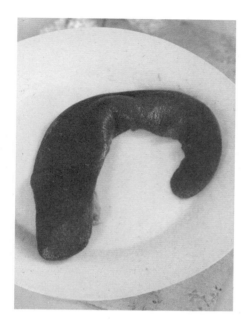

猪胰

关键词：
嘌呤

不宜食用猪胰的原因

　　猪胰一般以爆炒或煲汤食用，味道鲜美，但是对痛风患者来说，是绝对不能食用的，因为猪胰中嘌呤物质含量较高，食用后会使此类物质在其体内堆积，从而引发痛风，加重病情。中医认为，猪胰易损人阳道，对男性的生殖系统不利，故不宜多食用，尤其是婚育期男性。

马肉

关键词：
嘌呤

不宜食用马肉的原因

　　马肉所含嘌呤类物质极高（200毫克/100克），对痛风患者而言，其本身代谢紊乱，嘌呤代谢紊乱，食用含嘌呤高的物质后会使之在体内积累，从而引发痛风。另外，马肉是一种不易煮烂的肉类，食用后不易消化。从中医的角度来看，湿热浊毒是导致痛风的一个原因，而其根在于脾，说明痛风者脾脏功能较弱，故食用马肉后对其不利。

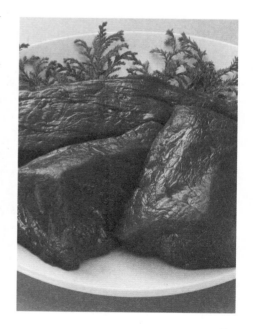

肉馅

关键词：
嘌呤

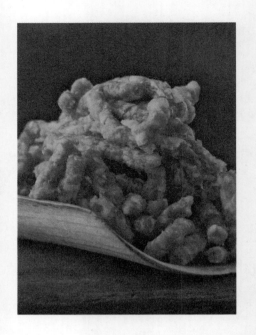

不宜食用肉馅的原因

　　肉馅是痛风患者绝对不能吃的，主要包括各种肉禽做的馅，因为肉禽类嘌呤成分含量极高，食用后，会使其在体内堆积，从而加剧病情，对身体不利。此外，肉禽类蛋白质和脂肪含量丰富，对一般人来说，过多地食用不利于消化，而对于痛风患者而言，食用后更为不利。

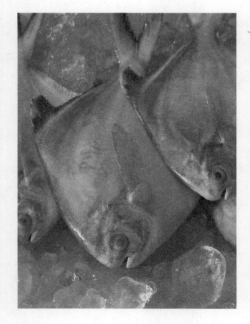

白鲳鱼

关键词：
嘌呤、发物

不宜食用白鲳鱼的原因

　　白鲳鱼是海产鱼，海产品中多数都含有嘌呤类物质，而白鲳鱼嘌呤类物质含量较高（238 毫克 /100 克），对痛风患者来说，其嘌呤代谢障碍，食用后会使嘌呤物质堆积，经过复杂的代谢反应后最终转化成尿酸成分，而痛风者最直接的病因就是血尿酸高。其次，白鲳鱼的鱼子有毒，不宜食用。再者，从中医角度来说，白鲳鱼属"发物"，食用后易动风，故痛风患者不宜食用。

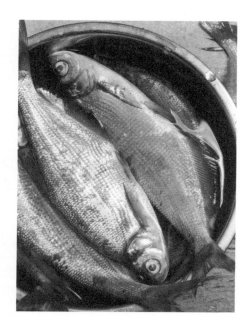

鲢鱼

关键词：
嘌呤、发物

不宜食用鲢鱼的原因

　　鲢鱼和一般的鱼肉一样都含有较高的嘌呤类物质（202毫克/100克），食用后会诱发痛风，引起剧痛。鲢鱼的肝有毒，所以在宰杀或食用时要注意。另外，鲢鱼是"发物"，食用后能增强炎症反应，容易使口发干，患有感冒、发热、痈疽疔疮、无名肿毒等症的患者不宜食用，痛风患者也不宜食用。

凤尾鱼

关键词：
嘌呤

不宜食用凤尾鱼的原因

　　凤尾鱼中嘌呤物质含量极高（363毫克/100克），可以和动物肝脏中的嘌呤物质"媲美"，痛风患者食用含如此高的嘌呤的食物后，显然会导致剧痛难忍，对其不利。凤尾鱼是海产鱼，海产鱼不宜过多食用。另外，湿热内盛或患有疖疮、炎症者不宜食用。从中医角度来说，湿热浊毒是导致痛风的一个重要原因，故食用凤尾鱼后显然对其不利。

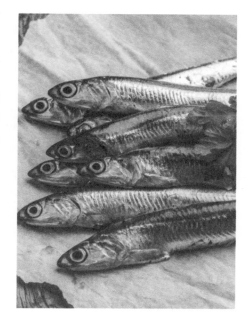

鳗鱼

关键词：
嘌呤、高汞

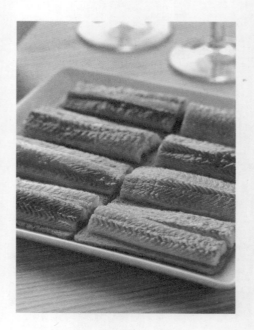

不宜食用鳗鱼的原因

　　痛风患者应尽量少食用鱼肉类物质，因为多数鱼肉都含有极高的嘌呤类物质。鳗鱼（含嘌呤159毫克/100克）虽不如其他鱼类嘌呤物质含量高，但是痛风患者也要少食或不食。鳗鱼属于深海鱼类，而过多地食用深海鱼容易引起血汞含量升高，导致汞中毒，出现记忆力衰退、神经衰弱、失去方向感、易怒暴躁、头痛、身体不自主地颤抖等，故不宜多食。

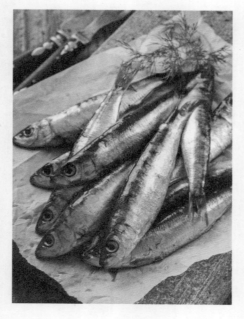

沙丁鱼

关键词：
嘌呤

不宜食用沙丁鱼的原因

　　沙丁鱼属海产鱼，海产鱼体内一般都含有重金属，不宜多食。此外，沙丁鱼含嘌呤物质极高（345～399毫克/100克），痛风患者本身嘌呤代谢障碍，食用后会诱发痛风，引起剧痛。从中医角度来说，特禀体质和阴虚体质者不宜食用沙丁鱼，因为沙丁鱼是寒凉之物。痛风患者除了与自身体质有关外，还与外邪侵袭相关，而食用沙丁鱼后易气机凝滞，不利于疼痛的缓解。

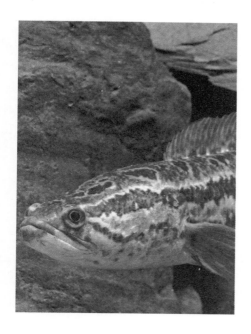

乌鱼

关键词：
嘌呤

不宜食用乌鱼的原因

乌鱼也称为黑鱼，属于淡水鱼类，营养较为丰富，在民间也被人称之为"贵鱼"，即吉祥之意，具有催乳补血的作用。但是对于痛风患者来说，食用后却能带来痛苦，因为乌鱼中嘌呤类物质含量较高（183毫克/100克），而痛风者本身嘌呤代谢障碍，食用后会引发痛风，加剧疼痛。乌鱼一般人均可吃，但是过敏体质者及有疮者不宜，且过多食用易使人瘢白。

白带鱼

关键词：
嘌呤、发物

不宜食用白带鱼的原因

白带鱼即为带鱼，属于海产鱼，不宜多食。从中医角度来说，带鱼性属温热，是"发物"，故有炎症或疮疡痈毒者不宜食用。另外，白带鱼还易诱发痛风，故痛风患者不宜食用。带鱼所含嘌呤物质极高（391毫克/100克），对痛风患者来说，其本身嘌呤代谢紊乱，食用含嘌呤类物质易导致其在体内堆积，最终转化为血尿酸，容易引发痛风，导致剧痛难忍，对其不利。

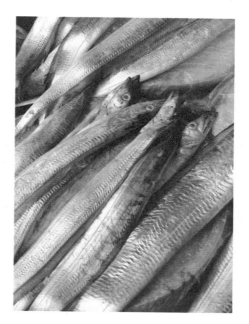

秋刀鱼

关键词：
嘌呤

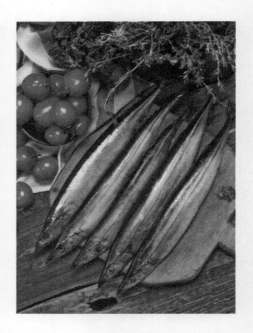

不宜食用秋刀鱼的原因

秋刀鱼生活于海洋的中上层，含有极高的嘌呤类物质（355毫克/100克），而痛风患者嘌呤代谢障碍，食用高含量的嘌呤类物质后，会使之在体内堆积，最终转化为血尿酸，易引发痛风，剧痛难忍。此外，秋刀鱼在食用时，多数是烤着食用。中医认为，痛风患者与体质阳盛有关，即内热较重，食用烤鱼后显然对其不利。

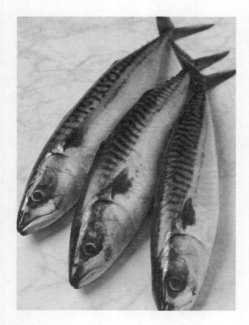

鲭鱼

关键词：
嘌呤、易过敏

不宜食用鲭鱼的原因

鲭鱼也属于海产鱼，而海产鱼不宜过多食用。对痛风患者而言，不宜食用含嘌呤高的食物，而鲭鱼肉中所含嘌呤物质极高，食用后不利于病情恢复或缓解。鲭鱼不宜过多食用，否则易引起过敏性中毒反应。因为鲭鱼肉中含有组胺成分，特别是死鱼或变质的鱼，食用后易引起心悸、头痛和荨麻疹，对健康不利。对痛风患者来说尤其不利。

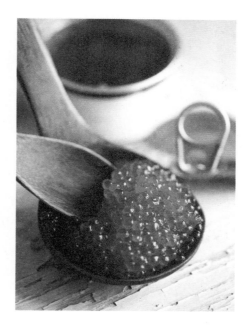

鱼子

关键词：
嘌呤、胆固醇

不宜食用鱼子的原因

鱼子的胆固醇含量较高，过多的胆固醇不但可使血清胆固醇水平升高，而且低密度胆固醇在血管内皮的堆积能使管腔变窄，会加重心脏和血管的负担，易出现高脂血症、冠心病等症。鱼子虽小，但不易煮烂，不利于消化吸收，脾胃虚弱者不宜多食。中医认为，痛风与脾虚有关，以脾虚为本，湿浊为标，故痛风患者不宜多食。另外，鱼子所含嘌呤物质较高，食用后易引发痛风。

小鱼干

关键词：
嘌呤

不宜食用小鱼干的原因

小鱼干指晒干的小鱼，据测定，小鱼干几乎是所有鱼肉中含嘌呤类物质最高的（1538毫克/100克）。对痛风患者来说，嘌呤代谢障碍是主要病因，食用高嘌呤食物后，会使之在体内堆积，转化成血尿酸，对痛风患者不利。此外，小鱼干多数是油炸食用。中医认为，痛风的形成与体质阳亢及湿热有关。如此，痛风患者内热较重、阴虚阳盛，食用油炸类食物显然对其不利。

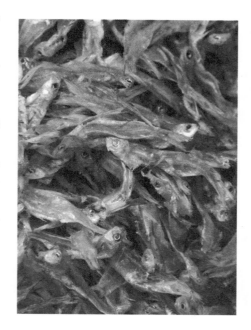

干贝

关键词：
嘌呤

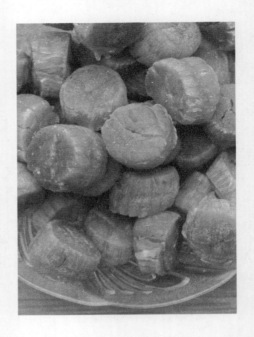

不宜食用干贝的原因

过量食用干贝会影响肠胃的运动消化功能，导致食物积滞，难以消化。干贝含有谷氨酸钠成分，在肠道细菌的作用下，可转化为有毒、有害物质，会干扰大脑神经细胞正常代谢，故不可多食。干贝含有较高的嘌呤类物质（390 毫克 /100克），对痛风患者来说，嘌呤代谢障碍导致血尿酸增加是主要原因，故食用此类食物后，会使嘌呤物质在体内堆积，易引发痛风。

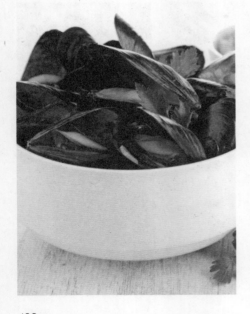

淡菜

关键词：
嘌呤、重金属

不宜食用淡菜的原因

淡菜是海产品，可以作为重金属铬及铅等的提取物，说明淡菜中重金属含量较高，对一般人来说，过多食用此类食物后，易导致重金属中毒。另外，淡菜中含有较高的嘌呤类物质，对痛风患者而言，由于其本身嘌呤物质代谢障碍，食用过多的含嘌呤较高的食物后，易使之在体内堆积，转化为血尿酸，引发痛风，故不宜食用。

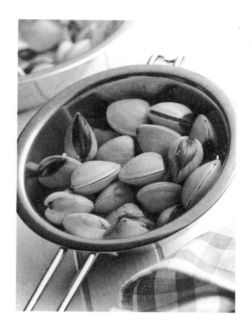

蛤蜊

关键词：
嘌呤、性寒凉

不宜食用蛤蜊的原因

　　蛤蜊所含嘌呤类物质较高（316毫克/100克），对痛风患者而言，食用过高的嘌呤食物，容易导致嘌呤在体内堆积，引发痛风，对其不利。此外，蛤蜊性属寒凉，故脾胃虚寒泄泻者不宜食用。而从中医角度来说，痛风者多与脾虚有关，故食用后会加重病情。另外，蛤蜊不宜与啤酒同食，易导致脾胃不适。

牡蛎

关键词：
嘌呤、性寒凉

不宜食用牡蛎的原因

　　牡蛎和蛤蜊差不多，性属寒凉，过多食用易导致便秘和消化不良，故脾虚者不宜食用，易出血者也不宜食用。而从中医角度来说，痛风多与脾虚有关，故不宜多食。牡蛎虽不如蛤蜊所含嘌呤类物质高（239毫克/100克），但是对痛风患者而言，其嘌呤含量也不容忽视，食用后易导致嘌呤物质在体内堆积，导致血尿酸增多，引发痛风或导致剧痛。

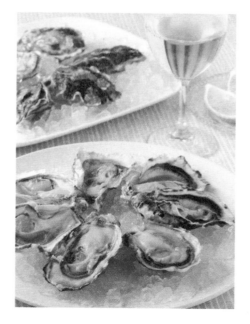

虾

关键词：
嘌呤、胆固醇

不宜食用虾的原因

虾中胆固醇含量较高，适量地食用能预防动脉硬化的发生，但是过多地食用，容易使体内的胆固醇含量升高，反而会诱发动脉硬化等心血管疾病。虾中嘌呤含量（137.7~162.0毫克/100克）虽不如其他海鲜类产品高，但是痛风患者也要引起重视，不宜多食。另外，虾能补肾壮阳，是温补食物，而痛风者与素体阳亢型体质有关，显然食用后会对其不利。

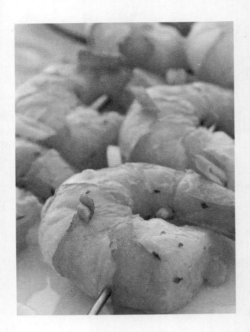

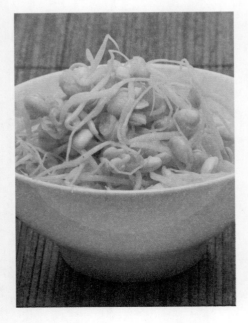

黄豆芽

关键词：
嘌呤

不宜食用黄豆芽的原因

黄豆芽性属寒凉，脾胃虚寒者不宜食用。痛风患者，中医认为与脾虚、湿浊有关，故食用此类寒凉之物后会加重病情。另外，在购买豆芽时不要选择没有根的豆芽，因为无根豆芽有毒。黄豆芽中嘌呤物质含量较高（＜500毫克/100克），对痛风患者而言，含嘌呤类食物在食用时要慎重，不宜多食，含嘌呤较高的食物要绝对禁食。故痛风患者不宜食用黄豆芽。

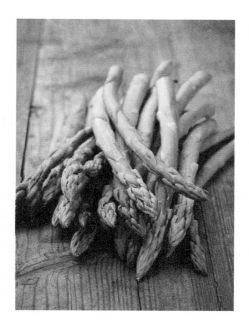

芦笋

关键词：
高纤维素

不宜食用芦笋的原因

芦笋含纤维素成分较多，对一般人而言，过多地食用此类食物，容易引起消化不良，故脾虚及肠胃虚弱者不宜。而中医观点认为，痛风者多与脾虚有关，食用此类食物后显然对其不利。芦笋含有一定量的嘌呤类物质（＜ 500 毫克/100克），含量虽不如鱼肉或海鲜类高，但是也不宜忽视，痛风患者要慎重食用，尽量少食或不食。

紫菜

关键词：
嘌呤、性寒

不宜食用紫菜的原因

紫菜，医书记载：多食令人腹痛，发气，吐白沫，饮热醋少许即消。故紫菜不宜多食。另外，紫菜性寒，脾胃虚寒、腹痛便溏、消化不良者不宜食用。紫菜含嘌呤物质较高（274 毫克/100 克），故嘌呤代谢障碍者不宜食用，否则易导致过多的嘌呤在体内堆积。对痛风患者而言，过多的嘌呤类物质最终会转化为尿酸成分，会引发痛风，导致剧痛。故痛风患者不宜食用。

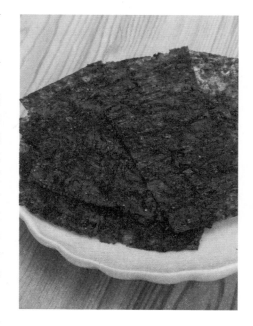

香菇

关键词：
含嘌呤、发物

不宜食用香菇的原因

香菇是"发物"，食用后易动风，故有顽固性皮肤瘙痒症的患者不宜食用。另外，脾胃寒湿气滞者不宜。而中医认为，痛风患者与脾虚有关，食用此类食物显然会加重病情。香菇含有一定量的嘌呤类物质（214毫克/100克）。而痛风患者不宜食用含嘌呤高的食物或应少食，因为食用后会导致嘌呤物质积累，最终体内尿酸增加，从而引发痛风，导致剧痛难忍。

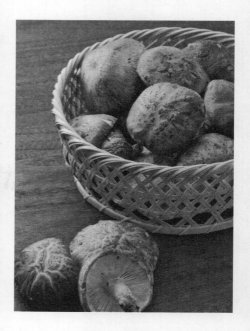

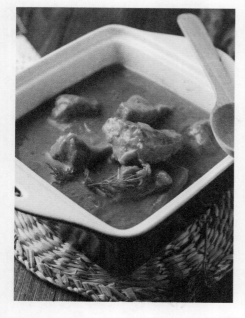

肉汤

关键词：
嘌呤

不宜食用肉汤的原因

肉禽类营养丰富，对一般人而言，肉汤是滋补的佳品，但是对痛风患者而言，极为不利，因为肉禽类食物几乎都含有较高的嘌呤类物质（160~400毫克/100克），而痛风患者本身嘌呤代谢障碍，食用过多含嘌呤类的食物后，会导致嘌呤在体内堆积，最终形成尿酸，引发痛风，不利于病情的缓解。肉汤营养丰富，身体虚弱者可以适当地滋补，但不宜过多饮用。

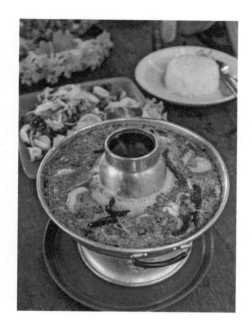

火锅汤

关键词：
易致癌

不宜食用火锅汤的原因

　　火锅汤少量食用能开胃消食，但是火锅汤是火锅底料和食物残渣经过高温煮沸而成的，任何东西经过高温烹煮后食用对健康都是不利的，容易致癌，不宜食用。火锅汤多为辛辣之品，适当食用能祛寒。中医认为，痛风患者与阳盛体质有关，即痛风患者多数内热较重，饮用火锅汤后，显然会加重内热，不利于病情的缓解。

酵母粉

关键词：
嘌呤

不宜食用酵母粉的原因

　　酵母粉营养较为丰富，但是很多人容易将酵母粉和酵母浸粉弄混淆，酵母浸粉是酵母的抽取物。酵母粉虽然营养价值高，但是多作为调味剂，而调味剂类食物不宜过多食用。据测定酵母粉含有的嘌呤类物质（589 毫克 /100 克）极高，比有些海产品所含嘌呤都高。对痛风患者而言，不宜食用高嘌呤类的食物，否则易导致体内嘌呤堆积，生成尿酸，从而引发痛风。

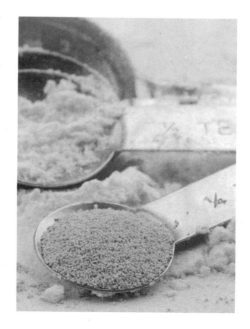

啤酒

关键词：
高乳酸

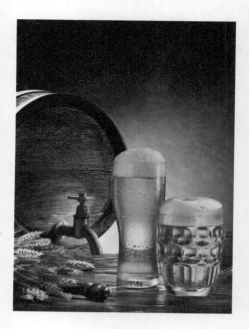

不宜饮用啤酒的原因

啤酒是酒精类饮品，对一般人而言，不宜过多饮用，因为过多地饮用，对肝脏的伤害不容忽视，严重的能导致脂肪肝。酒精经过代谢后的产物主要使乳酸增多，而乳酸能阻止血尿酸经过肾小球排出，从而导致尿酸在体内堆积，对痛风患者而言，饮用后显然会加重病情。

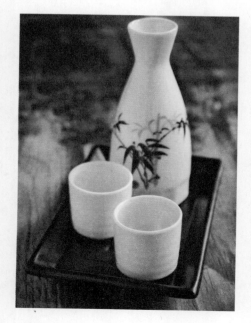

白酒

关键词：
高乳酸

不宜饮用白酒的原因

和啤酒相比，白酒的危害性更大，过多地饮用对肝脏的伤害极大，最终会导致肝硬化。酒精类产品过多地饮用，也会影响大脑中枢神经，易导致脑萎缩和痴呆。对痛风患者而言，酒精类饮品是绝对不能饮用的，因为酒精类饮品经过代谢后的产物为乳酸，而乳酸易阻碍尿酸的排出，容易导致尿酸堆积，会加重痛风患者的病情。

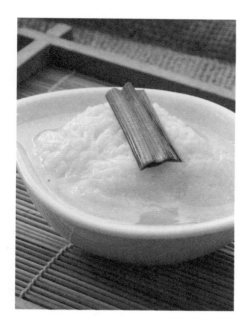

醪糟

关键词：
易上火，含酒精

不宜食用醪糟的原因

醪糟富含碳水化合物及糖类等成分，容易产生饱腹感，过多地食用容易引起腹胀、腹痛等症状。另外，醪糟是糯米制品，过多地食用容易导致上火。而中医观点认为痛风者与阳亢有关，故食用后会加重此类现象。此外，醪糟含有一定的酒精成分，对痛风患者而言，含酒精类的食物或饮品是禁止食用的，否则会加重病情。

黄豆

关键词：
含嘌呤

不宜食用黄豆的原因

黄豆中含有胰蛋白酶抑制剂、尿酶、血细胞凝集素等，均为耐热的有毒物质。没有熟透的黄豆，毒素不能被彻底破坏，如进食过多则对胃肠道有刺激作用，在体内可抑制蛋白酶的活性，引起各种临床症状，如头痛、恶心、呕吐等。黄豆含有一定的嘌呤类物质（166毫克/100克），虽不如肉禽类食物高，但要高于一般的蔬菜，故对痛风患者而言，宜少食或禁食，不能多食。

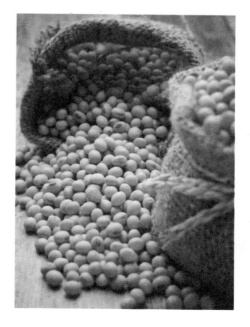

猪肉

关键词：
嘌呤

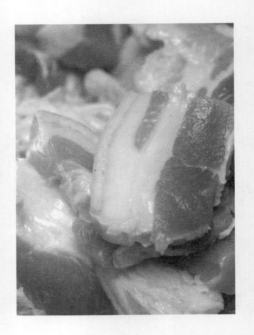

不宜食用猪肉的原因

　　猪肉营养丰富，能滋阴补虚，但是不宜食用半生半熟的猪肉，因为猪肉易寄生寄生虫，若食用没熟透的猪肉，就容易致使寄生虫寄生在人体内而致病。另外，猪肉过食易伤食。再者，猪肉含有微高的嘌呤类成分（132.6~160.0毫克/100克），对痛风患者而言，宜少食。因为任何含嘌呤类的物质，痛风者食用时都要慎重。

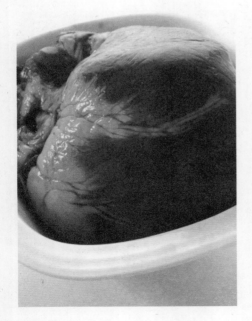

猪心

关键词：
高胆固醇

不宜食用猪心的原因

　　猪心含有较高的胆固醇，故胆固醇高者不宜食用。另外，猪心有一股异味，处理不好易影响食欲。且动物内脏应尽量少食，可能有重金属元素存在。猪心中嘌呤含量（127毫克/100克）不如其他动物内脏高，但是对痛风患者而言，即使含有少量的嘌呤类物质也要慎重食用。

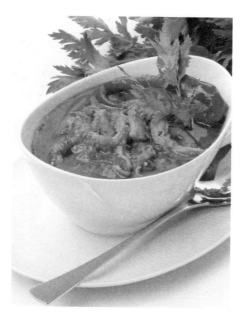

猪肚

关键词：
含嘌呤

不宜食用猪肚的原因

猪肚营养丰富，作用较大，具有暖胃健脾等作用，在食用时不宜与莲子同食，否则易引起中毒。另外，在食用猪肚时要搓洗干净，不然会有异味，影响食欲。猪肚虽不如其他内脏所含嘌呤类物质高（132.4毫克/100克），但对痛风患者而言，也应该重视，可以少量食用，但不能食用过多，否则会引发痛风，导致关节剧痛难忍。

羊肉

关键词：
含嘌呤、易上火

不宜食用羊肉的原因

羊肉是温补的佳品，多在冬天食用，能补虚祛寒，过多食用易导致上火。而中医认为痛风患者与体质有关，阳盛阴虚者易出现痛风，食用此类温补食物后显然会加重病情。此外，羊肉含有一定量的嘌呤类物质（111毫克/100克），但是不如海产品和其他肉禽类含量高，可以说其嘌呤含量对痛风患者而言在可控范围，但是也不能无节制地食用，过多地食用同样会引发痛风。

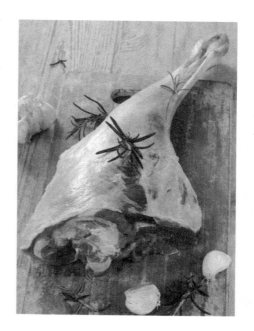

鸡肉

关键词：
含嘌呤、性温热

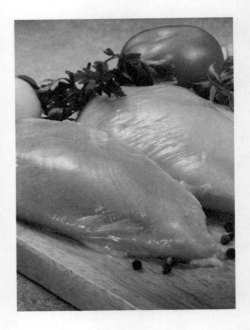

不宜食用鸡肉的原因

鸡肉营养丰富，蛋白质和脂肪含量高，过多食用易导致消化不良，还易伤食，故不宜多食。另外，鸡肉性属温热，从中医角度来看，痛风者与体质阳盛有关，故不宜食用温热属性的食物。此外，鸡肉含有稍高的嘌呤类成分（137.4毫克/100克），属于可控范围，痛风患者可以少量食用，但不能过多食用，否则会加重病情，引起剧痛。

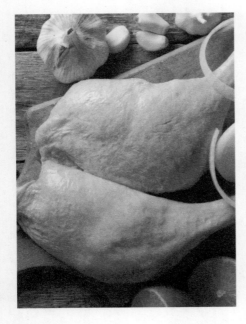

鸭肉

关键词：
含嘌呤、性寒凉

不宜食用鸭肉的原因

鸭肉性属寒凉，故脾胃虚寒、胃部冷痛、腹泻者不宜食用。中医认为，痛风多数与脾虚有关，以脾虚为本，湿浊为标，即脾湿，痛风患者食用寒凉之品显然会加重病情。鸭肉所含嘌呤类物质（138毫克/100克）和鸡肉差不多，对痛风患者而言属于可控范围，可以少量食用。另外，鸭肉中油脂和蛋白质含量丰富，过多食用易导致消化不良。

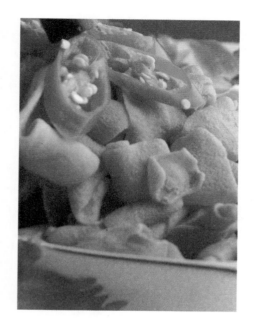

鸭肠

关键词：
含嘌呤

不宜食用鸭肠的原因

　　鸭肠含有一定的嘌呤类物质（121毫克/100克），和其他动物内脏相比，嘌呤含量不高，对痛风患者属于可控范围内，可以少量食用，但是不宜过多食用。鸭肠多数是吃火锅时食用的。中医认为，痛风与阳盛阴虚有关，食用辛热的食物后会加重病情，故不宜多吃。

鹅肉

关键词：
含嘌呤、发物

不宜食用鹅肉的原因

　　鹅肉是高能量食物，营养丰富，含有较高的蛋白质和油脂成分，过多地食用容易导致肥胖，引起心血管疾病，对健康不利。鹅肉从中医角度来说是"发物"，易诱发痛风，故痛风患者不宜食用。另外，鹅肉含有较高的嘌呤类物质，而痛风者不宜食用含嘌呤高的食物，否则会加剧病情，引起剧痛。

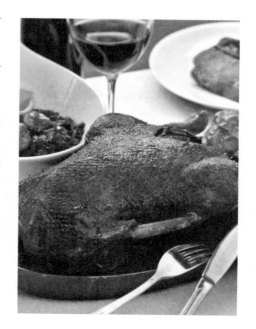

墨鱼

关键词：
含嘌呤、高钠

不宜食用墨鱼的原因

墨鱼中胆固醇、蛋白质的含量极高，高血压、高脂血症、高胆固醇血症、动脉硬化等心血管病及肝病患者应忌食。另外，墨鱼中钠元素含量较高，过多食用易导致水钠潴留而致使血压升高，对健康不利。墨鱼中嘌呤含量（89.9毫克/100克）相比其他高嘌呤的食物，属于中下层水平。痛风患者可以少量食用，若过多食用，也易引发痛风和剧痛。

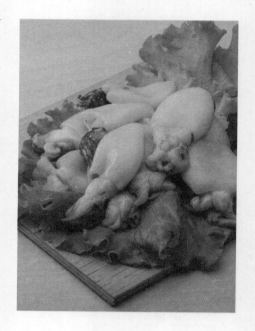

螃蟹

关键词：
含嘌呤、性寒凉

不宜食用螃蟹的原因

螃蟹是寒凉之品，过多食用对肠胃刺激较大，易引起腹痛等症状。中医认为，痛风多数与脾虚有关，脾虚导致湿浊盛重，食用寒凉之品会加重病情。螃蟹含有一定的嘌呤类物质（81.6毫克/100克），对痛风患者而言，应尽量少食含嘌呤类食物，以免引起疼痛。此外，螃蟹中的蟹黄胆固醇含量极高，长期食用易导致高脂血症。

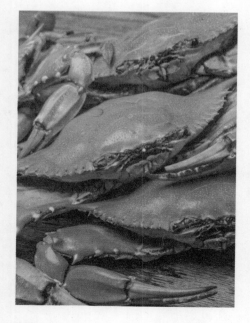

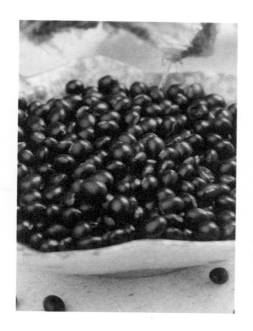

黑豆

关键词：
含嘌呤、性温热

不宜食用黑豆的原因

　　黑豆，特别是炒熟后的黑豆，其热性较大，过多食用易导致上火。中医认为，部分痛风患者与体质出现阳盛阴虚有关，即阳亢。食用热性食物后，会使该类现象加重，从而加重病情。黑豆中嘌呤含量较高（137毫克/100克），可以和肉禽类相"媲美"，对痛风患者来说，不宜食用含嘌呤较高的食物，否则易引发痛风和剧痛。

绿豆

关键词：
含嘌呤、性寒凉

不宜食用绿豆的原因

　　绿豆是寒凉之品，故脾胃虚寒、阳虚、泄泻者不宜食用。中医认为，痛风者多数脾虚，因为脾虚而出现湿浊凝重。食用寒凉食物后会加重病情。绿豆含有一定量的嘌呤类成分。对痛风患者来说，由于嘌呤代谢障碍，食用含高嘌呤类食物后易导致其在体内堆积，形成血尿酸，引发痛风。

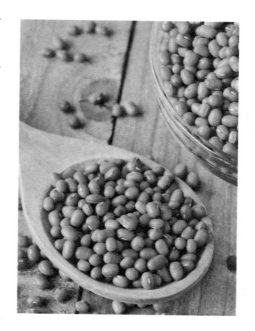

赤小豆

关键词：
含嘌呤

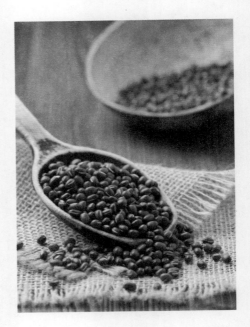

不宜食用赤小豆的原因

　　赤小豆俗称红豆，具有利水除湿的功效，但是不宜过多食用，医书记载，过食用会令人黑瘦结燥。此外，排尿清长者不宜食用。赤小豆含有扁豆中的毒性碱成分，过多食用易中毒，特别是生吃咀嚼食用。赤小豆中含有一定的嘌呤类成分，对痛风患者来说，不宜过多食用，否则易引发痛风和剧痛。

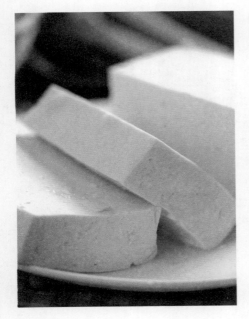

豆腐

关键词：
含嘌呤

不宜食用豆腐的原因

　　豆腐中含有极为丰富的蛋氨酸，蛋氨酸进入人体后在酶的作用下可转化为半胱氨酸。而半胱氨酸会损伤人的动脉管壁的内皮细胞，使胆固醇和甘油三酯沉积于动脉壁上，引起动脉硬化。过多地食用豆腐会加重肾脏负担，不宜多食。另外，豆腐中含有些许嘌呤类物质（55.5毫克/100克），对痛风患者而言，属于一个可控范围，可以少量食用，但不宜多食。

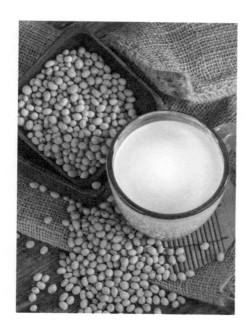

豆浆

关键词：
含嘌呤

不宜食用豆浆的原因

没有熟的豆浆对人体是有害的。黄豆中含有皂角素，能引起恶心、呕吐、消化不良，还有一些酶和其他物质，如胰蛋白酶抑制物，能降低人体对蛋白质的消化能力；细胞凝聚素能引起凝血等。另外豆浆不宜多喝，否则易引起蛋白质消化不良、腹胀等。豆浆中含有少许的嘌呤类成分（27.75毫克/100克），痛风患者可以少量地饮用，但不宜过多饮用。

牛肉

关键词：
含嘌呤、性温热

不宜食用牛肉的原因

牛肉营养丰富，适当地食用能强筋壮骨。牛肉性属温热，过多食用易引发内火，而中医认为，痛风与阳盛体质有关，即多数痛风者内热较重，食用温热之品后无疑会加重病情。另外，牛肉中含有一定的嘌呤类成分（87毫克/100克），但是和其他肉禽类比较起来相差甚远，对痛风患者而言，属于可控范围，但也不宜过多食用，否则也可能引起剧痛。

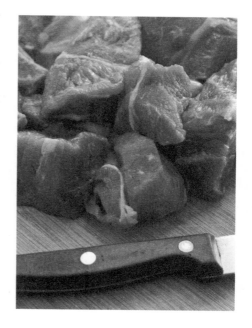

兔肉

关键词：
含嘌呤、性寒

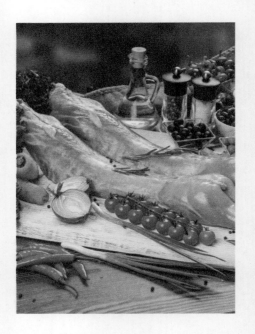

不宜食用兔肉的原因

兔肉适宜在深秋季节食用，也不宜常食，否则易伤肾气，伤人元阳，对身体不利。另外，兔肉性偏寒，而中医认为，痛风者多与脾虚有关，脾虚导致湿热不化，从而引发痛风。食用寒凉之物后会加重此类症状，对痛风患者不利。兔肉含有一定的嘌呤类物质（107毫克/100克），而痛风者本身嘌呤代谢障碍，食用含嘌呤类食物后会导致嘌呤堆积，形成血尿酸，会加重病情。

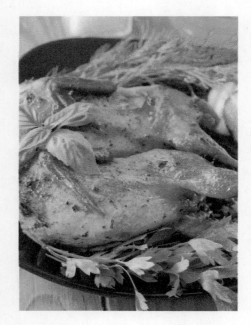

鸽肉

关键词：
含嘌呤

不宜食用鸽肉的原因

鸽肉是滋补的佳品，能补益气血、补肝益肾等，特别是血虚患者可以适量地食用鸽肉炖汤。但有伤口、瘢迹的人群不宜食用鸽肉。鸽肉中含有稍高的嘌呤类物质（80毫克/100克），对痛风患者而言，可以少量地食用，但不能过多食用，以免引发痛风和剧痛难忍，对其健康不利。

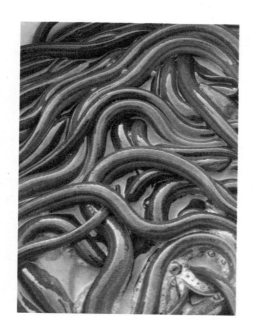

鳝鱼

关键词：
含嘌呤、发物

不宜食用鳝鱼的原因

死后的鳝鱼不宜食用，因为鳝鱼体内含有较多的组胺酸和氧化三甲胺，鳝鱼死后，组胺酸便会在脱羧酶和细菌的作用下分解，生成有毒物质，食用后对身体不利。此外，鳝鱼是"发物"，有顽固性皮肤炎症及慢性病者不宜食用，且发物食用后易动风，故痛风患者不宜食用。再者，鳝鱼含有些许嘌呤类物质（92.8毫克/100克），而痛风患者应少食和禁食含嘌呤的食物。

鱿鱼

关键词：
含嘌呤

不宜食用鱿鱼的原因

鱿鱼的营养价值非常高，其富含蛋白质、钙、磷、维生素 B_1 等多种人体所需的营养成分。此外，脂肪含量极低，胆固醇含量较高。但痛风患者不宜食用。鱿鱼含有较高的嘌呤类物质（226.2毫克/100克），对痛风患者而言，其本身嘌呤代谢有障碍，若食用含嘌呤类的食物后，易导致嘌呤在体内堆积，最终转化为尿酸，而痛风的直接原因是尿酸盐沉积，故食用后会对患者不利。

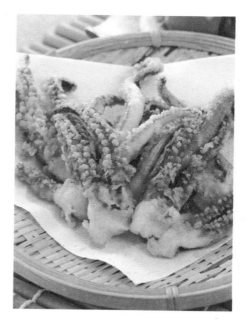

鳕鱼

关键词：含嘌呤

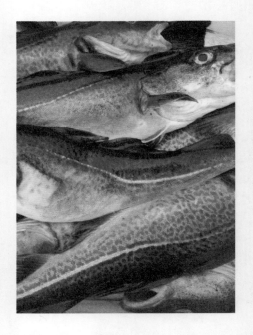

不宜食用鳕鱼的原因

鳕鱼营养丰富，被人称之为餐桌上的"营养师"，其食疗作用有活血化淤、补血止血等，但是对痛风患者而言，鳕鱼要少食，血尿酸高者要慎食。鳕鱼中含有一定量的嘌呤类物质（109毫克/100克），而痛风患者本身嘌呤代谢有障碍，食用含嘌呤类食物后，会导致嘌呤在体内滞留，经过复杂的代谢反应后最终转化为尿酸，对痛风患者健康不利。

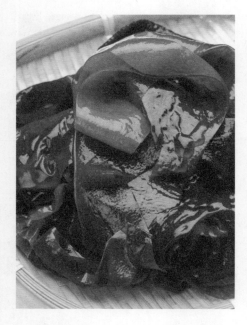

海带

关键词：含嘌呤

不宜食用海带的原因

海带具有清热利水的作用。在食用海带时不宜喝茶，因为海带中有铁元素，而茶中的鞣酸能阻止铁的吸收。另外，在食用海带时不宜饮酒，否则易导致消化不良。海带含有一定量的嘌呤类成分（96.6毫克/100克），对痛风患者而言，海带中的嘌呤含量属于可控范围，可少量食用，但不宜过多食用，否则易引发痛风和剧痛。

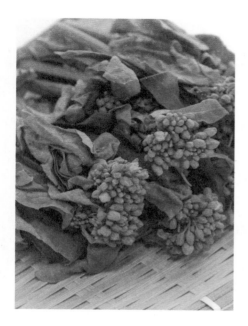

油菜

关键词：
含嘌呤、发物

不宜食用油菜的原因

油菜为发物，食用后易动风，过多地食用易引发口疮和齿痛，故不宜多食。另外，有腰膝酸痛的患者不宜食用，否则会加重病情。油菜含有少量的嘌呤类成分（30.2毫克/100克），痛风患者可以少量食用，但是不能过量食用，否则会加重病情，引发痛风，导致剧痛难耐。

茼蒿

关键词：
含嘌呤

不宜食用茼蒿的原因

茼蒿辛香滑利，脾胃虚寒者及大便稀溏或腹泻者不宜食用。而中医认为，痛风多数与脾虚有关，因为脾虚导致体内湿热不化，湿热浊毒引起痛风。如此，不宜食用此类食物。茼蒿含有少量的嘌呤类物质（33.4毫克/100克），对痛风患者而言，可以少量食用，但是不宜食用过多，否则可能会引发痛风。

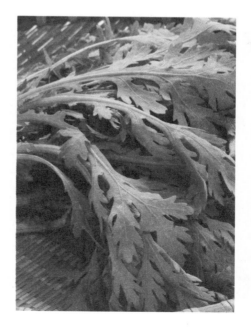

蘑菇

关键词：
含嘌呤、性滑

不宜食用蘑菇的原因

蘑菇性滑，便泄者不宜食用。蘑菇最好在超市购买，不要在野外随便采摘，以免误食毒蘑菇而导致中毒。蘑菇中含有少量的嘌呤类成分（28.4毫克/100克），对痛风患者而言，嘌呤数值属于可控范围，可以少量食用，但是过多地食用，同样会引发痛风，导致剧痛，产生不利影响。

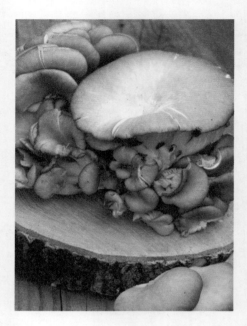

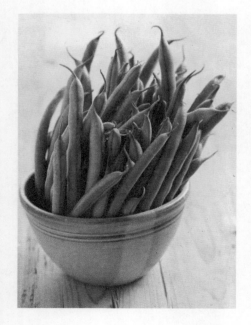

四季豆

关键词：
含嘌呤

不宜食用四季豆的原因

四季豆未煮熟，豆中的皂素会强烈刺激消化道，而且四季豆中含有凝血素，具有凝血作用。此外四季豆中还含有亚硝酸盐和胰蛋白酶，可刺激人体的肠胃，使人食物中毒，出现胃肠炎症状。所以四季豆食用时要煮熟煮透。四季豆含有些许嘌呤类物质（29.7毫克/100克），痛风患者在食用时应注意，可适当食用，但不要过量食用，以免引起痛风。

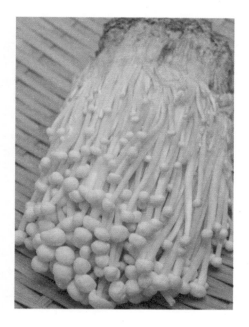

金针菇

关键词：
含嘌呤

不宜食用金针菇的原因

金针菇性微寒，脾胃虚寒者不宜过多食用。而中医认为痛风与脾虚有关，因为脾虚会导致湿热不化，从而导致湿热浊毒侵蚀引起痛风，食用寒凉性质的食物后会加重脾虚症状，对患者不利。金针菇可以说是菌菇类食物中所含嘌呤类物质最高的（60.9毫克/100克）。对于痛风患者来说，不宜食用含嘌呤类较高的食物，因此，不宜食用金针菇。

鲍鱼菇

关键词：
含嘌呤

不宜食用鲍鱼菇的原因

鲍鱼菇性属温热，适当食用能散寒活血、通络。中医认为痛风与阳盛体质有关，即有部分人因为素体阳亢而引起痛风，其内热一般较重，食用温性的食材后会加剧病情。鲍鱼菇中含有少量的嘌呤类物质（26.7毫克/100克），对痛风患者来说属于可控范围，可少量食用，但不宜过多食用，否则易引发痛风，导致剧痛。

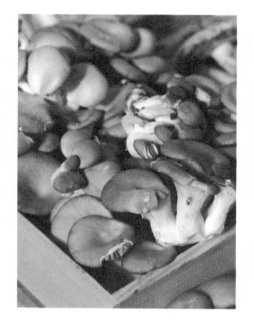

枸杞子

关键词：
含嘌呤

不宜食用枸杞子的原因

　　枸杞子能补肝益肾、润肺，好处众多。但是枸杞子的温热作用极强，故性格急躁及内火较重者不宜食用。而中医认为，痛风与素体阳亢有关，而阳亢者内热一般较重，故食用枸杞子后会加重病情。枸杞子含的嘌呤类物质（31.7毫克/100克）和一般蔬菜差不多，痛风患者可少量食用，但是过多地食用同样会导致嘌呤物质的堆积，引起血尿酸升高，不利于病情。

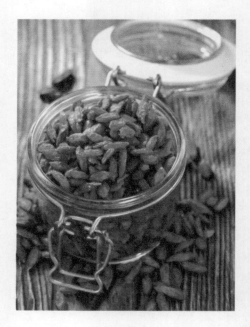

葡萄干

关键词：
含嘌呤

不宜食用葡萄干的原因

　　葡萄干的糖分含量极高，故糖尿病者及肥胖症患者不宜食用。一般来说，含糖量高的食物不宜常食，否则会引起内分泌代谢紊乱，对健康不利。葡萄干含有一定量的嘌呤类成分，对痛风患者来说，不宜食用含高嘌呤类的食物，因为食用后会导致嘌呤物质在体内积留，转化为尿酸，从而引发痛风，加剧疼痛。

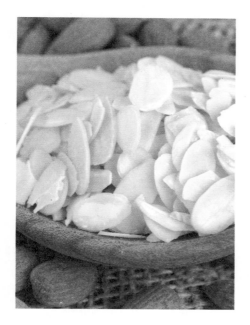

苦杏仁

关键词：
性温、微毒

不宜食用苦杏仁的原因

　　苦杏仁含有有毒物质氢氰酸，不宜过多食用，否则会导致中毒。苦杏仁性属温热，阴虚、大便燥结等内热较重者不宜食用。中医认为，痛风者与阳盛体质有关，食用温性食材后会加重内热，从而加重病情。苦杏仁含有一定的嘌呤类物质，痛风患者在食用时要谨慎，应少量食用，防止过食。另外，脾虚者不宜食用苦杏仁。

板栗

关键词：
性温、不易消化

不宜食用板栗的原因

　　板栗中淀粉的含量较高，过多地食用后容易引起腹胀、腹痛，生吃太多易消化不良，熟吃太多则易气滞。另外，板栗性属温热，过多食用容易上火，内热较重者不宜食用。而中医认为，痛风与阳盛体质有关，即痛风者多数内热较重，食用后会加重内热，不利于病情。板栗含有少量的嘌呤类成分，痛风患者可以少量地食用，过多地食用同样会引发痛风，引起剧痛。

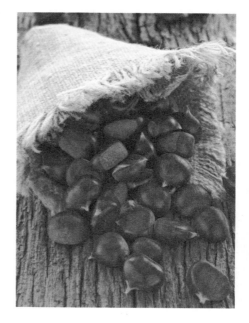

奶油

关键词：
高反式脂肪酸

不宜食用奶油的原因

奶油的能量和脂肪含量都很高，长期食用易引起肥胖。另外，市售奶油多为植物奶油，植物奶油不如动物奶油含有较高的胆固醇和高能量，但是含有大量的反式脂肪酸，能增加血液的黏稠度，提高低密度脂蛋白的含量，减少高密度脂蛋白的含量，促进动脉硬化的发生。奶油中的钠含量很高，多食可能引起水肿、血压升高、痛风。

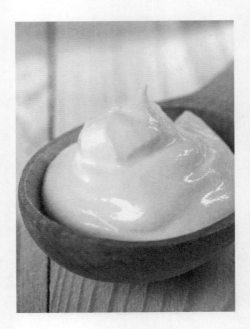

猪肥肉

关键词：
高脂肪

不宜食用猪肥肉的原因

与其他肉类相比，猪肥肉的脂肪比例最高。长期大量进食猪肥肉，将不可避免地导致脂肪摄入过多，使人体蓄积过多脂肪，易导致肥胖。猪肥肉中油脂的含量多为饱和脂肪酸，长期食用会导致其与体内的胆固醇结合堆积于血管壁，导致管腔变窄，从而诱发动脉硬化及心脑血管疾病。而痛风患者应清淡饮食，不宜食用肥甘厚腻之物。

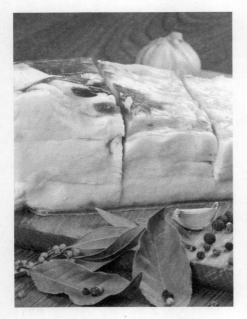

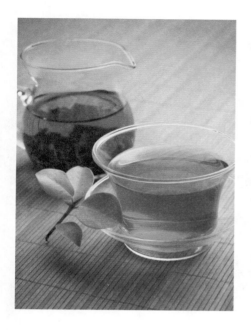

浓茶

关键词：
高鞣酸

不宜食用浓茶的原因

浓茶中含有的大量的鞣酸，而鞣酸和食物中的蛋白质结合则生成不容易被消化吸收的鞣酸蛋白，易导致便秘的发生，不利于毒素的排出。痛风患者循环较差，饮用浓茶会使病情加重。此外，浓茶还易阻碍铁的吸收。大量饮用浓茶，鞣酸与铁质的结合就会更加活跃，给人体对铁的吸收带来障碍和影响，易出现缺铁性贫血。

油炸物

关键词：
高脂肪

不宜食用油炸物的原因

食物经过高温油炸后，其中的维生素 A 等营养均遭到破坏，降低了食品的营养价值。过多地食用对健康不利。油炸类食物含脂肪量较多，吃后不容易消化吸收，容易引起腹胀、腹痛和腹泻。另外，长期食用油炸类食物，易增加患癌的风险。油炸类食物易耗损阴液，能增加内火。中医认为，痛风与阳盛体质有关，经常食用此类食物会加重病情。

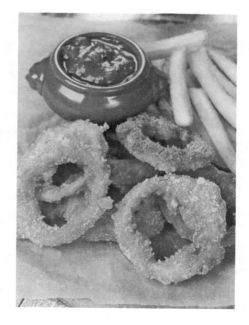

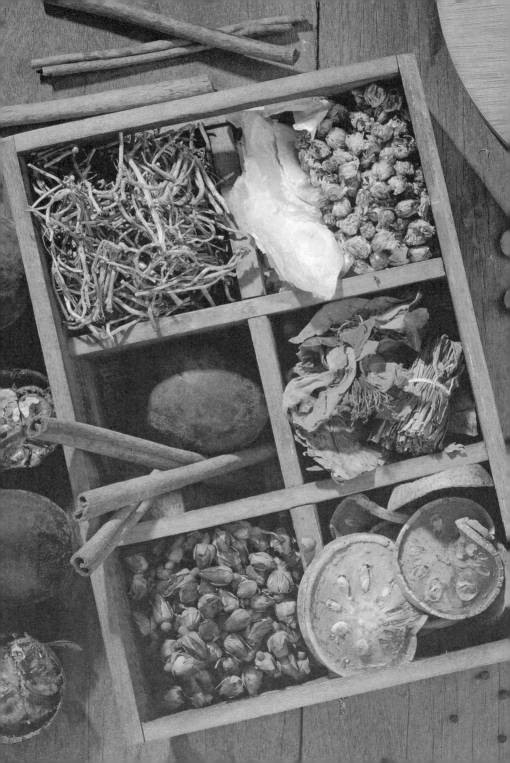

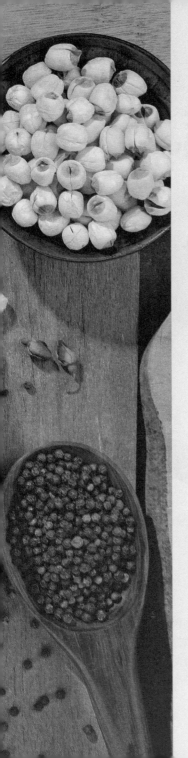

第六章

28 种治疗痛风的中药材

痛风的病位初期表现在肌肤、关节之经脉，继而侵蚀筋骨，内损脏腑。病的性质为本虚标实，以脾肾亏虚、脾运失调、脏腑蕴热为本，在出现症状之前即有先天脾肾功能失调。以湿浊、毒邪、痰淤为标，病久不愈，损伤脾肾，致脾肾阳虚，浊阴毒邪内蕴，发为"关格"之变。中医历来讲究"辨证论治"，根据痛风的病因，将痛风分为湿热蕴结、淤热内阻、痰浊凝滞和肝肾阴虚四种类型，采用中药材进行调理。本章针对治疗痛风常用的中药材进行了介绍。

菝葜
Ba Qia

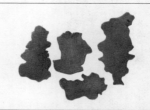

别名： 金刚刺、金刚藤、乌鱼刺　　**性味归经：** 性平，味甘、酸。归肝、肾经

选购保存： 以根茎粗厚、坚硬，叶薄革质或坚纸质者为佳。干燥阴凉处保存

功效主治

具有祛风利湿，解毒消肿的功效。主治风湿痹痛、淋浊、带下、泄泻、痢疾、痈肿疮毒、顽癣、烧烫伤。菝葜是疮科要药，有发汗、祛风、利尿及治淋病、消渴症的功效。叶外用治痈疖疔疮。不可与茶和醋同用。

保健指南

黄芪、薏苡仁、土茯苓各 30 克，白术、山药各 20 克，菝葜、党参、车前子各 15 克，青皮、半夏、白芥子、泽泻各 10 克；水煎服，每日 1 剂。本方健脾益气、祛痰化浊，可辅助治疗痰浊凝滞型痛风。

山慈姑
Shan Ci Gu

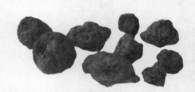

别名： 毛慈姑、冰球子　　**性味归经：** 性凉，味甘、微辛。归肝、脾经

选购保存： 以质坚硬、断面灰白色或黄白色，带黏性的为佳。干燥通风处保存

功效主治

用于实热性痈肿、痈肿疔毒、瘰疬结核、无名肿毒，具有抗肿瘤、抗血栓形成、降压、抗菌作用。山慈姑中含有秋水仙碱，对痛风发作期有一定止痛作用。体质虚弱、正气不足者不宜使用。

保健指南

山慈姑 10 克，洗净稍浸泡，入锅加水煎煮取汁。药汁中加蜂蜜 5 毫升，调匀服用，每日 1 剂。本品能解毒化痰、散结消肿。山慈姑含有秋水仙碱等成分，适用于湿热蕴结型急性痛风发作期的患者。

土茯苓
Tu Fu Ling

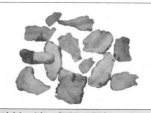

别名： 红土茯苓、刺猪苓　**性味归经：** 性平，味甘、淡。归肝、胃经

选购保存： 以切面类白色至淡红棕色、粉性足、纤维少者为佳。置通风干燥处储存

功效主治

　　能除湿、解毒、通利关节，用于梅毒及汞中毒所致的肢体拘挛、筋骨疼痛、湿热淋浊、带下、痈肿、疥癣。土茯苓服用安全，少数患者会出现恶心、呕吐症状。长期使用土茯苓会造成或加重津亏液耗，出现口干等反应。

保健指南

　　土茯苓配金银花、甘草，或配苍耳子、白藓皮、甘草，或配忍冬藤、蒲公英、马齿苋、甘草，适用于晚期麻痹性痴呆患者。

金钱草
Jin Qian Cao

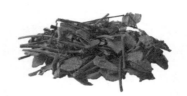

别名： 地蜈蚣　**性味归经：** 性寒，味甘、淡。归肝、胆、肾、膀胱经

选购保存： 以植株完整、叶大、色绿者为佳。干燥保存

功效主治

　　具有清热、利尿、镇咳、消肿、解毒的功效，主治肝胆及泌尿系结石、热淋、肾炎水肿、湿热黄疸、疮毒痈肿、毒蛇咬伤、跌打损伤、黄疸、水肿、疟疾、肺痈、咳嗽、淋浊、带下、小儿疳积、惊痫、痈肿、疮癣、湿疹。

保健指南

　　泽泻、知母、黄柏、赤芍、生地各10克，车前子、地龙各15克，防己12克，金钱草、薏苡仁、生石膏各20克，水煎服。本方清热息风、通络、平喘、利尿。

威灵仙
Wei Ling Xian

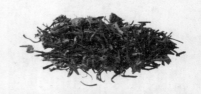

别名： 百条根、老虎须、铁扇扫　　**性味归经：** 性温，味辛、咸。归膀胱经

选购保存： 以茎表面黑色，有纵沟与节，中空，质脆，易断者为佳。干燥保存

功效主治

具有祛风湿、通经络、消痰涎、利水通淋、清热解毒、散淤消肿、散癖积的功效，主治痛风、顽痹、腰膝冷痛、脚气、疟疾、破伤风、诸骨鲠咽、扁桃体炎等症，还可镇痛。气虚血弱、无风寒湿邪者忌服。

保健指南

威灵仙（炒）250克，生川乌头、五灵脂各200克；研末，以醋糊丸，梧子大。每日服7丸，用盐汤下。本方可治手足麻痹、时发疼痛、打仆伤损、痛不可忍以及瘫痪等症。本方忌茶。

秦艽
Qin Jiao

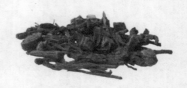

别名： 大叶龙胆、大叶秦艽　　**性味归经：** 性寒，味辛、苦。归胃、肝、胆经

选购保存： 以质硬而脆，断面略显油性，皮部黄色或棕黄色者为佳。干燥保存

功效主治

具有祛风除湿、活血舒筋、清热利尿的功效，用于小儿疳积发热、风湿痹痛、筋脉拘挛、骨节酸痛、日晡潮热、排尿不利。

保健指南

生石膏30克（先煎），知母、青蒿、秦艽、功劳叶各10克，桂枝9克，炙甘草、大米各6克；水煎服。本方养阴清热、疏通经络，治疗风湿热痹型痛风兼见低热、口干、五心烦热。

泽泻
Ze Xie

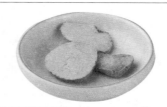

别名：水泻、芒芋、鹄泻、泽芝　**性味归经：**性寒，味甘、淡。归肾、膀胱经
选购保存：以个大、质坚、色黄白、粉性足者为佳。干燥阴凉处保存

功效主治

　　具有利水、渗湿、泄热的功效。用于排尿不利、热淋涩痛、水肿胀满、泄泻、痰饮眩晕、遗精、脚气、淋病、尿血等症。冬季产的正品泽泻利尿效力最大，春季产泽泻效力稍差。肾虚精滑无湿热者禁服。泽泻畏海蛤、文蛤。

保健指南

　　熟地24克，山萸肉、干山药各12克，泽泻、牡丹皮、茯苓、枸杞子、菊花各10克；水煎服。本方可以滋补肝肾、舒筋通络，并可治疗肝肾阴虚型痛风。

车前子
Che Qian Zi

别名：车前草子、五根草子　**性味归经：**性寒，味甘。归肝、肾、肺、小肠经
选购保存：以粒大饱满、表面黄棕色、气微、味淡的为佳。置通风干燥处，防潮

功效主治

　　具有利水、清热、明目、祛痰的功效，用于热淋涩痛、水肿胀满、暑湿泄泻、目赤肿痛、痰热咳嗽、排尿不通、淋浊、带下、尿血、湿热下注、排尿淋漓、涩痛等症。凡内伤劳倦、阳气下陷、肾虚精滑者慎服。

保健指南

　　金钱草20克，薏苡仁30克，生石膏20克，泽泻10克，车前子15克，知母10克，黄柏10克，防己12克，地龙15克，赤芍10克，生地10克，水煎服。本方适用于急性痛风湿热偏盛者。

地龙
Di Long

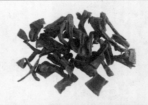

别名：蚯蚓、蝗、蟮、丘蚓　　**性味归经：**性寒，味咸。归肝、脾、膀胱经

选购保存：以背部棕褐色至紫灰色、腹部浅黄棕色的为佳。干燥保存

功效主治

　　具有清热、镇痉、利尿、解毒的功效，主治高热惊痫、癫狂、气虚血滞、半身不遂、热痹、肺热哮喘、热解膀胱、排尿不利、风湿关节疼痛、半身不遂等，外用涂丹毒、漆疮等症。脾虚便溏者慎用。

保健指南

　　黄芪 30 克，丹参 15 克，赤芍、地龙、胆南星、牛膝各 10 克，当归、红花、桃仁、川芎、川菖蒲各 5 克；水煎服。本方具有益气活血、化痰开窍、通络的功效，能辅助治疗脑血管病后遗症。

泽兰
Ze Lan

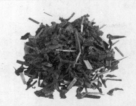

别名：地瓜儿苗、地笋、地石蚕　　**性味归经：**性微温，味苦、辛。归肝、膀胱经

选购保存：以叶多、色绿、不破碎、茎短、质嫩者为佳。置通风干燥处保存

功效主治

　　具有活血通经、利尿消肿的功效，用于月经不调、经闭、痛经、产后淤血腹痛、水肿、身面水肿、跌仆损伤、金疮、痈肿。无淤血者慎服。本品为妇科常用药，通经效果良好，胜于月季花、凌霄花等。

保健指南

　　太子参、麦冬、生黄芪各 15 克，泽兰、五味子、生地、山药、山萸肉、丹皮、茯苓、泽泻各 10 克，车前子、丹参、怀牛膝各 5 克；水煎服。本方气阴双补、活血通络，用于气阴两虚，肾络病阻。

当归
Dang Gui

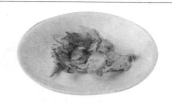

别名：干归、马尾当归、秦哪　**性味归经**：性温，味甘、辛。归心、肝、脾经
选购保存：以外皮黄棕色，断面黄白色，气味清香、浓厚者为佳。干燥保存

功效主治

　　具有补血和血、调经止痛、润燥滑肠的功效，用于血虚萎黄、眩晕心悸、月经不调、经闭痛经、虚寒腹痛、风湿痹痛、痈疽疮疡、肠燥便秘。酒当归活血通经，用于经闭痛经、风湿痹痛、跌仆损伤。湿阻中满、大便溏泄者慎服。

保健指南

　　当归、炒芍药、薏苡仁、麻黄、肉桂、甘草各10克，苍术（米泔浸，炒）20克，羌活、独活、防风、川乌、桂枝、川芎各5克；水煎服。本方祛风散寒、除湿通络，可辅助治疗风寒湿痹型痛风。

葛根
Ge Gen

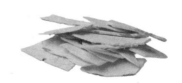

别名：粉葛、甘葛　**性味归经**：性凉，味甘、辛。归脾、肺、胃经
选购保存：以块大、质坚实、色白、粉性足、纤维少者为佳。干燥、阴凉处保存

功效主治

　　具有升阳解肌、透疹止泻、除烦止温的功效，用于外感发热头痛、项背强痛、口渴、消渴、麻疹不透、热痢、泄泻、眩晕头痛、脑卒中偏瘫、胸痹心痛、酒毒伤中。其性凉，易于动呕，胃寒者应当慎用。夏日表虚汗者尤忌。

保健指南

　　苍术（米泔浸，炒）20克，当归、葛根、炒芍药、薏苡仁、麻黄、桂枝、肉桂、甘草各10克，羌活、独活、防风、川乌、川芎各5克；水煎服。本品具有祛风散寒、祛湿通络的功效，适用于风寒湿痹型痛风患者。

淡竹叶
Dan Zhu Ye

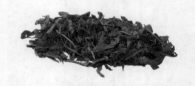

别名： 无　　**性味归经：** 性寒，味甘、淡。归心、胃、小肠经

选购保存： 以叶大、色绿、不带根及花者为佳。贮于容器内，置通风干燥处保存

功效主治

具有清热除烦、利尿通淋的功效，善导心与小肠之火下行而利尿通淋。用于热病烦渴、排尿短赤涩痛、口舌生疮。无实火、湿热者慎服，体虚有寒者、孕妇禁服，肾亏尿频者忌服。该药不宜久煎，入食以鲜品为佳。

保健指南

知母18克，淡竹叶10克，生石膏30克（先煎），甘草（炙）、大米各6克，桂枝9克；水煎服。本方清热通络、祛风胜湿，可辅助治疗风湿热痹型痛风。

桑寄生
Sang Ji Sheng

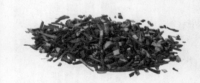

别名： 无　　**性味归经：** 性平，味苦、甘。归肝、肾经

选购保存： 以外皮红褐色、枝细嫩、叶多者为佳。干燥保存

功效主治

具有补肝肾、强筋骨、除风湿、通经络、益血、安胎的功效，主治腰膝酸痛、筋骨痿弱、肢体偏枯、风湿痹痛、头晕目眩、胎动不安、崩漏下血、产后乳汁不下等症。桑寄生的利尿作用较明显，有效成分为广寄生苷。

保健指南

独活9克，桑寄生、秦艽、桂枝、杜仲、牛膝、细辛、茯苓、防风、肉桂心、川芎、人参、甘草、当归、芍药、干地黄各6克；水煎服。本品祛风散寒、除湿蠲痹，可辅助治疗肝肾亏损型痛风。

雷公藤
Lei Gong Teng

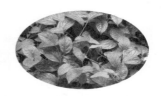

别名：震龙根、蒸龙草、莽草　　**性味归经：**性寒，味苦。归心、肝经。有大毒
选购保存：以叶大、完整、色淡绿，根以质坚，内皮橙黄色者为佳。干燥保存

功效主治

具有祛风除湿、通络止痛、消肿止痛、解毒杀虫的功效，用于湿热结节、癍瘤积毒，临床上用其治疗麻风反应、类风湿性关节炎、风湿痹痛、瘙痒、疔疮肿毒等，有抗肿瘤、抗炎等作用。但雷公藤有大毒，须谨慎用药。

保健指南

雷公藤、鸡血藤各15克，制苍术、防风、防己、威灵仙、制南星、桃仁、红花各10克，生麻黄、桂枝各8克，全蝎3只；水煎服。每日1剂。本方具有燥湿健脾、舒筋活络的功效，可用于辅助治疗痛风。

女贞子
N ü Zhen Zi

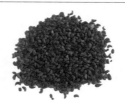

别名：女贞实、冬青子、白蜡树子　　**性味归经：**性凉，味甘、苦。归肝、肾经
选购保存：以粒大、饱满，表面黑紫或灰黑，有果梗痕及短梗者为佳。干燥保存

功效主治

具有补肝肾、强腰膝的功效，用于肝肾阴虚、眩晕耳鸣、腰膝酸软、须发早白、目暗不明、内热消渴、骨蒸潮热。脾胃虚寒泄泻、阳虚者忌服。

保健指南

生石膏30克(先煎)，知母、丹皮、生地、女贞子、地骨皮、赤芍各10克，炙甘草、大米各6克，桂枝9克；水煎服。本方凉血解毒、祛风除湿，可辅助治疗风湿热痹型痛风兼见关节周围出现红斑。

滑石
Hua Shi

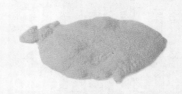

别名： 画石、液石、脱石　　**性味归经：** 性寒，味甘、淡。归膀胱、肺、胃经
选购保存： 以整洁、色青白、质滑、无杂质者为佳。置于干燥处保存

功效主治

具有清热、渗湿、利窍的功效，用于暑热烦渴、排尿不利、热淋、石淋、尿热涩痛、暑湿烦渴、湿热水泻，外用可治湿疹、湿疮、痱子。脾虚气弱、精滑、热病津伤者忌服，孕妇慎服。滑石可外用治疗皮炎，常配黄柏末等。

保健指南

生地、滑石各15克，赤芍、白芍、连翘、炒栀子、防己、薏苡仁各10克，桃仁、红花、当归、片姜黄、晚蚕沙、川芎、法半夏、杏仁、海桐皮各5克；水煎服。本方活血通络、清热利湿，可用于痰湿淤热，痹阻关节。

牡丹皮
Mu Dan Pi

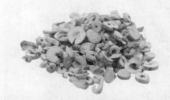

别名： 牡丹根皮　　**性味归经：** 性微寒，味苦、辛。归心、肝、肾经
选购保存： 以条粗长、皮厚、粉性足、香气浓、结晶状物质多者为佳。干燥保存

功效主治

具有清热凉血、活血消淤的功效。用于温热病热入血分、发斑、吐衄、热病后期热伏阴分发热、阴虚骨蒸潮热、血滞经闭、痛经。血虚有寒者、孕妇及月经过多者慎服。牡丹皮与贝母、大黄相克，不能同用。

保健指南

薏苡仁、土茯苓各30克，牡丹皮、滑石、白术、车前子、威灵仙、生地黄、延胡索、忍冬藤各15克，栀子、黄柏、金银花、泽泻、连翘、防风各10克；水煎服，每日1剂。本方清热利湿、活络散结，可治疗湿热蕴结，痹阻经络。

苍术
Cang Zhu

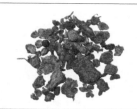

别名： 茅苍术、南苍术　**性味归经：** 性温，味苦、辛。归脾、胃、肝经

选购保存： 以个大、坚实、无毛须、内有朱砂点，断面起白霜者佳。干燥保存

功效主治

具有燥湿健胃、祛风湿的功效，用于湿滞中焦、外感风寒挟湿之表征、脘腹胀满、泄泻、水肿、脚气痿躄、风湿痹痛、风寒感冒、夜盲、眼目昏涩等症。阴虚内热、气虚多汗者忌服。

保健指南

当归、炒芍药、薏苡仁、麻黄、肉桂、甘草各10克，苍术（米泔浸，炒）20克，羌活、独活、防风、川乌、桂枝、川芎各5克；水煎服。本方祛风散寒、除湿通络，可辅助治疗风寒湿痹型痛风。

黄柏
Huang Bai

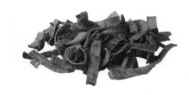

别名： 黄檗、元柏　**性味归经：** 性寒，味苦。归肾、膀胱、大肠经

选购保存： 以皮厚、皮张均匀、纹细、鲜黄色、无栓皮者为佳。干燥保存

功效主治

具有清热燥湿、泻火解毒的功效，用于湿热泻痢、黄疸、带下、热淋、脚气、痿辟、骨蒸劳热、盗汗、遗精、疮疡肿毒、湿疹瘙痒。盐黄柏可滋阴降火，用于阴虚火旺、盗汗骨蒸。脾虚泄泻、胃弱食少者忌服。

保健指南

知母18克，生石膏30克（先煎），银花、连翘各10克，甘草（炙）、大米各6克，桂枝、黄柏各9克；水煎服。本方清热解毒、祛风胜湿，可治风湿热痹型痛风兼见发热、口渴者。

鸡血藤
Ji Xue Teng

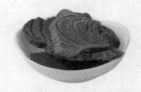

别名：血藤，山鸡血藤　性味归经：性温，味苦、甘。归肝经
选购保存：干品以条匀、切面有赤褐色层，并有渗出物者为佳。干燥通风处保存

功效主治

具有补血、活血、通络、舒筋的功效，用于月经不调、痛经经闭、风湿痹痛、血虚萎黄。配益母草，可活血化淤、调经止痛；配苍术，可理气化湿、辟秽去浊；配杜仲，可补肾壮骨，通经止痛；配当归，可补血活血。

保健指南

鸡血藤、络石藤各 20 克，独活 9 克，桑寄生、杜仲、牛膝、细辛、秦艽、茯苓、肉桂心、防风、川芎、人参、甘草、当归、芍药、干地黄各 6 克，水煎服。本品养血通络、祛风除湿，可治肝肾亏损型痛风。

金银花
Jin Yin Hua

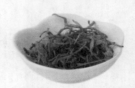

别名：忍冬、忍冬花、金花、银花　性味归经：性寒，味甘。归肺、心、胃经
选购保存：以花蕾未开放、饱满，身干，色青绿微白，有香气者为佳。干燥保存

功效主治

具有清热解毒的功效，用于痈肿疔疮、喉痹、丹毒、热毒血痢、风热感冒、温病发热。脾胃虚寒及气虚、疮疡、脓清者忌服。金银花能减少肠道对胆固醇的吸收。金银花热水浸剂对胃溃疡有轻度预防作用。

保健指南

知母 18 克，生石膏 30 克（先煎），金银花、连翘、黄柏各 10 克，甘草（炙）、大米各 6 克，桂枝 9 克；水煎服。本品清热解毒、祛风胜湿，可治风湿热痹型痛风兼见发热。

杜仲
Du Zhong

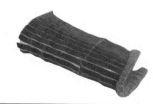

别名： 思仙、木棉、思仲、石思仙　　**性味归经：** 性温，味甘。归肝、肾经

选购保存： 以皮厚、外面黄棕色、内面黑褐色、折断时白丝多者为佳。干燥保存

功效主治

具有降血压、增加肝脏细胞活性、恢复肝脏功能、增强肠蠕动、通便、增强肾细、防止老年记忆衰退、增强血液循环、促进新陈代谢、增强机体免疫力等药理作用。对高血压症、高脂血症、心血管病、肝脏病、腰及关节痛、肾虚、哮喘、便秘、老年综合征、脱发、肥胖症均有一定的疗效。

保健指南

生姜18克，黄芪、芍药、桂枝各9克，杜仲、骨碎补、当归、续断各5克，红枣12颗；水煎服。本方益气温经、祛风散邪，可用于治疗痛痹。

透骨草
Tou Gu Cao

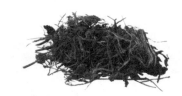

别名： 药曲草、蝇毒草　　**性味归经：** 性温，味辛。归肝经

选购保存： 以茎色棕红、不带叶、干燥、无杂质者为佳。置阴凉干燥处保存，防蛀

功效主治

具有活血、舒筋、祛风湿、止痛的功效，用于风湿痹痛、闪挫伤、筋肉挛缩、无名肿毒、阴囊湿疹。该品辛温，辛能行散，温胜寒湿，多用于风湿骨痛、跌打损伤、月经闭止、痈肿疔毒、颈淋巴结核等病症。孕妇忌服。

保健指南

透骨皮10克，独活、杜仲、牛膝、细辛、桑寄生、秦艽、茯苓、肉桂、附子、防风、川芎、人参、甘草、当归、芍药、干地黄各5克；水煎服。本品气血皆调、温阳散寒、祛风除湿。

五加皮
Wu Jia Pi

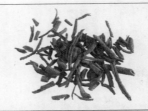

别名： 南五加皮、五谷皮、红五加皮　　**性味归经：** 性温，味苦、辛。归肝、肾经
选购保存： 以条粗长、皮厚、气香、断面灰白、无木心者为佳。干燥阴凉处保存

功效主治

具有祛风湿、壮筋骨、活血去淤的功效，用于风寒湿痹、筋骨挛急、腰痛、阳痿、脚弱、小儿行迟、水肿、脚气、疮疽肿毒、跌打损伤。阴虚火旺者慎服。制五加皮最好用南五加皮，因北五加皮有毒性。

保健指南

五加皮、当归、炒芍药、薏苡仁、麻黄、肉桂、甘草、防己、木瓜各10克，苍术（米泔浸，炒）、土茯苓、萆薢各20克；水煎服。本方舒经活络，治湿邪偏胜、关节肿胀、重着不利、以下肢为主的风寒湿痹型痛风。

忍冬藤
Ren Dong Teng

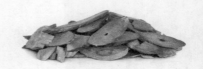

别名： 大薜荔、水杨藤、千金藤　　**性味归经：** 性寒，味甘。归肺、胃经
选购保存： 以外皮枣红色、质嫩带叶者为佳。置干燥处保存

功效主治

具有清热解毒、疏风通络的功效，可用于温病发热、疮痈肿毒、热毒血痢、风湿热痹、关节红肿热痛。脾胃虚寒、泄泻不止者禁用。

保健指南

党参30克，忍冬藤、当归、牛膝、松节各15克，赤芍、丹皮、防风、苍术、茯苓、桂枝、枳壳、甘草各10克；水煎服。每日1剂，随症加减。